U0143042

大数据驱动的管理与决策研究丛书

网络流行病学

贾忠伟 / 主编

科学出版社
北京

内 容 简 介

全书共 12 章，分别介绍了网络流行病学的基本概念和研究范畴，定义了学科的研究目标和关键问题；详细探讨了网络流行病学研究所依托的技术方法，包括社会网络分析、文本和图像处理技术、语音处理及区块链技术，并解释了这些方法如何助力于健康信息的跟踪和分析；通过阐述实际案例，如针对毒品防控、高危性行为与艾滋病防治，以及突发传染病的监测，展现了网络流行病学在公共卫生管理中的应用实践。本书从理论到实践，从概念到应用，详尽介绍了网络流行病学相关知识，以期为相关问题提供科学有效的解决途径。

本书可为信息学、计算机科学、公共卫生管理、心理学、情报技术等领域的学者、专业人员及政策决策者、公共健康从业者处理网络信息传播相关问题时提供指导和参考。

图书在版编目（CIP）数据

网络流行病学 / 贾忠伟主编 . —北京：科学出版社，2024.6
（大数据驱动的管理与决策研究丛书）
ISBN 978-7-03-078609-8

Ⅰ . ①网…　Ⅱ . ①贾…　Ⅲ . ①互联网络－影响－公共卫生－研究
Ⅳ . ① R126.4

中国国家版本馆 CIP 数据核字（2024）第 109098 号

责任编辑：马晓伟　邵　筱 / 责任校对：张小霞
责任印制：肖　兴 / 封面设计：有道文化

科 学 出 版 社 出版
北京东黄城根北街 16 号
邮政编码：100717
http://www.sciencep.com
涿州市殷润文化传播有限公司印刷
科学出版社发行　各地新华书店经销

*

2024 年 6 月第　一　版　　开本：720×1000　　1/16
2024 年 6 月第一次印刷　　印张：15 1/4
字数：294 000
定价：108.00 元
（如有印装质量问题，我社负责调换）

丛书编委会

主 编

陈国青 教 授 清华大学

张 维 教 授 天津大学

编 委（按姓氏汉语拼音排序）

陈 峰 教 授 南京医科大学

陈晓红 教 授 中南大学／湖南工商大学

程学旗 研究员 中国科学院计算技术研究所

郭建华 教 授 东北师范大学

黄 伟 教 授 南方科技大学

黄丽华 教 授 复旦大学

金 力 教 授 复旦大学

李立明 教 授 北京大学

李一军 教 授 哈尔滨工业大学

毛基业 教 授 中国人民大学

卫 强 教 授 清华大学

吴俊杰 教 授 北京航空航天大学

印 鉴 教 授 中山大学

曾大军 研究员 中国科学院自动化研究所

编者名单

主　编　贾忠伟

主　审　曹务春

副主编　闫翔宇

编　者　贾忠伟　闫翔宇　张建一　吕　欣　郭山清

　　　　马明昌　耿慧玲　杨　立　杨梓杰　李永杰

　　　　王雪纯　王廉皓　张　波　王泽昆　崔浩亮

　　　　秦　臻　沈　鑫　王　蕾

总　序

　　互联网、物联网、移动通信等技术与现代经济社会的深度融合让我们积累了海量的大数据资源，而云计算、人工智能等技术的突飞猛进则使我们运用掌控大数据的能力显著提升。现如今，大数据已然成为与资本、劳动和自然资源并列的全新生产要素，在公共服务、智慧医疗健康、新零售、智能制造、金融等众多领域得到了广泛的应用，从国家的战略决策，到企业的经营决策，再到个人的生活决策，无不因此而发生着深刻的改变。

　　世界各国已然认识到大数据所蕴含的巨大社会价值和产业发展空间。比如，联合国发布了《大数据促发展：挑战与机遇》白皮书；美国启动了"大数据研究和发展计划"并与英国、德国、芬兰及澳大利亚联合推出了"世界大数据周"活动；日本发布了新信息与通信技术研究计划，重点关注"大数据应用"。我国也对大数据尤为重视，提出了"国家大数据战略"，先后出台了《"十四五"大数据产业发展规划》《"十四五"数字经济发展规划》《中共中央 国务院关于构建数据基础制度更好发挥数据要素作用的意见》《企业数据资源相关会计处理暂行规定（征求意见稿）》《中华人民共和国数据安全法》《中华人民共和国个人信息保护法》等相关政策法规，并于2023年组建了国家数据局，以推动大数据在各项社会经济事业中发挥基础性的作用。

　　在当今这个前所未有的大数据时代，人类创造和利用信息，进而产生和管理知识的方式与范围均获得了拓展延伸，各种社会经济管理活动大多呈现高频实时、深度定制化、全周期沉浸式交互、跨界整合、多主体决策分散等特性，并可以得到多种颗粒度观测的数据；由此，我们可以通过粒度缩放的方式，观测到现实世界在不同层级上涌现出来的现象和特征。这些都呼唤着新的与之相匹配的管理决策范式、理论、模型与方法，需有机结合信息科学和管理科学的研究思路，以厘清不同能动微观主体（包括自然人和智能体）之间交互的复杂性、应对由数据冗余与缺失并存所带来的决策风险；需要根据真实管理需求和场景，从不断生成的大数据中挖掘信息、提炼观点、形成新知识，最终充分实现大数据要素资源的经济和社会价值。

在此背景下，各个科学领域对大数据的学术研究已经成为全球学术发展的热点。比如，早在2008年和2011年，*Nature*（《自然》）与*Science*（《科学》）杂志分别出版了大数据专刊*Big Data*：*Science in the Petabyte Era*（《大数据：PB（级）时代的科学》）和*Dealing with Data*（《数据处理》），探讨了大数据技术应用及其前景。由于在人口规模、经济体量、互联网/物联网/移动通信技术及实践模式等方面的鲜明特色，我国在大数据理论和技术、大数据相关管理理论方法等领域研究方面形成了独特的全球优势。

鉴于大数据研究和应用的重要国家战略地位及其跨学科多领域的交叉特点，国家自然科学基金委员会组织国内外管理和经济科学、信息科学、数学、医学等多个学科的专家，历经两年的反复论证，于2015年启动了"大数据驱动的管理与决策研究"重大研究计划（简称大数据重大研究计划）。这一研究计划由管理科学部牵头，联合信息科学部、数学物理科学部和医学科学部合作进行研究。大数据重大研究计划主要包括四部分研究内容，分别是：①大数据驱动的管理决策理论范式，即针对大数据环境下的行为主体与复杂系统建模、管理决策范式转变机理与规律、"全景"式管理决策范式与理论开展研究；②管理决策大数据分析方法与支撑技术，即针对大数据数理分析方法与统计技术、大数据分析与挖掘算法、非结构化数据处理与异构数据的融合分析开展研究；③大数据资源治理机制与管理，即针对大数据的标准化与质量评估、大数据资源的共享机制、大数据权属与隐私开展研究；④管理决策大数据价值分析与发现，即针对个性化价值挖掘、社会化价值创造和领域导向的大数据赋能与价值开发开展研究。大数据重大研究计划重点瞄准管理决策范式转型机理与理论、大数据资源协同管理与治理机制设计以及领域导向的大数据价值发现理论与方法三大关键科学问题。在强调管理决策问题导向、强调大数据特征以及强调动态凝练迭代思路的指引下，大数据重大研究计划在2015～2023年部署了培育、重点支持、集成等各类项目共145项，以具有统一目标的项目集群形式进行科研攻关，成为我国大数据管理决策研究的重要力量。

从顶层设计和方向性指导的角度出发，大数据重大研究计划凝练形成了一个大数据管理决策研究的框架体系——全景式PAGE框架。这一框架体系由大数据问题特征（即粒度缩放、跨界关联、全局视图三个特征）、PAGE内核〔即理论范式（paradigm）、分析技术（analytics）、资源治理（governance）及使能创新（enabling）四个研究方向〕以及典型领域情境（即针对具体领域场景进行集成升华）构成。

依托此框架的指引，参与大数据重大研究计划的科学家不断攻坚克难，在

PAGE方向上进行了卓有成效的学术创新活动，产生了一系列重要成果。这些成果包括一大批领域顶尖学术成果 [如 *Nature*、*PNAS*（*Proceedings of the National Academy of Sciences of the United States of America*，《美国国家科学院院刊》）、*Nature/Science/Cell*（《细胞》）子刊，经管 / 统计 / 医学 / 信息等领域顶刊论文，等等] 和一大批国家级行业与政策影响成果（如大型企业应用与示范、国家级政策批示和采纳、国际 / 国家标准与专利等）。这些成果不但取得了重要的理论方法创新，也构建了商务、金融、医疗、公共管理等领域集成平台和应用示范系统，彰显出重要的学术和实践影响力。比如，在管理理论研究范式创新（P）方向，会计和财务管理学科的管理学者利用大数据（及其分析技术）提供的条件，发展了被埋没百余年的会计理论思想，进而提出"第四张报表"的形式化方法和系统工具来作为对于企业价值与状态的更全面的、准确的描述（测度），并将成果运用于典型企业，形成了相关标准；在物流管理学科的相关研究中，放宽了统一配送速度和固定需求分布的假设；在组织管理学科的典型工作中，将经典的问题拓展到人机共生及协同决策的情境；等等。又比如，在大数据分析技术突破（A）方向，相关管理科学家提出或改进了缺失数据完备化、分布式统计推断等新的理论和方法；融合管理领域知识，形成了大数据降维、稀疏或微弱信号识别、多模态数据融合、可解释性人工智能算法等一系列创新的方法和算法。再比如，在大数据资源治理（G）方向，创新性地构建了综合的数据治理、共享和评估新体系，推动了大数据相关国际 / 国家标准和规范的建立，提出了大数据流通交易及其市场建设的相关基本概念和理论，等等。还比如，在大数据使能的管理创新（E）方向，形成了大数据驱动的传染病高危行为新型预警模型，并用于形成公共政策干预最优策略的设计；充分利用中国电子商务大数据的优势，设计开发出综合性商品全景知识图谱，并在国内大型头部电子商务平台得到有效应用；利用监管监测平台和真实金融市场的实时信息发展出新的金融风险理论，并由此建立起新型金融风险动态管理技术系统。在大数据时代背景下，大数据重大研究计划凭借这些科学知识的创新及其实践应用过程，显著地促进了中国管理科学学科的跃迁式发展，推动了中国"大数据管理与应用"新本科专业的诞生和发展，培养了一大批跨学科交叉型高端学术领军人才和团队，并形成了国家在大数据领域重大管理决策方面的若干高端智库。

展望未来，新一代人工智能技术正在加速渗透于各行各业，催生出一批新业态、新模式，展现出一个全新的世界。大数据重大研究计划迄今为止所进行的相关研究，其意义不仅在于揭示了大数据驱动下已经形成的管理决策新机制、开发了针对管理决策问题的大数据处理技术与分析方法，更重要的是，这些工作和成果也将可以为在数智化新跃迁背景下探索人工智能驱动的管理活动和决策制定之规律提供有益的科学借鉴。

　　为了进一步呈现大数据重大研究计划的社会和学术影响力，进一步将在项目研究过程中涌现出的卓越学术成果分享给更多的科研工作者、大数据行业专家以及对大数据管理决策感兴趣的公众，在国家自然科学基金委员会管理科学部的领导下，在众多相关领域学者的鼎力支持和辛勤付出下，在科学出版社的大力支持下，大数据重大研究计划指导专家组决定以系列丛书的形式将部分研究成果出版，其中包括在大数据重大研究计划整体设计框架以及项目管理计划内开展的重点项目群的部分成果。希望此举不仅能为未来大数据管理决策的更深入研究与探讨奠定学术基础，还能促进这些研究成果在管理实践中得到更广泛的应用、发挥更深远的学术和社会影响力。

　　未来已来。在大数据和人工智能快速演进所催生的人类经济与社会发展奇点上，中国的管理科学家必将与全球同仁一道，用卓越的智慧和贡献洞悉新的管理规律和决策模式，造福人类。

　　是为序。

国家自然科学基金"大数据驱动的管理与决策研究"
重大研究计划指导专家组
2023 年 11 月

前　言

　　互联网在人们生活中发挥着不可或缺的作用，网络空间作为人们物理空间的补充，网络空间事件的发生有其独立性和特殊性，但网络空间的用户都是物理空间真实个体的映射，网络空间发布的信息时刻影响着现实中的人群。例如在2020年全国抗击新冠疫情初期，网络社交媒体/自媒体制造了一场网络信息疫情，许多虚假的消息刺激着公众的神经和情绪。信息疫情产生的主要原因是网络空间扩大了信息的传播范围，加速了信息传播的速度，但很难控制信息传播的内容。

　　如何系统认识和掌握网络空间事件发生的特征，规范网络空间的用户行为，制定网络空间健康信息的发布传播规则，确定信息冗余度，避免信息疫情产生，降低网络空间活动对公众身心健康的危害，是公共卫生防控和社会治理亟待研究和解决的问题，因而催生了一门崭新的交叉学科——网络流行病学。网络流行病学的研究内容主要包括刻画网络用户行为特征，解析网络信息传播规律和趋势，连接网络空间与物理空间，优选信息疫情防控策略和措施。网络流行病学是一门典型的交叉学科，学科建设涉及信息学、数学、计算机科学与技术、公共卫生管理、心理学和情报技术等。

　　本书作为该学科首部学科介绍和工具书籍，从网络流行病学概述及研究领域、网络流行病学应用的技术方法（社会网络分析，文本、图像和语音处理，区块链技术等），以及网络流行病学应用案例（毒品防控、高危性行为与艾滋病防治、突发传染病监测）三部分，对网络流行病学的学科体系和应用场景进行系统性介绍。

编　者

2024年6月

目　　录

第一章　网络流行病学的产生 ··· 1
　第一节　互联网空间 ··· 1
　第二节　互联网与公众健康 ··· 2
　第三节　互联网对传统流行病学的冲击和挑战 ····································· 4
　第四节　网络流行病学定义 ··· 5
　第五节　相关学科发展及联系 ··· 6
第二章　研究设计 ·· 13
　第一节　描述性研究 ·· 13
　第二节　分析性研究 ·· 15
　第三节　试验干预性研究 ·· 23
　第四节　理论模型研究 ·· 24
　第五节　监测与预警 ·· 26
第三章　网络数据获取 ·· 28
　第一节　网络数据类型概述 ·· 28
　第二节　网络数据获取技术 ·· 29
　第三节　Python网络爬虫 ·· 33
　第四节　利用开放的API服务 ·· 35
　第五节　解析结构化网页信息 ·· 37
　第六节　网页内容爬虫示例 ·· 41
第四章　网络数据结构整理、清洗和存储 ··· 45
　第一节　结构化与非结构化数据基本概念 ··· 45
　第二节　结构化与非结构化数据融合 ··· 47
　第三节　非结构化数据的定量化提取与清洗 ··· 51
　第四节　结构化与非结构化数据库存储应用 ··· 56
　第五节　网络数据处理实例 ·· 59
第五章　复杂网络理论基础 ·· 62
　第一节　复杂网络理论发展历程 ·· 62
　第二节　复杂网络指标 ··· 66

第三节 复杂网络模型 ……………………………………… 72
第四节 网络传播模型 ……………………………………… 79
第五节 社会网络分析实例 ………………………………… 85

第六章 文本挖掘 ……………………………………………… 107
第一节 自然语言处理 ……………………………………… 107
第二节 主题建模 …………………………………………… 110
第三节 情感辨别 …………………………………………… 116
第四节 关系抽取 …………………………………………… 120
第五节 知识图谱 …………………………………………… 123

第七章 图像辨识 ……………………………………………… 129
第一节 医学图像辨识背景与难点 ………………………… 129
第二节 图像增强 …………………………………………… 130
第三节 图像分割 …………………………………………… 134
第四节 特征提取 …………………………………………… 138
第五节 目标检测技术 ……………………………………… 140

第八章 语音与声纹 …………………………………………… 147
第一节 语音与声纹数据 …………………………………… 147
第二节 特征提取 …………………………………………… 151
第三节 声纹识别 …………………………………………… 153

第九章 区块链 ………………………………………………… 158
第一节 区块链概述 ………………………………………… 158
第二节 区块链事务 ………………………………………… 159
第三节 区块链分类 ………………………………………… 160
第四节 区块链平台 ………………………………………… 160
第五节 区块链在网络领域的应用 ………………………… 164

第十章 吸毒人员管理与特征辨识 …………………………… 169
第一节 全球毒品流行形势 ………………………………… 169
第二节 吸毒人员管理现状及瓶颈 ………………………… 170
第三节 基于互联网+技术的社区吸毒人员健康管理 …… 172
第四节 吸毒人员面部特征识别 …………………………… 178
第五节 吸毒人员面部表情与情感识别 …………………… 184

第十一章 高危性行为人群网络交友与健康风险管理 ……… 190
第一节 网络交友与健康风险 ……………………………… 190
第二节 人数估计 …………………………………………… 193

第三节　社会网络分析 ………………………………………… 194
第四节　情感分析 …………………………………………… 197
第五节　管理方式 …………………………………………… 200
第六节　分析实例 …………………………………………… 207
第十二章　全球突发传染病监测与预警………………………216
第一节　全球突发传染病 …………………………………… 216
第二节　Google流感预测 …………………………………… 217
第三节　疾病疫情监测数据来源及设计 …………………… 218
第四节　全球传染病监测与预警系统实例 ………………… 222

第一章 网络流行病学的产生

第一节 互联网空间

根据国际电信联盟（International Telecommunication Union，ITU）统计，2022年全球大约有52亿网民（占全球人口的64.5%），其中约48.8亿人（60.6%）活跃在不同的网络社交平台。著名专业数字用户分析公司Kepios发布报告指出，网络社交用户数量在2022年至2023年增加3.7%，而同一时期全球人口增长不到1%。由此可见，网络逐渐覆盖全球人口。中国互联网络信息中心发布的第52次《中国互联网络发展状况统计报告》显示，随着网络基础设施的逐渐完善，互联网深度融入人们的日常生活，我国网民规模稳步增长，城乡网络覆盖率差异逐渐缩小，截至2023年6月，我国农村网民规模已达3.01亿，农村地区互联网普及率达到60.5%。在网络应用方面，我国网民人均每周上网时长达到29.1小时，手机是主要的上网设备，使用手机的网民占比达99.8%。个人互联网应用持续快速发展，网约车、在线旅行预订、网络文学和网络音乐的用户规模较2022年12月分别增长8.0%、7.3%、7.3%和6.1%。

网络的本质是信息传输、接受、共享的平台。根据Raconteur（Raconteur是一家总部位于英国的媒体公司，专注于为商业领导者提供高质量的内容和特刊，内容涵盖技术、金融、医疗等领域，提供深入的行业分析和专业见解）的预测，随着互联网技术的全面发展，2025年全球互联网数据日流量可达463EB[①]，包括各类文字、图片、视频、邮件、可穿戴智能设备记录、用户检索记录等多模态复杂信息。人们可以多途径且便捷、及时地获取所需信息和知识，并可随时随地在网络上发表个人见解并参与讨论。但信息的"爆炸式"增长往往让人们对信息难辨真伪，网络信息中充满了大量的错误信息和"谣言"，人们虽然在网络媒体中有较大的话语权，但稍有不慎便会成为错误信息的受害者或"传谣者"。此外，海量的数字信息给信息安全保护带来了巨大的挑战，各种社交媒体以及信息收集系统的互联互通，使得大量的个人信息上传至网络空间，如个人身份信息、银行账号、交易数据、医疗档案等敏感文件，这些信息数据都面临着泄露和被盗用的风险，一旦信息丢失将给网络

---

① EB为艾字节（exabyte），计算机存储容量单位，1EB ＝ 2^{60}字节。

用户带来巨大损失。这些"爆炸式"增长的纷繁复杂且来自多领域的社交网络信息已经成为一把双刃剑，给人类社会的方方面面带来了新的转变和影响。

第二节　互联网与公众健康

我国是人口大国，老龄化问题突出，医疗资源分配不平衡，传统面对面的医疗模式不能满足大量的诊疗需求。随着互联网和移动应用设备深度融入人们的日常生活，人和人之间逐步建立起网络空间的新生态关系——网络购物、网络聊天、网络咨询、网络传播、网络游戏和网络虚拟城市，这些新生态关系体现了人类对于不同层次健康的需求，弥补了传统线下空间阻碍的局限性。

互联网医疗是网络技术服务人类健康的一个重要范例。我国政府自2014年起出台了一系列政策，鼓励开展基于"互联网＋"技术的新型诊疗模式，拓展医疗卫生服务渠道。同年，广东省第二人民医院建立全国首家互联网医院，成为互联网诊疗服务模式的先行者。随后，互联网医疗在全国蓬勃发展。目前互联网诊疗服务主要以复诊和常规咨询为主，主要诊治的病种是慢性病和部分常见病。互联网医疗将问诊、处方、支付和药品配送融为一体，提高了诊疗效率，节约了患者和医护人员双方的时间。韩扬阳等（2020）研究发现，78%的患者信任互联网医院推送的健康科普信息，71%的患者有使用互联网医院倾向，主要原因就是患者可以不受地域空间限制，通过互联网医疗享受优质医疗资源服务。

网络宣传和网络传播充分体现了互联网技术的效率和优势，并被艾滋病（即获得性免疫缺陷综合征，acquired immunode ficiency syndrome，AIDS）防控领域科研人员率先用于高风险人群的健康行为干预研究。李晓霞等（2020）对男男性行为者（men who have sex with men，MSM）开展的基于"互联网＋"的艾滋病干预研究发现，网络干预对象在研究期间的自我保护意识明显提高，危险性行为发生频率显著下降。闫红梅等（2013）开展的同类研究也显示，干预对象的性行为有明显改善，安全套在最近一次性行为中的使用率达到81.5%，坚持使用率达到59.6%。

新冠疫情期间的"健康码"是一项融入人们日常生活和健康管理的网络技术，"健康码"将核酸、疫苗、行程和场所等多种健康信息进行整合，实现了数据互通、互认，对新型冠状病毒感染防控起到了关键作用。"健康码"也是区块链技术成功应用的一个场景。

网络是把双刃剑，在给公众健康带来积极影响的同时，也会给人们的健康带来诸多伤害。首先，网络成瘾问题得到了越来越多的关注，过度使用网络明显会导致个体在心理、社会适应和道德等方面受到不同程度的功能损害，从而影响工作、学习和人际关系。更重要的是，网络对青少年的影响更为深远，可能直接影响家庭和社会的稳定。一项针对东北某省中学生的研究显示，中学生网瘾检出率为2.29%，其中初中生为1.96%，普通高中生为1.58%，职业高中学生为5.76%。其次，网络空间的虚拟性和匿名性特点，为网络舆论和网络暴力的快速传播提供了条件。新冠疫情初期，大量缺乏科学依据的信息传播，造成了一场网络信息疫情。持续的网络暴力，不断损害被施暴人的心理健康，进而使其患上精神疾病，严重的可导致其走向自杀的道路。网络诈骗、侵犯公民个人信息的网络犯罪事件层出不穷，不仅危害受害者的财产安全，还会给受害者带来严重的精神伤害。最后，人们使用网络时间的增长，也会给身体健康带来损害，尤其对青少年危害更为显著。高景等（2019）研究显示，中小学生每周使用网络学习环境的时长对视力有显著影响。2017～2018年，某一线城市中小学生视力不良检出率高达71.9%，每天使用电子产品时间超过1小时，是视力不良发生的促进因素。青少年较长时间上网等静态行为会导致超重肥胖。一项在新疆地区青少年中开展的调查研究显示，每天上网时间超过1小时与超重肥胖存在正相关关系；北京市的一项在高中生中开展的研究显示，网络成瘾是影响肥胖的重要因素。

　　网络空间事件与人们的健康密切相关，且带来的影响存在两面性，因此，基于网络空间特点和网络用户行为特征，开展健康相关研究将成为公共卫生学科发展的重要方向。世界卫生组织（World Health Organization，WHO）公布的健康四大标准如图1.1所示。

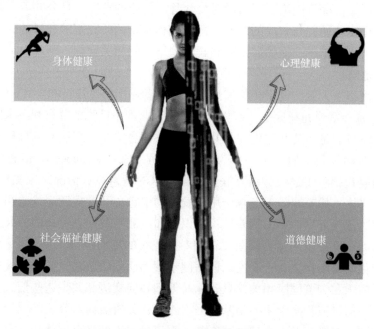

图1.1　世界卫生组织公布的健康四大标准

第三节　互联网对传统流行病学的冲击和挑战

　　网络空间扩大了信息的传播范围，并加快了信息传播速度，但很难或无法控制信息的传播内容。互联网技术的发展，尤其是移动互联网支撑的社交媒体与自媒体的发展，使得海量信息每天在全世界范围内快速、任意传播，其中不乏大量的虚假信息和谣言。世界卫生组织指出，新冠疫情期间，大量缺乏科学依据的信息传播，干扰和误导了疫情的有序防控，消减了政府各项努力，对公共卫生和公共安全造成巨大的危害，这一现象称为"信息疫情"（infodemic）。2020年3月1日起施行的《网络信息内容生态治理规定》明确指出，网络信息内容服务使用者和网络信息内容生产者、网络信息内容服务平台不得利用网络和相关信息技术实施侮辱、诽谤、威胁、散布谣言及侵犯他人隐私等违法行为，损害他人合法权益。可见，新冠疫情期间的信息疫情冲击，引发了人们对于网络空间事件对公众身心健康危害的关注与思考。

　　作为物理空间的补充，网络空间发生的事件有其独立性和特殊性，但网络空间的用户都是物理空间真实个体的映射，网络空间发布的不良信息必然会影响和伤害现实里的人群和个体。因此，如何系统性认识和掌握网络空间事件特征，规范网络空间用户行为，制定网络空间信息发布传播规则以确定信息冗余度，避免信息疫情产生，降低网络空间活动对公众身心健康的危害，是公共卫生事件处置和社会治理亟待研究与解决的课题。传统流行病学的研究范围和目的，主要针对物理空间可见的事件，而如何研究和解决网络空间相关问题，已超出传统流行病学的研究范畴。

　　针对网络上大量的健康相关信息，国外学者提出信息流行病学（infodemiology）。信息流行病学是研究电子媒体，特别是互联网中信息的分布和决定因素的科学，其最终目的是为公共卫生和公共政策提供信息支持。当信息流行病学的数据和分析以监测为目的时，又被称为"信息监测"（infoveillance）。信息流行病学的研究内容包括：①通过分析互联网搜索引擎的搜索热点情况来预测疾病暴发；②在社交媒体（如Twitter）上基于用户发布的信息，开展疾病症状监测；③发现和量化健康信息可得性方面的差异；④识别和监测互联网上发布的公共卫生相关信息（例如，反疫苗网站、新闻文章或专家发布的疫情报告）；⑤测量信息扩散和知识转化的自动化工具；⑥追踪评估健康营销活动的效果；⑦分析人们如何在互联网上搜索和浏览健康相关信息，以及他们如何交流和共享这些信息。从健康角度来看，信息流行病学主要是基于网络舆情，分析舆情对公众的误导和实现疾病检索监测。互联网对人类健康的影响，不仅局限于网络上传播的信息对人类视觉的冲击，对信息掌握准确性的误导，更重要的是，对已发生疾病的检索，互联网创造了一个新生态环境，因此需要系统研究人类在这一新环境中的健康状况，以及新生态环境对传统物理空间中人类健康的影响。

信息流行病学是一门研究通过网络空间传播的信息及其对个体和社会的影响的学科。这个领域主要关注如何通过网络来分析信息的传播模式、速度和影响力。然而，这种方法的一个主要局限性在于，它往往只关注网络空间内的动态，而忽视了网络信息如何与现实世界互动，以及这种互动如何影响人们的实际行为和决策。

这种局限性催生了网络流行病学（network epidemiology）这一新的交叉学科。网络流行病学不仅关注网络信息的传播和影响，还尝试将网络空间的数据与物理空间的实际情况结合起来，以便更准确地理解信息如何在现实世界中产生影响。网络流行病学的重要研究领域是探讨如何利用网络空间的信息来指导现实世界中的应对措施，包括如何基于网络趋势来设计更有效的公共卫生宣传策略，或者如何利用社交媒体分析来预测并应对突发公共卫生事件。通过这种跨学科的方法，网络流行病学旨在更全面地理解信息在网络和现实世界中的流动，以及这些流动如何影响人类的行为和健康。

第四节　网络流行病学定义

流行病学的研究对象是人群，随着人群面临主要疾病谱和健康关注重点的变化，流行病学的研究范围和目标不断充实与调整，流行病学的定义也不断发展和完善。流行病学的定义经历了传染病防治、全部疾病（包括传染病和慢性病）防治、疾病防治和大健康促进（如车祸、犯罪、安全和管理等）几个阶段，并产生了若干流行病学分支学科。谭红专（2019）在《现代流行病学》中给出定义：现代流行病学是研究人群中的卫生相关事件或状态的分布及其影响因素，研究管理、决策与评价，以及研究如何预防疾病、促进健康、防止事故和提高效益的策略与措施的科学。可见，传统流行病学的研究范围尚未涉及网络空间事件对人类健康的影响。

对照上述流行病学定义，本书认为网络流行病学可定义为：研究与人群疾病和健康相关的网络空间事件的特征、分布及影响因素（包括网络用户行为特征、分布和影响因素，网络信息流行规律、趋势和冗余效益），研究网络空间事件与物理空间关联方法，以及研究如何优化网络信息疫情防控策略并服务于社会治理的科学。

网络流行病学的研究内容主要包括以下五个部分。

（1）刻画网络用户行为特征。根据网络用户登录的网站平台和发布信息内容可捕捉网络用户特点和习惯，结合平台主题相关内容为网络用户画像。

（2）解析网络信息传播规律和趋势。根据网络信息内容和目的，追溯信息起源、轨迹和特点，评估信息传播强度和力度。

（3）连接网络空间与物理空间。寻找研究问题在网络空间和物理空间的耦合区间，确定合适的网络空间信息冗余度，评估网络空间事件对公共卫生和公共安全的危害性，以及对个体的伤害。

（4）优选信息疫情防控策略和措施。对网络问题实施针对性干预，评估比较不同策略的干预效果，为公共卫生政策制定和社会治理提供理论参考及科学依据。

（5）研究网络用户行为与健康之间的关系。对网络用户进行针对性干预，研究、评估网络用户行为与用户健康之间的关联性，为网络用户提出健康的行为指南。

显然，网络流行病学的提出，是对传统流行病学的补充，也是多种其他学科发展催生的一门综合性学科。

第五节　相关学科发展及联系

一、大数据科学

在互联网高速发展的今天，网络空间每时每刻都产生着海量的数据。网络大数据具有数据量大、种类繁多、价值密度低、速度快、时效高等特点。大数据科学作为研究大数据系统的原理、性质、理论、数学模型和方法论，对大数据的收集、存储、挖掘与分析技术在网络流行病学研究中具有重要的应用价值。随着大数据挖掘技术的不断革新，产生了关联规则挖掘算法、遗传算法等数据挖掘算法技术，从而能够从大量、不完全、有噪声、模糊的网络大数据中提取具有潜在应用价值的信息和知识。大数据可视化技术能够更好地进行数据的视觉展现，帮助研究者更好地理解高维度、多层次的时空动态关系等复杂数据。大数据科学在医疗健康领域也得到了广泛的应用，既往学者基于互联网大数据构建药师主导的慢性病患者用药安全管理中心，将互联网管理平台收集的患者用药信息进行整合分析后，利用应用（application，APP）给予患者主动、时效性强的个体化用药指导。还有研究利用互联网人口流动大数据基于春节人口流动对新冠疫情的影响进行研判，并指出可能的疫情传播渠道和防控重点。

二、卫生事业管理学

卫生事业管理学是研究卫生事业发展规律的学科，它的任务是研究卫生事业管理的理论和方法、研究与国情相适应的卫生政策、研究与正确的政策相适应的组织管理和工作方法。其中，卫生资源管理是卫生事业管理学的重要研究内容，卫生资源是指从事医疗卫生服务的各类资源的总和，包括用于医疗卫生服务的卫生人力、物力及财力等有形资源和信息、技术、服务能力、政策法规等无形资源。经过新冠疫情防控的淬炼，线上医疗卫生资源持续增加，截至2021年6月，全国互联网医院已达1600家。线上医疗服务的快速发展，持续改变着网络用户的就医行为，如线上复诊、药品配送等。网络用户线上就医相关行为研究是网络流行病学的重要应用场景。此外，卫生事业管理领域的卫生资源规划、卫生政策相关理论，也为网络流行病学研究的分析结果应用和政策转化提供了理论与方法基础。

三、计算机科学

网络空间数据相较传统的流行病学数据，具有来源多样、数据量巨大的特点，利用传统的人工收集方式难以高效地实现研究数据收集，计算机爬虫等技术可为网络流行病学研究数据的收集提供重要的技术支持。此外，网络中的多源异构数据（如文本、图像、语音视频等）给传统的流行病学数据处理带来了挑战，快速发展的计算机技术为整合研究不同类型的健康数据提供了可能。自然语言处理技术中的潜在语义分析（latent semantic analysis，LSA）、潜在狄利克雷分配（latent Dirichlet allocation，LDA）等主题建模技术，情感辨别模型及知识图谱等技术算法，为处理网络空间健康相关文本数据提供了支持。基于主动学习、注意力机制等深度学习方法的图像增强、图像分割、图像特征提取及目标检测与识别技术，成为分析健康相关图像数据的重要技术手段。梅尔频率倒谱系数（Mel frequency cepstrum coefficient，MFCC）、基于滤波器组（filter bank，FBank）的特征提取等语音声纹分析技术，给网络数据分析带来了新机遇。

四、统计学

统计学是处理数据中变异和不确定性的一门科学与艺术，能够透过具有偶然性的现象来探测和揭示问题的规律性，对不确定性的数据做出科学推断，是认识客观世界的重要工具和手段。统计学是流行病学研究的重要基石，适用于网络数据的统计学分析方法也必然成为网络流行病学发展的重要方法学支撑。除了经典统计学检验方法和模型可在网络数据分析过程中得到应用外，一些适宜于网络数据特点的统计学革新方法，也能够进一步促进网络流行病研究的深入开展，如间隔差异较大的重复测量数据分析、有噪声且缺失值多的数据预处理和分析方法等。此外，网络数据应用场景下的样本量与检验效能计算方法，亟待统计学方法的革新，从而更好地评估研究质量。

五、情报学

情报学是研究情报的创造、存贮、检索、传递及其效用发挥的理论、方法与规律的学科，主要研究情报及其产生过程，包括信息组织与检索、竞争情报与决策支持、信息服务与服务创新等。情报的产生一般需经过从数据到信息，再到知识，最后形成情报的逐级加工过程。数据是事实或观察的结果，是对客观事物的性质、状态及相互关系等进行记载的符号。数据需要经过加工、解释才能体现其价值。信息是人们对数据进行系统组织、整理和分析的产物，是被解释了的数据，但没有与特定用户行动相关联。知识是信息接收者对信息进行加工、吸收、提取和评价的结果，对信息进行提炼、推理后获得的正确理论是知识。情报则是为解决特定问题而被人们活化了的更为高级、更为实用、更为专业的知识。随着互联网的高速发展及应用，在信息网络环境下，作为情报学重要研究内容之一的信息组织方法，主要通过超文本、自由文本及主页方法组织一次信息资源（原始信息资源），通过搜索引擎及主题树方法组织二次信息资源（有序化、系统化的二次信息）。而网络流行病学关注与人群疾病和健康相关的网络空间事件及网络用户行为，因此，情报学中信息组织理论及技术可为网络流行病学提供重要的信息加工整合方法，构成了网络流行病学的研究基础。同时，情报学研究中，竞争情报与决策支持理论及方法，能够为优选、评价网络流行病学中信息疫情防控策略和措施提供理论与方法支撑。

六、社会学

社会学是系统研究社会行为与人类群体的学科，研究和阐述各种社会现象及其发展规律，其研究范围包括人的行为、人际关系、人的生活环境及其关系，以及如何改善社会状况，包括社会建设、社会改革及与其有关的教育等。网络社会具有与现实社会迥异的特点，网络中的用户行为研究也是典型的社会学研究命题。近年来兴起的社会网络理论和网络分析方法，为我们提供了描述人群关系结构的新方法。Barnes（1954）最早运用社会网络概念，他在挪威的一个渔村中考察了以友谊、亲属及邻居为基础所形成的非正式、私人性社会网络。社会网络分析（social network analysis，SNA）法在西方已有数十年的历史，最早可以追溯至20世纪30年代的心理学和人类学研究。近年来，社会网络分析法有了迅速的发展，已被广泛应用到了社会学、医学、人类学等多个研究领域。该方法从社会结构入手，对人与人之间的行为和相互关系进行细致分析。社会行动者及其之间相互关系的集合构成了社会网络。社会网络分析法是综合运用图论、系统科学和数学模型来研究行动者与行动者、行动者与其所处社会网络，以及一个社会网络与另一个社会网络之间关系的一种结构化分析方法。社会网络理论用不同的观点看待社会结构，将社会结构看成一张人际社会网，分析其结构特性和规律。这一系列社会学领域的方法进展为网络流行病学的开展提供了理论支持和思路。

七、心理学

网络社会作为一个虚拟世界，成为人们表达情绪的重要窗口。网络用户心理健康问题及网络空间中的相关影响因素是网络流行病学的重要研究问题之一。网络成瘾问题、网络暴力行为及其影响、如何及早识别网络中的用户心理健康问题并进行干预等网络健康相关问题的研究开展，均需要心理学理论和技术的支持，网络平台为开展大范围的人群心理调查和心理评估提供了可能。网络空间的多源异构数据也给心理学领域的心理评估和风险识别技术的发展提供了新方向。

八、侦查学

随着网络相关犯罪增多，利用网络信息的侦查取证技术日益成熟，这些技术手段也能为网络流行病学研究中的知识获取和证据整合提供支持与思路。电子证据的核心意义是将计算机形成的信息与某个个体的行为联系起来。一些电子取证的法证软件能够识别鉴定大多数的数据，如 Griffeye 被多国执法机关用于处理、分类、分析大量的图片和影像，Onna 能跨 APP 获取数据，通过机器学习处理和索引提取更丰富的元数据。电子取证可以将人与对应的计算机、网络联系起来，并且根据证据厘清时间与空间上的事件发生顺序以帮助重建犯罪现场。Rogers（2016）提出了一个包含行为分析在内的新模型，包括四个阶段。第一个阶段是分类，将需要处理的案件依照类别进行区分。第二阶段是背景分析，通过背景分析有利于调查者判断关键证据更可能出现在哪些设备或账户上，以及判断是否有可能出现反侦查手段（如加密或隐写术）。第三阶段是收集证据，要求将证据存储为便于进行模式分析、关联分析和时间轴分析的格式。调查者应根据前两个阶段的分析缩小证据收集的范围，确定可能的"电子犯罪现场"。收集完成之后的第四阶段是统计分析，统计分析可以帮助调查者发现嫌疑人的行为模式或异常迹象，通过频率分析可以得出嫌疑人的网络使用习惯，包括上网时间、经常浏览的网站、偏好的文件下载类型、常用的社交软件等。最后一个阶段是时间轴分析/视图化，时间轴的可视化与频率分析有助于对嫌疑人进行分类，以及确定计算机系统被使用的时间模式，它可以帮助构建一个使用习惯的基线，以此来评测嫌疑人的使用是否符合一般情况，或是异于常规。上述模型和处理范式也对网络流行病学利用网络空间数据开展健康行为研究具有借鉴意义。

九、生态学

生态学是研究有机体与环境之间的相互关系及其作用机理的学科，其强调有机体与环境的一体性，所要研究的正是如何使有机体在与环境相互作用、相互依存的过程中保持动态平衡。生态学作为一种思考方式强调的是整体主义，强调构成整体的不同部分之间的相互联系，强调系统的动态平衡。网络生态学是生态学的重要分支学科，主要研究网络空间生态系统的组成要素与运转机制。网络生态研究主要包括三部分内容：①传媒技术；②传播方式；③社会行为。网络生态学旨在帮助我们理解社会行为是如何经由网络被组织起来影响社会的。网络生态学为网络流行病学研究提供了新的视角，生态学视角强调整体性、联系性、动态性和发展性，强调用户作为网络环境的一个组成部分而存在，强调用户与网络环境的和谐共生；网络生态学为网络流行病学研究提供了连接网络空间与物理空间的描述性研究方法，它以群体为观察和分析单位，从而通过相关性研究方法分析暴露因素与疾病之间的关系，达到提出病因假设的目的。

参 考 文 献

卜湛，曹杰. 2019. 复杂网络与大数据分析［M］. 北京：清华大学出版社.

陈兴雷，高凤霞，刘锋. 2022. 新疆农牧区青少年静态行为状况及与超重肥胖的关联［J］. 中国儿童保健杂志，30（9）：960-964.

陈禹婷. 2022. 网络暴力的成因及对策［J］. 法制博览，（11）：145-147.

方鹏骞. 2010. 医学社会科学研究方法［M］. 北京：人民卫生出版社.

高景，刘静，冯红，等. 2019. 网络学习环境使用时长与中小学生身体健康的关系探究［J］. 现代教育技术，29（3）：59-64.

高青，刘懿卿，叶茜雯，等. 2020. 辽宁省中学生网瘾情况及其影响因素分析［J］. 现代预防医学，47（18）：3378-3381.

关李晶. 2021. 基于模糊划分的不完整数据属性关联建模及缺失值填补［D］. 大连：大连理工大学.

国家互联网信息办公室. 2019. 网络信息内容生态治理规定［EB/OL］.［2023-10-04］. https：//www.gov.cn/zhengce/2019-12/20/content_5728944.htm.

韩春苗，文青. 2009. 信息爆炸隐忧多［J］. 天津政协公报，（6）：54.

韩扬阳，李艾，郭蕊. 2020. 北京某三甲医院门诊患者对互联网医院使用现状调查［J］. 中国医院，24（9）：13-16.

胡良田. 2018. 基于NSCT的医学图像特征提取及分类算法研究［D］. 哈尔滨：哈尔滨工程大学.

贾忠伟. 2020. 从新型冠状病毒肺炎信息疫情探讨网络流行病学建设［J］. 中华医学科研管理

杂志，33（5）：368-371.

李霞，马茜，白梅，等．2022. RIIM：基于独立模型的在线缺失值填补［J］．计算机科学，49（8）：56-63.

李小波，郝泽一．2021．信息疫情的内涵、形成机理与应对策略［J］．北京联合大学学报（人文社会科学版），19（4）：98-111.

李晓霞，赵锦，刘渠，等．2020．男男性接触人群基于"互联网＋"的艾滋病网络干预和现场干预效果比较研究［J］．系统医学，5（12）：39-41.

梁万年．2012．卫生事业管理学［M］．3版．北京：人民卫生出版社．

刘涛，柯维夏．2017．生态学研究的特征与应用［J］．华南预防医学，43（1）：86-88.

潘婷．2019．关于临床试验重复测量数据的统计分析和模拟比较［D］．苏州：苏州大学．

阮祖启．1980．情报学和科技情报研究［J］．情报学刊，（1）：84-86.

上官泓廷，刘玉红．2023．医学图像增强方法综述［J］．中国医学物理学杂志，40（4）：410-415.

佘正荣．1996．生态智慧论［M］．北京：中国社会科学出版社．

沈艳辉，江初，沈源，等．2020．北京海淀区2008—2016年高中生肥胖趋势及相关行为因素分析［J］．中国公共卫生，36（8）：1182-1188.

石光．2020．春节人口流动对新冠肺炎疫情的影响：基于互联网大数据的视角［J］．产业经济评论，（2）：24-36.

孙立新．2012．社会网络分析法：理论与应用［J］．管理学家（学术版），（9）：66-73.

谭红专．2019．现代流行病学［M］．3版．北京：人民卫生出版社．

陶佰睿，郭琴，苗凤娟，等．2015．基于改进Mel滤波器组的声纹特征提取SoC设计［J］．微电子学，45（6）：785-788.

田军章．2016．"互联网＋医疗"背景下的广东省网络医院建设［J］．中国数字医学，11（1）：23-25，99.

汪小帆，李翔，陈关荣．2012．网络科学导论［M］．北京：高等教育出版社．

王安丽．2013-01-16."信息爆炸"时代社交媒体是一把双刃剑［N］．中国社会科学报，（A03）.

王晓琳，何晓俐，谭明英．2020．我国互联网医院服务模式分析［J］．华西医学，35（12）：1503-1507.

夏志伟，王路，赵海，等．2018．北京市2017—2018学年中小学生视力不良及影响因素分析［J］．中国学校卫生，39（12）：1841-1844.

肖宁，王家伟．2016．药师将互联网大数据引入慢病管理模式的创新思考［J］．中国药房，27（22）：3158-3160.

肖哲．2017．医学图像特征提取方法及应用研究［D］．成都：电子科技大学．

邢颖．2020．民调：近半美国人认为有关新冠肺炎疫情的信息"真假难辨"［EB/OL］．［2023-10-04］．https://www.thepaper.cn/newsDetail_forward_7210855.

徐光宪，冯春，马飞．2023．基于UNet的医学图像分割综述［J］．计算机科学与探索，17（8）：1776-1792.

闫红梅，高聪，李一，等．2013．利用QQ开展MSM人群艾滋病高危行为干预效果评估［J］．中国艾滋病性病，19（3）：174-176，179.

闫翔宇，王雪纯，李永杰，等. 2021. 潜在狄利克雷分布模型在医学研究中的应用［J］. 现代预防医学，48（14）：2502-2506.

杨红辉，朱翠英. 2018. 网络环境中大学生主体的生态学研究［J］. 广州大学学报（社会科学版），17（11）：61-64.

张佳华. 2022. 大数据时代新型网络犯罪的惩治困境及进路［J］. 学习与实践，（5）：85-95.

张伟波，梁霁，钱序，等. 2017. 上海市初中生网络成瘾流行现状与网络行为特征相关性研究［J］. 中国预防医学杂志，18（6）：452-457.

赵扬青，彭智才，蒋雨涵，等. 2023. 音频的梅尔频率倒谱系数特征抽取过程［J］. 信息技术与信息化，（1）：104-111.

中国互联网络信息中心（CNNIC）. 2023. 第52次《中国互联网络发展状况统计报告》［EB/OL］.［2023-10-04］. https：//www. cnnic. cn/n4/2023/0828/c88-10829. html.

周梅. 2017. 大数据科学综述［J］. 科技创新导报，14（36）：139-144，146.

周宁. 2017. 信息组织［M］. 4版. 武汉：武汉大学出版社.

周雨薇. 2023. 深度卷积神经网络在医学图像分割中的应用研究［J］. 信息与电脑（理论版），35（6）：200-202.

朱春媚，莫鸿强，田联房，等. 2015. 基于主元分析法和非均匀滤波器组的咳嗽信号特征提取［J］. 生物医学工程学杂志，32（4）：746-750.

Barnes J A. 1954. Class and committees in a Norwegian island parish［J］. Human Relations，7（1）：39-58.

Jia Z W，Yan X Y，Li Y J，et al. 2020. Internet data for improving prevention and control of global infectious diseases［J］. China CDC Weekly，2（52）：1009-1012.

Keim D A. 2002. Information visualization and visual data mining［J］. IEEE Transactions on Visualization and Computer Graphics，8（1）：1-8.

Labrinidis A，Jagadish H V. 2012. Challenges and opportunities with big data［J］. Proceedings of the VLDB Endowment，5（12）：2032-2033.

Mavragani A，Ochoa G. 2019. Google trends in infodemiology and infoveillance：methodology framework［J］. JMIR Public Health and Surveillance，5（2）：e13439.

Mavragani A. 2020. Infodemiology and infoveillance：scoping review［J］. Journal of Medical Internet Research，22（4）：e16206.

Poston H. 2021. 7 best computer forensics tools［EB/OL］. https：//resources. infosecinstitute. com/topic/7-best-computer-forensics-tools/［2023-10-04］.

Raconteur. 2023. A day in data［EB/OL］. https：//www. raconteur. net/infographics/a-day-in-data/［2023-10-04］.

Rogers M K. 2016. Psychological profiling as an investigative tool for digital forensics［M］// Sammons J. Digital Forensics. Amsterdam：Elsevier，45-58.

Ruotsalainen J，Heinonen S. 2015. Media ecology and the future ecosystemic society［J］. European Journal of Futures Research，3（1）：9.

Wang Y X，彭军. 2020. 大数据科学的认知和数学基础引论［J］. 科技导报，38（3）：35-46.

Wong P C，Shen H W，Johnson C R，et al. 2012. The top 10 challenges in extreme-scale visual analytics［J］. IEEE Computer Graphics and Applications，32（4）：63-67.

第二章 研究设计

第一节 描述性研究

一、描述性研究的概念

描述性研究，又称描述性流行病学，是流行病学的基本研究方法，在网络流行病学中主要用于描述人群中的疾病或健康状况，以及暴露因素在人群、地区和时间上的分布情况。描述性研究通常是通过观察、随访、监测等方法获取数据资料，不对目标群体施加任何干预措施。描述性研究主要包括横断面调查、生态学研究等。

二、描述性研究分类

（一）横断面调查

1.横断面调查概念

横断面调查，又称现况调查，是指在特定时间点内对特定范围内的与人群疾病或健康相关的网络空间事件的特征及影响因素的分布状况进行调查，收集相关信息并进行描述，从而为进一步研究提供线索。Stevens等（2020）对美国109个区县的互联网社交平台关于人类免疫缺陷病毒（human immunodeficiency virus, HIV）预防推文的数量与当地HIV感染率的关联进行分析后发现，在一个区县中HIV预防推文数量越多，当地的HIV感染率越低。这些研究表明网络空间事件的分布对于物理空间人群的健康行为、疾病传播具有显著影响。

2.横断面调查特点

横断面调查主要具有以下几个特点：①研究阶段不设置对照组；②在特定时间内进行；③因果推断能力不足；④对于固有因素可以进行因果推断；⑤只能调查目前的状况；⑥定期开展重复测量可以获得发病率。

3.横断面调查的设计与实施

（1）明确调查目的与调查类型

开展横断面调查前，应明确横断面调查的目的，依据调查目的完善调查内容，并依据研究目的及实际情况选择适宜的研究类型（普查或抽样调查）。所有的调查因素应有明确、客观、科学、统一的标准和定义。

（2）确定研究对象

在明确研究目的后，需要依据研究目的明确研究对象。在开展研究前应建立明确的研究对象纳入及排除标准，并在开展研究过程中严格遵照执行。明确研究对象需要对研究对象的年龄、性别、来源等都有明确的标准。

（3）确定样本量和抽样方法

若研究类型为普查，则样本量即为所有的目标人群。若研究类型为抽样调查，则需要依据研究目的和实际情况决定使用何种抽样方法，并计算样本量。抽样方法主要包括随机抽样、系统抽样、分层抽样、整群抽样、多阶段抽样等，每个抽样方法均有其优缺点，应根据实际情况选择最合适的抽样方法。

横断面调查研究一般使用公式：

$$n=\frac{Z_\alpha^2 \times p(1-p)}{d^2}$$

其中，n 表示样本量，样本量的大小主要取决于以下几个参数。①预期现患率（p）：是指基于目前所获得的文献资料或其他参考资料，对调查对象中的现患率的估计。②显著性水平（α）：α 值越小，即显著性水平要求越高，样本量越大。一般当 $\alpha=0.05$ 时，$Z_\alpha=1.96$，当 $\alpha=0.01$ 时，$Z_\alpha=2.96$。③调查精确性（d）：也称作容许误差，表示对调查结果的精确性的要求。容许误差越大，精确性越低，所需样本量越小，一般 $d=0.1\times p$。计算出所需最小样本量后，应考虑实际调查中调查质量、拒访等问题，将所需样本量增加20%。

（4）资料的收集、整理与分析

在制订实施计划、资料收集方法后，研究开展过程中一般不能变更资料收集方法，以保证资料收集的同质性。网络流行病学可以通过收集网络空间的文本、图像、音视频等资料进行整理分析，从而捕捉网络用户特点和习惯，刻画网络用户画像。参加资料收集、整理与分析工作的所有人员均应接受统一的培训，均应掌握研究中的各项定义及标准，避免由于定义及标准不明确而导致测量偏倚的产生。

（二）生态学研究

生态学研究是描述性研究的一种类型，它是指在群体水平上研究某种暴露因素、网络空间事件与疾病之间的关系。例如，2020年一项研究通过收集互联网社交平台中公众的情绪反应数据，分析疫情防控政策、疫情态势与公众的情绪及出行模式的关联。此外，还有利用互联网搜索引擎中关于阿尔茨海默病、痛风、系统性红斑狼疮和风湿性关节炎、脊髓灰质炎等健康问题的搜索指数与该疾病的发病率、患病率或疫苗接种率等进行分析的研究（Piamonte et al.，2021；Layug et al.，2021；Pan et al.，2019）。与横断面调查研究不同，生态学研究以群体为观察和分析的单位，通过描述不同人群中的某种因素的暴露情况与疾病的频率，分析该种暴露因素与疾病之间的关系。疾病测量的指标可以是发病率、死亡率等。

生态学研究主要用于提供病因线索、产生病因假设及评估人群干预措施的效果。生态学研究常见的类型主要有生态比较研究及生态趋势研究。

1.生态比较研究

生态比较研究是生态学研究中应用较多的一种方法，其中最简单的方法是观察不同人群或地区某种疾病的分布，然后根据疾病分布的差异，提出病因假设。这种研究不需要暴露情况的资料，也不需要复杂的资料分析方法，常用来比较在不同人群中某因素的平均暴露水平和事件发生频率之间的关系，即比较不同暴露水平的人群中事件的发生率，了解这些人群中暴露因素的频率或水平，并与事件的发生率对比分析，从而为病因探索提供线索。生态比较研究可以用于比较信息在不同网络平台中的传播强度，以及不同网络平台用户的行为或其他事件发生率的异同，从而探讨信息传播对于行为或其他事件的影响。

2.生态趋势研究

生态趋势研究是连续观察人群中网络信息的平均暴露水平的改变和某种健康行为或事件发生率变化的关系，了解其变化趋势，从而判断该因素是否与人群健康具有关联。

第二节　分析性研究

一、分析性研究的概念

分析性研究，又称分析流行病学，是指通过建立对照，提出假设，通过对人群的观察对假设进行检验或验证的流行病学方法。分析性研究主要包括队列研究和病例对照研究两种研究方法。

二、分析性研究分类

（一）队列研究

1.队列研究概述

队列研究（cohort study）是指通过直接观察暴露于某种因素的不同状况的

人员的结局来探讨暴露因素与结局之间关系的一种研究方法，是一种观察性、前瞻性研究方法。队列研究在网络流行病学中的应用是通过研究对象在互联网中的行为或特征的不同情况，将研究人群分为不同亚组，对其进行一定时间的观察，通过比较不同亚组间结局的发生情况而对病因假设进行验证。队列研究可以用于检验病因假设、评价预防效果、研究疾病的自然史、监测药物效果等。随着互联网技术的发生发展，互联网为大规模流行病学研究提供了便利，促进了受试者招募、经济高效的数据收集和结果的传播。因此，我们除了可以通过传统方法收集数据构建研究队列外，还能基于互联网、手机应用程序、智能设备等构建电子队列（e-cohorts）。例如，弗雷明汉心脏研究中嵌入的新电子队列就是通过手机应用程序、数字血压袖带和智能手表来识别新的心血管疾病风险因素（McManus et al.，2019）；Lorthe等（2023）利用网站收集数据，可以同时使用多种语言在多个国家进行数据收集和随访调查，并形成了全球早产成年人健康电子队列。

队列研究的队列可以分为固定队列及动态队列两种。①固定队列：队列中的研究对象都是在某个固定时间或指定时间内进入队列的，之后对其进行随访，直至观察期终止，中途不再加入新的成员，即在观察期内，队列中的成员是相对固定的。②动态队列：在队列开始后，队列中的成员可以不断地加入或者退出，队列中的成员相对不固定。

队列研究可以依据研究对象进入队列的时间及终止时间的不同，分为前瞻性队列研究、历史性队列研究、双向性队列研究三种。①前瞻性队列研究：根据研究对象目前的暴露状况进行分组，对研究对象进行随访，观察结局的发生情况，在开展研究时研究对象的结局尚未发生。②历史性队列研究：在开展研究时，研究对象的结局已经发生了，虽然研究是现在开始的，但是研究对象是以过去某个时间点的暴露状况而进入队列的。③双向性队列研究：也称混合性队列研究，即在历史性队列研究的基础上，继续对研究队列进行前瞻性的随访。

2.队列研究设计与实施

（1）确定研究因素

研究因素也称为暴露因素，队列研究的研究因素一般是在描述性研究或者病例对照研究的基础上确定的，所确定的研究因素要有明确的定义，如曾经使用某同性社交平台寻找性伴即可作为研究因素。通常来说，在进行研究因素调查的同时，应该收集人群的人口学信息及各种可疑的混杂因素的信息，以便后续对数据进行深入分析和控制混杂，这一过程也称为基线调查。

（2）确定结局变量

结局变量，简称结局，是指在对队列进行随访的过程中，研究对象将出现的预期结果事件，是队列研究观察的自然终点。结局变量应该是全面、具体、客观的，不仅局限于发病、死亡，还可以包括其他一些健康事件，既可以是物理空间的事件，也可以是网络空间的事件。进行结局变量的测量时，应该有明确统一的标准，并且在随访过程中必须要严格遵守。

（3）确定研究现场和研究人群

队列研究的随访时间长，因此在开展队列研究时，应该尽量选择可以获得更多符合要求的研究对象、获取资料更简便可靠、具有代表性的社区作为研究现场。

研究人群分为暴露人群和对照人群，其中暴露人群包括职业人群、特殊暴露人群、一般人群、有组织的人民团体等；对照人群一般包括内对照、外对照、总人口对照等，运用以上多种对照方式形成对照组即可称为多重对照。

3. 确定样本量

队列研究一般使用公式：

$$n=\frac{\left(Z_\alpha\sqrt{2\overline{pq}}+Z_\beta\sqrt{p_0q_0+p_1q_1}\right)^2}{(p_1-q_1)^2}$$

其中，n 表示样本量，样本量的大小主要取决于以下几个参数：①暴露组发病率（p_1），$q_1=1-p_1$；②对照组发病率（p_0），$q_0=1-p_0$；③暴露组和对照组发病率的平均值（p），$q=1-p$；④显著性水平（α），α 值越小，即显著性水平要求越高，样本量越大（一般当 $\alpha=0.05$ 时，$Z_\alpha=1.96$，当 $\alpha=0.01$ 时，$Z_\alpha=2.96$）；⑤把握度（$1-\beta$），通常 $\beta=0.05$ 时，$Z_\beta=1.96$，当 $\beta=0.01$ 时，$Z_\beta=2.96$。一般队列研究暴露组和对照组样本量相等，即暴露组样本数为 n，对照组样本数也为 n。

4. 资料的收集与随访

（1）资料的收集

在选定研究对象之后，一般要收集研究对象的基本信息、暴露资料等，这些资料一般称为基线信息。

（2）随访

应该对暴露组和对照组的所有研究对象进行相同的随访，包括随访方法、随访内容、随访频率、随访时间等均应保持一致。随访的内容一般与基线调查内容一致，但重点在于要观察研究对象是否已经发生研究结局，若研究对象已经发生研究结局则应停止对该研究对象的随访。随访还应依据实际情况制定观察终止时间，到达观察终止时间时无论随访对象发生研究结局与否均应停止随访。

5.数据整理与分析

（1）人时的计算

队列研究由于跨度较长，队列常处于动态中，因此引入人时的概念计算研究对象的暴露经历。常用的人时单位为人年，其常见的计算方法：①以个人为单位计算暴露人年，即将所有随访对象的随访时间进行逐个相加，这种方法计算结果精确，但计算量较大；②近似法，即用随访开始时和结束时的人数的平均数乘以观察年数来计算人年数；③寿命表法，即利用简易寿命表计算人年，使用这种方法时，当年中途进入队列的观察对象的观察时间为1/2年，即当年为1/2人年。

（2）队列研究结局发生率的计算

队列研究结局发生率是对资料进行分析的关键指标，通常包括如下几部分。①累积发病率：在观察期内发病（死亡）人数占观察开始时的人口数的比例，可以用于计算某病的累积发病率或累积死亡率。在使用这一指标时，还应报告观察时间的长短。②发病密度：计算发病密度的分子是队列在观察期内的发病或死亡人数，分母是队列的人时数，发病密度可以由0到无穷大。③标化比：当研究的样本量较少或结局发生率较低时，不宜直接计算发生率，应以全人口的发生率计算出样本的理论发病人数（死亡人数），再计算出样本的实际发生人数（死亡人数），以样本的实际发病人数（死亡人数）为分子，样本的理论发病人数（死亡人数）为分母，计算出标化比。标化比小于1，则说明样本的发病风险（死亡风险）低于全人口；标化比大于1，则说明样本的发病风险（死亡风险）高于全人口；标化比等于1，则说明样本的发病风险（死亡风险）与全人口相当。

（3）效应估计

效应估计，即比较暴露组和对照组之间的危险度，计算危险度差，是队列研究最重要的指标，主要包括相对危险度和归因危险度，常见的还包括归因危险度百分比、人群归因危险度、剂量-反应关系等。①相对危险度：包括危险度比和率比，危险度比是指暴露组的累积发病率与对照组的累积发病率之比；率比是指暴露组的发病密度与对照组的发病密度之比。②归因危险度和归因危险度百分比：归因危险度也称为特异危险度、危险度差和超额危险度，是指危险应特异地归因于暴露因素的程度，即暴露人群与非暴露人群相比，所增加的疾病发生数量，如果暴露因素消除，就可降低发病率，归因危险度是暴露组发病率与对照组发病率的差值的绝对值；归因危险度百分比是指暴露人群中的发病或死亡归因于暴露的部分占全部发病或死亡的百分比，即暴露组与对照组的发病率之差与暴露组发病率的比值。③人群归因危险度和人群归因危险度百分比：人群归因危险度是指人群中的发病率归因于暴露的部分，即人群发病率与非暴露组发病率的差值的绝对值；人群归因危险度百分比也称为人群病因分值，即人群中归因于暴露的发病率占人群发病率的百分比。

（二）病例对照研究

1.病例对照研究概述

病例对照研究是分析性研究的主要研究方法之一，其基本原理是以当前已经确诊某疾病或已经发生某些结局的人作为病例组，以不患该种疾病或未发生该种结局的人作为对照组，回溯病例组与对照组过去各种可能的危险因素的暴露史，通过病例组和对照组各种因素的暴露比例推断出危险因素，提出病因假设。网络流行病学开展病例对照研究既可以以互联网事件作为结局，也可以以物理空间事件作为结局进行病例研究，如探讨如何基于互联网社交平台留言识别自杀风险，则可以将发生自杀行为作为结局变量，通过收集自杀者的互联网社交平台发言信息进行语义识别和统计分析，从而对自杀行为的发生风险进行研究。

2.研究类型

（1）匹配病例对照研究

匹配病例对照研究，是指在选择对照组时，要求对照组的某些特征或者因素与病例组是一致的，目的是排除这些匹配因素对于研究结果的干扰。

匹配一般有频数匹配和个体匹配。①频数匹配是指病例组与对照组在匹配变量上每一层都相等，这种匹配不要求每层的绝对数相等，但是每一层的比例应该是相等的；②个体匹配是指以病例组中的每个个体为单位，依照匹配变量从备选对照组中选择相匹配的对照组个体，这一过程也称为配对，个体匹配通常以不超过1:4的比例进行匹配。

在进行匹配时，应该科学地选择匹配因素，不应把不必要的项目列入匹配中，因为这样不仅会增加匹配难度、增加工作量，还会导致信息丢失，这种情况也称为匹配过头。选择匹配因素时，应注意不能将疾病因果链上的中间变量作为匹配因素，也不应对与可疑病因有关而与疾病无关的因素进行匹配。总而言之，在选择匹配因素时，应尽可能选择可能的混杂因素作为匹配因素进行匹配。而在网络流行病学研究中，对样本的互联网使用情况，如相关的互联网社交软件、网页等的使用频率、活跃程度等可能对研究结果造成影响的因素也需要考虑进行匹配。

（2）非匹配病例对照研究

非匹配病例对照研究即在研究设计中，病例组和对照组分别抽取研究对象后，一般要求对照组研究对象等于病例组或多于病例组，此外无任何其他限制或要求。

3.一般实施步骤

（1）提出假设

在开展研究前，应依据已知的疾病分布特点和影响因素，在描述性分析或既往已有研究的基础上提出研究假设。

（2）选择适宜的研究类型

依据研究目的选择匹配或不匹配的研究方法，若选择匹配的研究方法，则应明确匹配因素。

（3）病例与对照的来源及选择

病例的选择主要是需要明确疾病的标准，即制定明确的标准，判断研究对象是否属于病例。明确疾病的标准需要对疾病的诊断标准有明确的规定，同时对病例的其他特征（如性别、年龄、民族等）也要有明确规定。一般而言，病例来源于社区是最优的，代表性最强，但实施难度大。其次可以选择医院来源病例，此类病例较容易获得，且信息较为完整、准确。

对照的选择应满足下列4个原则：①排除选择偏倚；②缩小信息偏倚；③缩小不清楚或不能很好测量的变量引起的残余混杂；④在满足真实性需求和逻辑限定的基础上要使统计把握度最大。在实际工作中，对照的主要来源常见于：①同一个或多个医疗机构中诊断的其他病例；②病例的邻居或同一居委会或住宅区内的非病例；③社区人口中的非病例；④病例所在社会团体人群中的非病例；⑤病例的配偶、同胞及其他亲人等中的非病例。

（4）确定样本量

1）非匹配研究设计。非匹配研究通常使用公式：

$$n=\frac{\left[Z_\alpha\sqrt{2p_2(1-p_2)}+Z_\beta\sqrt{p_1(1-p_1)+p_0(1-p_0)}\right]^2}{p_1-p_0}$$

其中，n 表示每组需要的样本量，其大小主要取决于以下几个参数：①病例组暴露率（p_1）；②对照组暴露率（p_0）；③暴露组和对照组暴露率的平均值（p_2）；④显著性水平（α）；⑤把握度（$1-\beta$）。

2）1:1配对设计。计算1:1配对设计研究样本数时，一般需要先计算暴露状况不一致的对子数 m。

$$m=\frac{\left[Z_\alpha+Z_\beta\sqrt{p(1-p)}\right]^2}{(p-0.5)^2}$$

其中，$P=\mathrm{OR}/(1+\mathrm{OR})\approx\mathrm{RR}/(1+\mathrm{RR})$。这里的OR指的是比值比（odds ratio），

指研究因素与疾病关联强度的估计值，可通过查阅文献或既往研究资料获得；RR指的是相对危险度（relative risk），也称危险度比（risk ratio），指暴露于研究因素的人群与非暴露于研究因素的人群的发病危险度比或发病率比的估计值，可通过查阅文献或既往研究资料获得。

继而再计算总的对子数 M。

$$M=\frac{m}{p_0(1-p_0)+p_1(1-p_1)}$$

计算出暴露状况不一致的对子数 m 后，可将其代入公式，计算出总的对子数 M。

3）1:R 匹配设计。1:R 匹配研究通常使用公式：

$$n=\frac{\left[Z_\alpha\sqrt{\left(1+\frac{1}{r}\right)p_2(1-p_2)}+Z_\beta\sqrt{\left(\frac{p_1(1-p_1)}{r}\right)\bigg/\left(\frac{p_0(1-p_0)}{r}\right)}\right]}{(p_1-p_0)^2}$$

其中，n 表示病例组的样本量；r 表示病例组与对照组的匹配比，因此对照组样本量为 $n \times r$。

（5）研究因素的选定和测量

研究中需要收集的信息包括基本信息、所研究的因素，以及可能的混杂因素等。病例组与对照组的资料来源、收集方法应该保持一致。同时，应该依据调查目的选定好需要调查的变量，且针对每一个变量应设计好相关的问题。在调查中所有的变量应有明确的测量方法，且所有研究对象的测量方法应保持一致。

（6）资料的收集、整理与分析

病例对照研究资料的收集主要包括调查问卷、查阅档案、询问病史等方法。在收集整理好调查资料后，可以应用所收集的资料描述研究对象的一般特征，检验病例组和对照组的均衡性。

病例对照研究最主要的指标是比值比，其大于1则表示疾病的危险度因暴露而增加，等于1则表示疾病与暴露因素无关，小于1则表示疾病的危险度因暴露而降低。

三、分析性研究的常见偏倚

（一）选择偏倚

选择偏倚是指研究样本与总体之间在某些因素上存在差异，即样本不是总体的无偏代表，常见的有以下几种偏倚。

1.入院率偏倚

入院率偏倚也称为伯克森偏倚。利用医院病人作为病例和对照时，由于病例或者对照不是总体的一个随机样本，又由于各种病例入院率不同，而导致研究结果与实际结果之间存在偏差，即入院率偏倚。

2.现患病例-新发病例偏倚

现患病例-新发病例偏倚又称为奈曼偏倚。奈曼偏倚存在两种情况，一种情况是由于所选择的病例均为存活病例，无法调查死亡病例，所得到的某种因素可能只与存活有关，而未必与发病有关，因此高估了该种因素与发病之间的关系；另外一种情况是，所调查的旧病例由于疾病原因改变了某种因素，而导致低估了该种因素与疾病之间的关系。

3.检出症候偏倚

在疾病和暴露之外存在一个症候因素，即一种临床症状或体征，这种症状或体征不是疾病的危险因素，但人们因具有这种症候去就诊，从而提高了早期病例的检出率，致使过高地估计了暴露程度，因而发生了系统误差，最终可能得出该症候因素与该疾病有联系的错误结论。

4.时间效应偏倚

对于慢性疾病，病变是一个漫长的时间过程。因此，在开展病例对照研究时，那些暴露后即将发生病变的人、已发生早期病变而不能检出的人，或在调查中已有病变但因缺乏早期检测手段而被错误地认为是非病例的人，都可能被选入对照组，由此产生了结论的误差。

（二）信息偏倚

信息偏倚又称为观察偏倚或测量偏倚，是在信息收集过程中由于测量暴露与结局方法所导致的偏倚，常包括以下两种。

1.失访偏倚

失访偏倚是指在队列研究中对队列进行长时间的随访，在研究过程中研究个体由于非结局原因而退出队列，如因对研究不感兴趣、移居外地等原因不能继续接受随访，则称为失访。由于失访，导致研究结果与实际结果之间存在偏差，即失访偏倚。

2.回忆偏倚

回忆偏倚是指在调查研究对象过往的暴露情况时，由于被调查者记忆失真或不完整而导致的系统误差，常见于病例对照研究，也可见于历史性队列研究。

（三）混杂偏倚

当研究某个因素与某种疾病或效应的关联时，由于某个既与疾病或效应有制约关系，又与所研究的因素有联系的外来因素的影响，全部或部分地掩盖或夸大了所研究的因素与疾病或效应的联系，这种现象或影响称为混杂或混杂偏倚（confounding bias）。配对和分层能有效消除这类偏倚的产生。

第三节　试验干预性研究

试验干预性研究也称为实验流行病学，是指研究者根据研究目的，按照预先确定的研究方案将研究对象随机分配到试验组和对照组，对试验组人为地施加或减少某种因素，然后追踪观察该因素的作用结果，比较和分析试验组与对照组的结局，从而判断处理因素的效果。试验干预性研究主要包括临床试验和现场试验，其中现场试验又分为个体试验和社区试验。试验干预性研究是一种前瞻性研究，主要有随机分组、具有均衡可比的对照组、有人为施加干预措施等基本特点。

试验干预性研究是网络流行病学研究的重要组成部分，研究者可以通过应用互联网社交软件、开发互联网网页等方式招募受试者，然后通过相应的软件、网页或程序对受试者提供干预措施进行干预、收集数据等。以网络流行病学的方式开展现场试验的优点首先在于，可以突破地理空间的界限在全国各地甚至全球范围内招募受试者，由于受试者分布范围广泛，可以有效地避免干预污染；其次，可以通过互联网软件、程序等实时记录受试者的干预依从性，并及时记录数据，有效避免干预后调查的回忆偏移。在对具有心理健康问题的人群进行干预时，与受干预者紧密联系往往能取得更好的干预效果。例如，在荷兰开展的一项随机对照试验通过互联网对具有抑郁症状的HIV感染者进行干预，发现与只进行电话干预的HIV感染者相比，接受互联网干预的HIV感染者的抑郁症状下降更明显（van Luenen et al., 2018）。与线下干预方式相比，基于互联网的干预方式可以更加频繁地对受干预者进行干预，与他们构建更加紧密的联系。Houston等（2002）开展的一项为期一年的互联网支持小组干预研究结果显示，与更倾向于接受线下初级保健的抑郁症患者相比，频繁参加互联网支持小组的抑郁症患者在随访期内的抑郁症缓解率更高。

试验干预性研究主要可以分为：①以个体为研究对象，将个体随机分组进行的随机对照试验；②以群体为研究对象，将不同群体随机分组的整群随机对照试验；③非随机的对照试验和无平行对照试验。

第四节　理论模型研究

理论模型研究，也称为理论流行病学，是以数学符号、公式和模型等表达病原、宿主和环境之间的关系，探讨病因和预防控制措施的一种方法。例如，Zhang等（2020）利用网络舆情数据和地理节点疫情数据所构建的基于舆情与疫情耦合的事件演化链地理传播新模型，可以在重大公共卫生事件中评估关键节点，为疫情防控提供建议；Li等（2021）基于熵流分析与耗散结构的分析对突发性公共卫生事件中的网络舆情扩散机制进行研究，可以及时评价政府在应对突发性公共卫生事件时所采取措施的效果。

一、理论模型研究思路

（一）构建模型框架

通常构建模型需要依据研究目的、既往的研究结果确定所要构建的模型的种类和框架。模型框架的构建是理论模型研究的基础，通常构建模型框架时，需要考虑疾病在人群、时间、空间上的分布，构建传染病相关的模型框架时还要考虑传染源、传播途径、易感人群等，以及目前或未来所采取的干预措施可能对疾病传播的影响。

（二）收集数据

依据所建模型类型的需求及研究目的，需要确定研究所需要收集的样本量，以及所需要收集的数据内容。通常来说，所要收集的数据要包括人口学特征、疾病的流行病学特征、病原学资料等。这些资料或数据可以通过横断面调查、查阅文献资料等方法获得。

（三）参数估计与初始值的设置

参数通常是用于描述疾病的病原学和流行病学的特征，包括疾病的潜伏期、传染期、病死率、易感人群规模等可以影响疾病传播和流行的参数。不同的疾病、不同的流行地区参数值不一致，因此在进行参数估计和设置初始值时通常需要查阅文献，或通过现有数据进行计算估计。

（四）模型拟合和校正

模型拟合是检验模型与实际数据的贴合程度的过程，在这一过程中应给模型相关参数设置初始值，运行模型后，将其与实际情况进行比较，进行拟合优度评价，不同的模型类型之间拟合优度评价指标存在差异，应根据模型选择相关指标进行模型拟合优度评价。依据拟合结果对模型进行校正后，再次进行拟合优度评价，选择最优模型作为最终模型。常见的模型拟合方法包括最小二乘法、最大似然估计、最小均方根法等。常见的模型拟合优度评价准则主要有赤池信息准则和贝叶斯信息准则等。对于微分方程模型而言，使用自适应步长选取策略并使用等距节点的四阶龙格-库塔法（Runge-Kutta method）作为离散化方法是求解常微分方程初值问题时的常见做法。

二、常见理论模型概述

（一）差分自回归移动平均模型

差分自回归移动平均模型（autoregressive integrated moving average model）将预测对象随时间推移而形成的数据序列视为一个随机序列，即除去个别的因偶然原因引起的观测值外，时间序列是一组依赖于时间 t 的随机变量。这组随机变量所具有的依存关系或自相关性表征了预测对象发展的延续性，而这种自相关性一旦被相应的数学模型描述出来，就可以根据时间序列的过去值及现在值预测未来值。这种模型是一种重要的时间序列分析预测模型，主要用于解决分析时间序列的随机性、平稳性和季节性的问题，以及在对时间序列分析的基础上，对未来值进行预测。

（二）人工神经网络模型

人工神经网络（artificial neural network，ANN）模型，是模拟生物神经网络进行信息处理的一种数学模型，由大量的节点相互连接构成，人工神经网络有单层和多层之分，每一层包含多个节点，各个节点之间用带有权重的有向弧连接。应用人工神经网络模型时，需要将数据分为训练集和验证集。通过训练集模型进行反复学习训练，然后通过验证集对模型的拟合优度进行评价。人工神经网络模型的特点是具有自学习功能、联想存储功能、高速寻找优化解功能。

（三）结构方程模型

结构方程模型（structural equation model，SEM）是一种基于协方差矩阵对变量之间的关系进行分析的统计方法，也称为协方差结构分析。目前，其主要应用于社会、教育、心理领域的研究中。在心理学领域，有许多变量是无法直接、准确地测量的，我们称之为潜变量。当涉及潜变量的统计分析时，许多传统的统计方法并不适用，而结构方程模型则可以较好地对涉及潜变量的数据进行分析。路径模型是结构方程模型中的一种，可以分析影响因素的直接和间接效应，其中包含递归模型与非递归模型。

（四）灰色系统理论模型

灰色系统理论模型是用于对信息不完整、样本量少的数据进行分析的一种数学模型，它通过鉴别系统因素之间发展趋势的关联强度，以及对原始数据进行生成处理（累加生成、累减生成、映射生成）来分析系统的规律，从而对研究对象的发展趋势和未来状态进行预测及预警。

第五节　监测与预警

监测是指长期、连续、系统地收集有关健康事件、卫生问题的资料，经过科学分析和解释后获得重要的公共卫生信息，用以指导制定、完善与评价公共卫生干预措施和策略的过程。监测一般包括对传染性疾病、慢性非传染性疾病的死因、行为因素等内容的监测。监测可分为被动监测、主动监测、哨点监测三类，其中被动监测是指下级单位常规地向上级单位报告监测资料，而上级单位被动接受监测资料；主动监测是指上级单位主动开展、收集监测信息；哨点监测是为了更清楚地了解某些疾病在不同地区、不同人群的分布及相应的影响因素等，根据被监测疾病的流行特点，选择若干有代表性的地区和（或）人群，按统一的监测方案连续地开展监测。预警则是指通过监测资料发现可能危害个体或群体健康的事件，并及时给予反馈。

监测与预警对于传染病的发现和控制是至关重要的，目前我国的监测和预警系统仍然存在技术落后、信息不及时等主要问题。目前常见的疾病监测预警方式包括基于医院的监测预警、基于实验室的监测预警及基于学校的监测预警。

随着科学技术的发展与进步，应用数理模型、时空模型及基于互联网的监测预警也被逐渐应用。其中，基于互联网的监测预警可以通过互联网大数据有效地解决传统监测预警方法的监测范围有限、时效性不强的缺点。我国既往的一些研究也证明了应用网络数据对手足口病、禽流感进行监测预警具有较好的效果。而在2019年发生新冠疫情后，互联网大数据应用于突发公共卫生事件的预测预警也逐渐受到了青睐。

通过互联网大数据提供的实时和大规模数据源，能够及时获得大量病情数据，对传统报告体系来说响应速度更快。网络爬虫等技术可以随时扫描网上的症状描述，有助于在传染病出现前就跟踪可能感染的人和地区，实现更早期的预警和防控。同时，利用大数据追踪病毒在不同区域和人群中的传播范式，识别高风险人群，有助于部署防控资源。此外，运用人工智能对历史数据进行学习和建模，对疫情发展走向进行预测，可以为防控决策提供参考。通过大数据分析公众注意度和行为变化，评价各类预警和控制措施的效果，有利于决策调整。利用大数据挖掘传染病在社交网络中的传播规律，可以为研判传播机制提供线索。

参 考 文 献

Houston T K, Cooper L A, Ford D E. 2002. Internet support groups for depression: a 1-year prospective cohort study [J]. American Journal of Psychiatry, 159 (12): 2062-2068.

Layug E J, Espiritu A I, Calotes-Castillo L V, et al. 2021. The association of online search interest with polio cases and vaccine coverage: an infodemiological and ecological study [J]. European Journal of Pediatrics, 180: 2435-2441.

Li W, Zeng F, Zhou W, et al. 2021. Internet public opinion diffusion mechanism in public health emergencies: based on entropy flow analysis and dissipative structure determination [J]. Frontiers in Public Health, 9: 731080.

Lorthe E, Santos C, Ornelas J P, et al. 2023. Using digital tools to study the health of adults born preterm at a large scale: e-cohort pilot study [J]. Journal of Medical Internet Research, 25: e39854.

McManus D D, Trinquart L, Benjamin E J, et al. 2019. Design and preliminary findings from a new electronic cohort embedded in the Framingham heart study [J]. Journal of Medical Internet Research, 21 (3): e12143.

Pan H F, Wang P, Wu G C, et al. 2019. Seasonal variation in systemic lupus erythematosus and rheumatoid arthritis: an ecological study based on internet searches [J]. Autoimmunity Reviews, 18 (8): 825-827.

Piamonte B L C, Anlacan V M M, Jamora R D G, et al. 2021. Googling Alzheimer disease: an infodemiological and ecological study [J]. Dementia and Geriatric Cognitive Disorders Extra, 11 (3): 333-339.

Stevens R, Bonett S, Bannon J, et al. 2020. Association between HIV-related tweets and HIV incidence in the United States: infodemiology study [J]. Journal of Medical Internet Research, 22 (6): e17196.

van Luenen S, Garnefski N, Spinhoven P, et al. 2018. Guided internet-based intervention for people with HIV and depressive symptoms: a randomised controlled trial in the Netherlands [J]. The Lancet HIV, 5 (9): e488-e497.

Zhang Y, Chen N C, Du W Y, et al. 2020. A new geo-propagation model of event evolution chain based on public opinion and epidemic coupling [J]. International Journal of Environmental Research and Public Health, 17 (24): 9235.

第三章　网络数据获取

第一节　网络数据类型概述

数据是事实或观察的结果，是信息的表现形式和载体。随着社会发展及信息化时代的到来，人类日常生活的许多活动转移至网络，网络便成为各类活动的数据载体，在带动社会变革的同时，网络上产生的数据量也呈爆炸式增长。"互联网＋"等战略的大力发展，进一步丰富了数据的来源。对互联网上的数据资源进行采集和整合，也成为信息时代重要的任务。网络数据每天以惊人的速度进行累积，数据呈现体量大、多样化、传播速度快、价值密度低的特点，凸显了大数据时代独有的特征。

据国际数据公司统计，到2025年全球数据量将增至175ZB（ZB为泽字节，$1ZB = 2^{70}$字节），网络技术的高速发展使网络数据规模持续增长，数据存储难度不断提升，将数据集中部署在一个或多个大型集群中已经不能满足当今网络数据存储的需要，近年来各种灵活多变的系统架构相继被提出，其中分布式文件存储系统越来越受到青睐，并且发展出云存储的概念。2006年，亚马逊云计算服务（Amazon Web Services，AWS）上线，推出亚马逊弹性计算云（Elastic Compute Cloud，EC2）和亚马逊简单存储服务（Amazon Simple Storage Service，S3），标志着存储技术进入了一个新的时代，之后微软、谷歌（Google）、苹果等纷纷推出了自己的云存储服务。

网络数据是指通过不同的网络传播载体（网页或移动端APP等）在运营和使用过程中所产生的各类数据。随着互联网的发展，网络生活丰富，网络数据量增大，可研究价值凸显，通过对相关网络数据进行分析，可以做到预测用户偏好倾向、事件发展趋势等。基于互联网具有公开透明的特点，大众对网络数据可以浏览、采集，并进行分析的部分包括但不限于以下几点。

（1）政府部门等官方公开发布的内容：例如相关政策发布、政府招标信息、人事招聘公示等，数据具有权威性，能够保障真实性和可靠性。

（2）媒体发布的信息内容：央视新闻媒体等认证媒体发布的新闻内容具有很高的实时性和专业性，但是公众号、营销号及一些自媒体所发布的内容，往往带有引导性，可信度较低。

（3）用户在社交媒体上发布的内容：使用浏览社交软件是现代人社交及日常娱乐的重要部分。这部分数据内容量大，数据多为短文本，虽然价值密度低但是作为分析舆情、预测舆论趋势等的数据集具有很高的研究价值。

（4）电商网站：类似亚马逊、淘宝等大型购物网站，每天成交量和浏览量巨大，对于商家而言，掌握用户数据等于掌握财富密码。对于网站本身而言，提前预测用户偏好进行大数据推送，也需要网站数据作为计算基础。

网络数据的获取平台类型还有很多，互联网上沉淀着大量数据，而互联网的属性使得网络数据的采集成本比较低，获取方式多样。对于相关从业人员来说，采集整合相应网络数据资源是项目成功的基础。

第二节　网络数据获取技术

一、网络爬虫技术原理

网络爬虫，又称网络蜘蛛、网络机器人，是按照一定规则，自动爬取万维网信息的程序或脚本。网络爬虫的背景可追溯至1993年春，在最早的图形化网页浏览器——Mosaic发布几个月后，马修·格雷（Matthew Gray）编写了第一个网络爬虫，即万维网漫游者（World Wide Web Wanderer），这个爬虫一直到1996年都被用于汇总有关网络增长的数据统计。一年后WebCrawler诞生，它被认为是首个可并行采集的网络爬虫。1998年，拉里·佩奇（Larry Page）和谢尔盖·布林（Sergey Brin）为了增加爬虫的可伸缩性，设计了一个大规模网络爬虫，也就是Google。随着时间流逝，网络爬虫技术一直在不断发展。2008年，一个称为IRLbot的特大规模网络爬虫甚至在一台主频为2.6GHz（吉赫兹）的双核计算机上连续运行41.27天的情况下爬取了多达63.8亿条的网页数据。在互联网技术蓬勃发展的今天，网络爬虫依旧面临着新的挑战和机遇。

网络爬虫最日常的应用如在Google、百度、搜狐等互联网搜索引擎中，通过部署网络爬虫自动获取和采集所访问的页面内容，再由搜索引擎进行挑选、分拣、整理，最终使用户能够快速检索到需求内容。此外，网络爬虫还被用于网络数据挖掘、购物引擎等。

网络爬虫抓取流程：爬虫用户给定一个统一资源定位符（unified resource location，URL）队列，爬虫程序爬取URL地址对应的网络页面时，提取其中包含的新的URL，将其加入URL队列中，再从URL队列中读取新的URL，递归地重复上述爬取过程，下载由这些超链接标识的网页，并将下载的网页内容进行存储，如图3.1所示。

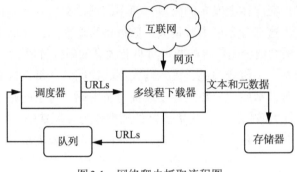

图3.1　网络爬虫抓取流程图

二、网络爬虫分类

网络爬虫根据工作方式不同通常分为通用网络爬虫、聚焦网络爬虫、增量网络爬虫、分布式网络爬虫和并行式网络爬虫，其他爬虫通常为这几种爬虫类型的组合。

（一）通用网络爬虫

通用网络爬虫（generic web crawler）也称为传统爬虫，会抓取与主题相关的所有文档和链接，爬行范围和数量巨大，通用网络爬虫通常应用于大型搜索引擎中，从网络检索各个领域的大量网页，查找并存储这些网页。由于爬取和存储的都是海量数据，其对存储空间的需求较高，例如Google的PageRank算法会从250万亿份文档中返回符合搜索条件的页面。

（二）聚焦网络爬虫

聚焦网络爬虫（focused web crawler）也称主题网络爬虫，与通用网络爬虫的不同点在于，聚焦网络爬虫只抓取预先设定好的网页，并不会将整个互联网作为目标，这样做的好处是极大地节省了时间、磁盘空间和网络资源。由于需要保持的页面少、质量高、速度快等，适合用于企业或个人收集特定信息。

（三）增量网络爬虫

增量网络爬虫（incremental web crawler）与通用网络爬虫在搜索策略上有差别，通用网络爬虫在一次遍历完成后，需要更新数据，根据之前的遍历形式对整个网络进行新的遍历，然后替换之前的结果。增量网络爬虫采用了一种新的数据更新机制——增量式更新，即对有改变的地方进行更新，未改变的地方不进行更新。具体方式：根据之前的结果，标记现有集合，在更新数据时，只通过现有数据的标记信息，以及获取的过期页面的数据，用新页面替换过去的页面，其他未过期信息则不作更新。通过增量式更新提高爬取效率，减小对时间和空间的消耗，同时减少对物理内存的需求，大大提高了数据更新效率，但是算法实现上难度有所增加。

（四）分布式网络爬虫

分布式网络爬虫（distributed web crawler）在多组计算机上同时运行，每个计算机运行一个集中的爬虫。分布式网络爬虫的核心问题是如何协调和管理各个节点之间的工作，避免在每台机器上重复工作，以便整个分布式爬虫组合能够高效稳定地运行。

（五）并行式网络爬虫

单个爬虫进程很难检索到所有的互联网数据，如果爬虫进程并行运行，则能在最短的时间内完成爬虫进程，这种类型的爬虫称为并行式网络爬虫。

三、开源网络爬虫框架

目前有许多开源网络爬虫可供开发者选择，这里对基于不同开发语言的代表性爬虫框架，以及这些框架的优点和缺点进行介绍，在实际使用过程中，可以根据具体的需求进行选择。

（一）Python爬虫框架

（1）Scrapy是基于Python开发的一个快速、高层次的网页抓取框架，是一个为了爬取网站数据、提取结构性信息而编写的应用框架。使用Twisted异步网络库来处理网络通信，架构清晰，并且包含了各种中间件接口，可以灵活地完成各种需求。常应用在包括数据挖掘、信息处理或存储历史数据等一系列的程序中。

优点：开发者可以根据实际需求开发spider模块及中间件来完成定制抓取，简单轻巧，爬取速度快，并且非常方便；支持关系和非关系型数据库，数据可导出为JSON（JavaScript object notation，JS对象简谱）、XML（可扩展标记语言，extensible markup language）、CSV（逗号分隔值，comma-separated value）等格式。

缺点：不支持分布式部署，原生Scrapy不支持抓取JavaScript页面。

（2）pyspider是一个由国人编写的带有强大网络界面的爬虫系统。它采用分布式架构，支持多种数据库后端，强大的网络界面支持脚本编辑器、任务监视器、项目管理器及结果查看器。其主要功能包括抓取、更新调度多站点的特定页面、对页面进行结构化信息提取，灵活可扩展，稳定可监控，满足了绝大多数Python爬虫的需求——定向抓取、结构化解析。

优点：完全可视化，对用户非常友好。可以在网络界面编写调试脚本，启停脚本，监控执行状态，查看活动历史，获取结果产出；支持分布式部署，支持抓取JavaScript页面。

缺点：使用上的人性化牺牲了灵活度，使定制化能力降低；URL去重使用的数据库、亿级存储的数据库输入输出将导致效率急剧降低。

（二）Java爬虫框架

（1）Nutch作为一个基于Java实现的开源搜索引擎，提供运行搜索引擎所需的全部工具，包含全文搜索和网络爬虫等。相对于那些商用的搜索引擎，Nutch作为开放源代码的搜索引擎会更加透明，从而更值得信赖。

优点：支持分布式抓取，有Hadoop支持，可以进行多机分布抓取、存储和索引；并且提供了一种插件框架，使得其对各种网页内容的解析，各种数据的采集、查询、集群、过滤等功能能够方便地进行扩展。

缺点：Nutch的架构大部分是为搜索引擎而设计的，对精确爬取没有特别的考虑，会浪费很多时间在不必要的计算上。

（2）WebMagic是一个无须配置、便于二次开发的爬虫框架，它提供简单灵活的应用程序接口（application program interface，API），只需少量代码即可创建一个爬虫程序；采用完全模组化的设计，功能覆盖整个爬虫的生命周期。

优点：无框架依赖，可以灵活地嵌入项目；支持多线程、分布式爬取。

缺点：不支持JavaScript页面爬取。

（三）PHP爬虫框架

phpspider是一个爬虫开发框架，使用此框架，无须了解底层实现，可以非常简单地实现网站反爬虫的一些手段，如登录、身份验证、网站屏蔽等问题。几行PHP代码，就可创建爬虫。

优点：适合非常小型的数据采集任务，比较方便。

缺点：要调研相关的生态圈，因使用者少，对相关问题的解决方法讨论得比较少。

由于Python中相关库，如request、自然语言工具包（Natural Language Toolkit，NLTK）、lxml、pyquery、Beautiful Soup等的存在，无论是最简单的爬虫还是复杂一些的爬虫，使用Python语言都能轻松调试。因此，使用Python进行爬虫编写越来越热门，高级完善框架也越来越多。

四、爬虫技术对流行病防治的意义

通过大规模监测网络信息和社交媒体数据，爬虫可以更早地发现疫情的传播迹象，为防治提供宝贵的预警时间。同时，利用爬虫持续爬取相关信息，可以实时跟踪疫情的传播趋势，了解病原体的扩散规律与模式，为制定防控策略提供决策依据。对爬虫得到的大量内容与数据进行处理后，可以进行深度学习与分析挖掘影响传播的重要因素，比如人口流动、社交行为等，理解传播的驱动机制。使用获得的大数据源对传播规律进行建模，可以模拟未来不同情况下的传播轨迹，为防控决策提供参考依据。此外，爬取权威平台与媒体，可以将科学信息及时传递给公众以提高公众防控意识，引导其合理采取自我防护措施。通过跨境爬取相关信息，有利于加强不同国家和地区在信息共享与科技合作上的衔接，共同应对区域甚至全球性公共卫生事件。

第三节　　Python 网络爬虫

当我们浏览网页时，肉眼可见到的网页内容都是由网站源码构成的，一个基本的网络爬虫目的就是分析和过滤这些网站源码，将其中我们需要的文本或图片内容解析出来。完成一个网络爬虫程序通常需要经历四个阶段：发出连接请求、获得响应内容、解析网站源码、保存数据。

获取网站源码时可以通过模拟浏览器，向目标网站发出请求，获得响应，也可以通过网站提供的API获取需求内容。本节将介绍如何使用Python网络爬虫获取网站源码及对获取到的网站源码进行内容定位和解析。

网络爬虫的第一步，向目标网站发出连接请求。Python中可以使用urllib，它是Python自带的用于网络请求的库，无须安装，可以实现模拟浏览器发出超文本传输协议（hypertext transfer protocol，HTTP）请求并获取响应结果。

urllib模块中用于实现基本HTTP请求的子模块是urllib.request，其提供的urlopen()方法可实现对网站发起请求并接收返回的响应数据。语法格式如下：

urllib.request.urlopen(url,data=None,[timeout],cafile=None,capath=None,cadefault=False,context=None)

其中的参数说明如下。

（1）url：目标网址，访问目标网站的完整URL。

（2）data：默认值为None，请求方式为GET，若要发送POST请求，需要将其设置为字节类型，可以通过bytes()函数进行转换。

（3）timeout：设置请求的超时时间，以秒为单位。

（4）cafile、capath：代表超文本传输安全协议（hypertext transfer protocol secure，HTTPS）请求受信任的认证机构（certification authority，CA）颁发的证书及该证书的路径，在使用HTTPS时会用到。

（5）cadefault：已被弃用。

（6）context：用来指定安全套接字层（secure socket layer，SSL）设置。

使用urlopen()方法时，大多数时候需要传递的参数只有url、data、timeout这3个。这里传入url参数实现一个网络请求：

```
import urllib.request
response = urllib.request.urlopen("https://news.baidu.com")
print(type(response))
```

运行结果如下：

```
<class 'http.client.HTTPResponse'>
```

这就是请求完后返回的结果，为了方便浏览网页的源码，可以对结果使用read()方法。如果控制台输出时出现乱码，可以使用decode()方法对字符串进行解码。

urlopen()方法中简单的参数只能发出基本的请求，要做到模拟浏览器的行为，显然这个请求并不完整，要构建一个更为复杂的请求，包含headers、cookies及代理等内容，urlopen()方法是无法实现的，可以利用urllib.request模块中的Request类实现。

```
urllib.request.Request(url,data=None,headers={},origin_req_host=None,unverifiable=False,method=None)
```

参数说明如下。

（1）url：目标网址，不可省略，其他参数均为可选参数。

（2）data：与urlopen()中data参数相同。

（3）headers：请求的头部信息，用来构造请求头部，headers是一个字典，可以直接指定，也可以使用add_header()方法向headers添加请求头。最常见的方法就是添加User-Agent，伪装为浏览器。

（4）origin_req_host：指定请求方的host名或者IP地址。

（5）unverifiable：判断请求是否需要验证，默认为Fasle，如果请求的目标资源我们没有权限访问并获取它，unverifiable的值就是True。

（6）method：HTTP请求的方式，例如GET、POST、PUT等。如果没有设置data参数，默认为GET，如果设置了data参数，则为POST。

随着爬虫技术的发展，对网络请求模块需求的增加，urllib模块逐渐不能满足开发者的需求，出现了urllib3。作为一个第三方网络请求模块，urllib3功能强大，大部分的Python生态系统已经可以兼容，urllib3提供了Python标准库中缺少的许多特征：线程安全、连接池、客户端SSL/TLS（传输层安全协议，transport layer security）验证、多重编码上传文件、重试请求和处理HTTP重定向、支持gzip和deflate编码、HTTP和SOCKS（防火墙安全会话转换协议，protocol for sessions traversal across firewall securely）的代理支持，以及100%测试覆盖率。而基于urllib库编写的request库使用起来更是变得简洁、好用，弥补了urllib模块缺乏的高级功能，对网络爬虫新手也更加友好。

第四节　利用开放的API服务

API是一些预先定义的接口（如函数、HTTP接口），或软件系统不同组成部分衔接的约定。调用者只需调用API，并输入预先约定的参数，即可实现开发者封装好的各种功能，无须访问功能源码或理解功能的具体实现机制。

API概念的出现，始于计算机时代的初期，远远早于个人电脑诞生时期。最初，API常被当作操作系统的库，基本上都在本地系统上运行，仅偶尔用于大型机之间传递消息。20世纪70年代，API走出了它们的本地环境。到了21世纪初，API成为用于实现数据远程集成的一种重要技术。

API既可私用（仅供内部使用），也可合用（与特定的合作伙伴共享以创造更多收益）或公用（允许第三方开发的应用交互使用，推进创新）。伴随云计算、移动互联网、物联网的蓬勃发展，越来越多的开发平台和第三方服务快速涌现，应用系统与功能模块复杂性不断提升，应用开发深度依赖于API之间的相互调用。

在爬虫获取源码阶段使用目标网站的开放API，可以有效提高获取源码的成功率、调高源码质量、减少噪声，以及减小下一步解析和提取内容的复杂度，下面以Twitter API为例，介绍如何通过Twitter API获取Twitter数据。

Twitter API可以以编程的方式检索和分析Twitter数据，构建Twitter对话，随着Twitter在全球范围内的流行，Twitter API不断壮大，为开发人员提供了更高的权限和额外的访问级别，为研究公共对话等科研方向提供了强有力的支撑。

2022年发布的Twitter API v2版本，为不同需求开通不同权限，高级框架可自行在开发者门户内申请，每月推文数量上限提升至200万条，过滤规则限制为25条规则，POST请求限制速度升级为每15分钟50个请求。对用于学术研究的API则有更高的权限，高达1000条推文的每月检索量、1000条过滤规则，以及每分钟100个请求的权限，为学术研究提供了高质量的数据基础。

一、注册一个新应用

使用 Twitter API 需要一个 Twitter 账户，然后在 Twitter 的开发者网站（https://developer.twitter.com）中申请使用开发者平台，并在开发者平台中注册一个新应用（https://developer.twitter.com/en/portal/apps/new），生成的 keys & tokens，本质上相当于注册应用程序的用户名和密码，用来验证请求或生成其他令牌。

这里需要注意，如图 3.2 中生成的 key 和 token 只会在开发者门户中出现一次，之后会被隐藏，因此需要将生成的这些凭证保存于信任的密码管理系统中。如果遗忘或错误保存，则只能重新创建新的凭证，旧凭证失效，需更新使用旧凭证设置的内容。

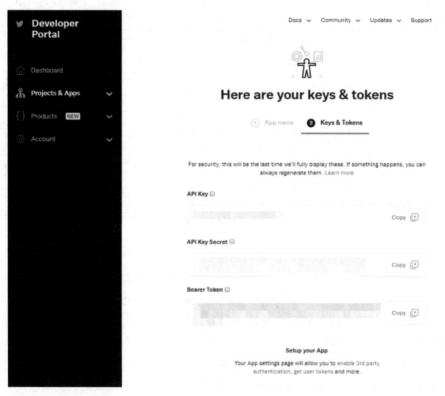

图 3.2　生成 key 和 token

二、发出请求

Twitter API能够满足用户不同的功能需求，在发出请求之前：

第一步，首先确认使用的端点，Twitter文档中提供完整的端点列表，这里简单列举三类，即Manage Tweets、Search Tweets、User Lookup。

第二步，选择请求方式，Postman作为一个可视化工具，可用于帮助使用者快速了解和使用Twitter API不同端点。Twitter在Github上有不同编码语言构建的代码示例库（https://github.com/twitterdev/Twitter-API-v2-sample-code），可根据第一步确定的端点，选择编译环境后使用。示例代码使用十分容易，以Search Tweets端点的GET tweets为例，要使用此请求，只需替换代码中的bearer_token，并将请求URL中"https://api.twitter.com/2/tweets?ids"的ids替换成需要获取的用户身份标识（identification，ID）即可。

第三步，查看回复，成功发出请求后，会收到一个相关请求的元数据，如果使用的是GET HTTP的方法，那么相关回复就会收到一个包含tweets、user、list等JSON格式的元数据，不同字段对应Twitter上不同的内容。

第四步，调整请求的参数，元数据中包含的内容需要使用者根据自身需求设置，可利用GET端点及字段和扩展字段调整请求，也可利用不同的过滤工具，例如搜索推文、推文计数及过滤流等，缩小收到的数据量，聚焦数据的内容。

第五节　解析结构化网页信息

在网络数据采集过程中，获取网页的元数据后，还有一个很重要的工作就是对网页数据进行解析。首先需要了解一下网页架构及网页类型，从而选择适合的解析工具。

一般网页，由超文本标记语言（hypertext mark language，HTML）编写，配合串联样式表（cascading style sheet，CSS）搭建，另外JavaScript编程语言可以让HTML和CSS编写的网页具有交互性。简单来说，HTML是制作网页的基础，不可或缺，例如静态网页就是纯粹的HTML文件，早期的网站一般都是静态网页。CSS是对页面进行美化的，例如设定字体颜色、背景颜色、图片排列方式等，而动态效果则是由JavaScript完成的。

对于静态页面爬虫，由于静态网页不查询数据库，内容都存储在网站数据库上，因此网页数据可以直接从网页源代码中获取，只需对HTML进行解析，相对比较简单。

不同于静态网页，动态网页显示的页面通常是经过JavaScript计算生成的，或者是由Ajax（asynchronous JavaScript and XML，异步的JavaScript和XML）加载完成的。元数据的解析过程要比静态网页复杂。

数据解析过程分为标签定位、提取标签（包括标签属性中存储的数据值）这两步。Python作为当下最流行的爬虫语言，常见的解析方法包括Beautiful Soup、正则表达式、XPath、pyquery。

一、Beautiful Soup

Beautiful Soup是Python爬虫中针对HTML、XML的一个解析工具，数据解析原理为实例化一个Beautiful Soup对象，并将页面源码数据加载在该对象中，通过调用Beautiful Soup对象中相关属性或者方法进行标签定位和数据提取。在Beautiful Soup中，提供了四种解析器。

（1）Python标准库，soup=BeautifulSoup(content,"html.parser")，执行速度适中，但是文档容错能力差。

（2）lxml解析器，soup=BeautifulSoup(content,"lxml")，速度快，文档容错能力强，但是需要安装C语言库。

（3）xml解析器，soup=BeautifulSoup(content,"xml")，速度快，也是唯一支持XML的解析器，但是同样需要安装C语言库。

（4）html5lib解析器，soup=BeautifulSoup(content,"html5lib")，拥有最好的容错性，以浏览器的方式解析文档，生成HTML 5格式的文档，但是速度慢，不依赖外部扩展。

Beautiful Soup将复杂HTML文档转换成一个树形结构，每个节点都是Python对象，所有对象可以归纳为4种，即tag、Beautiful Soup、NavigableString、Comment。前两种对象比较常用。

（1）tag对象与XML或HTML原生文档中的tag相同，每个tag都有自己的名字，通过.name方法获取：

```
#<b class="boldest">Extremely bold</b>
print(tag.name)
>>b
#tag.name ="blockquote"
print(tag)
>><blockquote class="boldest">Extremely bold</blockquote>
```

一个tag中可能对应一个或多个属性，tag的属性操作方法与字典相同：

#\<blockquote class="boldest"\>Extremely bold\</blockquote\>

print(tag['class'])

\>\> boldest

print(tag.attrs)

\>\> { class:"boldest"}

（2）Beautiful Soup对象表示一个文档的全部内容。大部分时候，可以把它当作一个特殊的tag。

（3）NavigableString对象，Beautiful Soup中用NavigableString类来包装tag中的字符串。

（4）Comment对象是一个特殊类型的NavigableString对象，用来查找HTML文档的注释标签。

findall()和find()作为Beautiful Soup中最常用的两个查找函数，通过标签的不同属性过滤HTML页面，筛选出需要的信息。

（1）findall(name,attributes,recursive,text,limit,keywords)，函数功能：搜索当前tag的所有tag子节点，并判断是否符合过滤器的条件。返回值：没找到则返回空列表，找到则返回包含tag信息的列表。

（2）find(name,attributes,recursive,text,keywords)，find()相当于limit=1的findall()，唯一的区别是findall()方法的返回结果是一个包含元素的列表，而find()方法直接返回一个结果。

二、正则表达式

正则表达式，又称规则表达式（代码中简写为regex），描述一种字符串匹配的模式，用来检索、替换相似规则的文本内容，在不借助第三方模块的情况下，正则表达式是一个非常强大的工具。实际爬虫解析中，Beautiful Soup通常配合正则表达式使用，例如find()、findall()函数中的参数都可以使用正则表达式作为过滤条件。在Python中，也可以直接调用re模块来实现正则匹配，re库中主要功能函数及说明见表3.1。

表3.1　re库中主要功能函数及说明

函数	说明
re.compile(pattern,flags=0)	编译正则表达式模式，返回一个对象的模式。将常使用的正则表达式编译成正则表达式对象可以提高效率
re.match(pattern,string,flags=0)	从字符串的开始位置进行匹配正则表达式，匹配成功返回match对象，否则返回None
re.search(pattern,string,flags=0)	在整个字符串中搜索第一个正则表达式匹配的值，匹配成功返回match对象，否则返回None
re.findall(pattern,string,flags=0)	在整个字符串中搜索所有符合正则表达式的字符串，并以列表类型返回
re.finditer(pattern,string,flags=0)	搜索字符串，返回一个匹配结果的迭代类型，每个迭代元素都包含一个match对象

三、XPath

　　XPath全称是XML Path Language，即XML路径语言，它既可以用来解析XML，也可以用来解析HTML，XPath使用路径表达式在XML文档中进行导航，解析路径跟踪到的XML元素。XPath的功能非常强大，Python中支持XPath提取数据的解析模块有很多。XPath不仅提供了简单易懂的路径表达式，还提供了超过100种函数，用于字符串、数值、时间比较、序列处理、逻辑值等。如图3.3所示，XPath使用路径表达式对XML文档中的节点（或者多个节点）进行定位。路径"/html/body/div[2]/a"就是"a"这一元素的完整路径，也称为绝对路径，其中每个"/"后面就是一个节点。

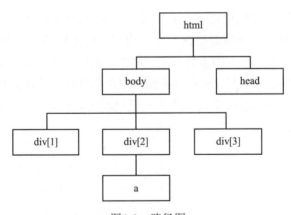

图3.3　路径图
body、div分别表示文本主体、文本块；a表示超链接

XPath常见的节点匹配规则见表3.2。

表3.2　XPath常见的节点匹配规则

表达式	描述
nodename	选取此节点所有子节点
/	在当前节点中选取直接子节点
//	在当前节点中选取子孙节点
.	选取当前节点
..	选取当前节点的父节点
@	选取属性

四、pyquery

pyquery是一个类似jquery的Python库，使用lxml处理XML和HTML文档，解析的思想与Beautiful Soup和XPath一致，但是如果对jquery的语法熟悉，那么pyquery是个不错的选择。

第六节　网页内容爬虫示例

现实中的网页由各种标签嵌套而成，标签定义的节点元素相互嵌套和组合形成了复杂的层次结构，进一步形成了复杂的网页架构。在网络数据采集过程中，面对复杂的网络源代码解析，相比于Beautiful Soup，XPath更直接一些，只需要获取节点信息的路径，即对所需的屏幕内容进行定位即可解析。对于如何精准地定位屏幕内容、获取信息的绝对路径，Chrome浏览器为使用者提供了Chrome开发者工具，可对网站进行迭代、调试和分析。

Chrome开发者工具有两种打开方式：一种是打开浏览器的菜单按钮，选择更多工具＞开发者工具；另一种是通过快捷方式Ctrl＋Shift＋I或者直接按F12即可打开如图3.4所示的Chrome开发者工具。通过左上角 即可快速定位屏幕内容所对应的源码。

以爬取百度新闻页面为例，在实际爬虫中使用Chrome开发者工具进行数据获取。如图3.5所示，通过开发者工具定位到"微风吹绿丹峡岸　航拍镜头带你看春天里的中国"这条新闻内容上。在已定位的开发者工具中框住的位置进行右键选择Copy＞Copy XPath，获取该条新闻的XPath为"//*[@id="pane-news"]/

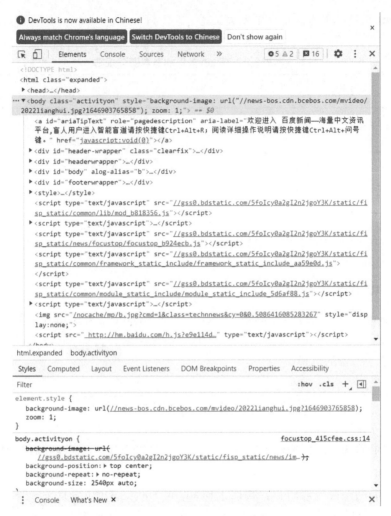

图3.4　Chrome开发者工具

ul[1]/li[1]/a"。

　　实践中，首先通过request库获取网页源码，这里只是通过简单的请求连接就获取了网页源码。如果遇到复杂一点的网站需要验证登录等，就需要在请求时包装一下header，增加cookie来获取网站的连接。这一步骤同时将网站的源码解析成字符串格式。

import requests

from lxml import etree

url ="https://news.baidu.com"

response = requests.request(method="GET",url=url)

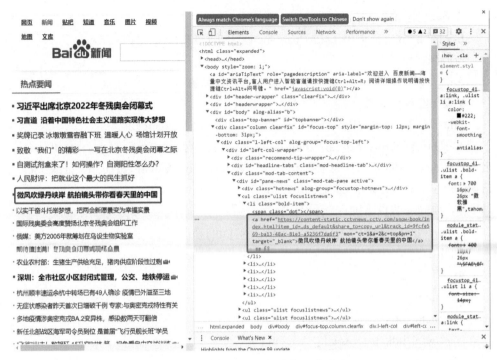

图3.5 通过开发者工具定位屏幕内容

```
result = response.content.decode()
```

下一步是提取源码中需要的内容，即之前所定位的屏幕内容。这里用到的 lxml 是 Python 中一个 HTML/XML 的解析器，主要功能是解析和提取 HTML/XML 的数据。利用 lxml 中 etree.HTML 将字符串格式的 html 片段转化为 html（如下方代码所示）文档，也就是 Element 对象。Element 对象具有 XPath 的方法，会返回结果的列表。

```
html = etree.HTML(result)
print(html)
>><Element html at 0x18a06a9b748>
```

当使用 XPath 获取的结果是一个属性或者文本时，返回的是字符串。如果提取的是一个节点的 XPath 时，返回的依然是 Element 对象，可以继续使用 XPath 方法，因此可先根据某个标签进行分组，分组后再进行数据提取。

```
#获取已定位新闻标题名
title1 = html.xpath('//*[@id="pane-news"]/ul[1]/li[1]/a/text()')
print(title)
>>['微风吹绿丹峡岸 航拍镜头带你看春天里的中国']
#获取已定位新闻链接
title =html.xpath('//*[@id="pane-news"]/ul[1]/li[1]/a/@href')
>>['https://content-static.cctvnews.cctv.com/snow-book/index.html?item_
id=1110768463365434 8789&toc_style_id=feeds_default&share_to=copy_url&track_
id=9fcfe569-ba13-48ac-81e3-a5236f7da6f3']
#获取同一节点下的标题和链接
li_list = html.xpath('//*[@id="pane-news"]/ul[1]/li')
print(li_list)
for li in li_list:
    item = {}
    item['title'] = li.xpath('./a/text()')
    item['link'] = li.xpath('./a/@href')
print(item)
>>[<Element li at 0x1ea3b433148>,<Element li at 0x1ea3b433108>,<Element
li at 0x1ea3b4330c8>,<Element li at 0x1ea3b433048>,<Element li at
0x1ea3b465208>,<Element li at 0x1ea3b474308>]
>>{'title': ['微风吹绿丹峡岸 航拍镜头带你看春天里的中国'], 'link':
['https://content-static.cctvnews.cctv.com/snow-book/index.html?item_
id=1110768463365434 8789&toc_style_id=feeds_default&share_to=copy_url&track_
id=9fcfe569-ba13-48ac-81e3-a5236f7da6f3']}
{'title': ['[地评线]金羊网评：以实干奋斗托举梦想，把两会新愿景变为幸福
实景'],'link': ['https://sp.ycwb.com/2022-03/13/content_40630497.htm']}
{'title': ['俄媒：美方2005年就筹划在乌设生物实验室'],'link': ['https://
content-static.cctvnews.cctv.com/snow-book/index.html?toc_style_id=feeds_
default&share_to=wechat&item_id=7841879481253423158&track_id=BA333671-
30AE-43A8-A37F-DA69A50DD48C_668776002206']}
{'title': ['期待值拉满！冬残奥会闭幕式现场全景'], 'link': ['http://baijiahao.
baidu.com/s?id=1727183885690200701']}
{'title': ['农业农村部：生猪生产供给充足，猪肉供应阶段性过剩'], 'link':
['https://baijiahao.baidu.com/s?id=1727170071351733780&wfr=content']}
```

第四章　网络数据结构整理、清洗和存储

第一节　结构化与非结构化数据基本概念

一、大数据基本概念

大数据（big data），又称巨量资料，是信息时代的主要驱动力。目前，对大数据的定义并不明确，含义很多。研究机构Gartner提出："大数据"需要发展具有更强的决策力、洞察发现力和流程优化能力的新处理模式来适应海量、高增长率与多样化的信息资产。

国际商业机器公司（International Business Machines Corporation，IBM）将大数据的特征总结为4V，即数据量巨大（volume）、处理速度快（velocity）、数据多样性（variety）和数据价值性（value）。

（一）数据量巨大

传统互联网到移动互联网的转变，移动宽带网速的迅速提升，智能手机、多样化终端等的普及使用，使移动终端逐渐演变成一个集通话、娱乐、办公、网购、视频等于一体的多样化的运行平台，随之产生的数据使得移动互联网也成为网络数据的重要来源。全球范围内，大数据的种类、规模和速度呈指数级增长，数据的存储单位已经从TB（太字节，trillionbyte）、PB（拍字节，petabyte）级跃升至EB、ZB级别。

（二）处理速度快

处理速度快要求具有时间敏感性和决策性的分析，即能在第一时间抓住重要事件发生的信息，现实中则体现在对数据的实时性需求上。传统数据分析受限于数据采集、存储、处理的速度和成本，在采集相关数据时只进行局部采样，即"采样数据"。而大数据时代，则提出与之相对的"全数据""全量数据"，即对与相关问题有关的数据全部进行收集分析。这对数据的处理速度提出了更高的需求，从而促成了大数据分析处理速度快的特征。

（三）数据多样性

按数据结构划分，数据可以分为结构化数据、半结构化数据和非结构化数据。在当今世界，信息技术应用于社会的方方面面，数据的多样性表现得更加明显。伴随数据采集技术和数据存储技术的发展，广泛的数据源及多种的数据结构使得数据变得更加丰富多样。

（四）数据价值性

数据价值性体现的是大数据应用的真实意义，其价值具有稀缺性、不确定性和多样性。"互联网女皇"玛丽·米克尔（Mary Meeker）在2012年互联网发展趋势中，用一幅生动的图像来描述大数据。一张是整整齐齐的稻草堆，另外一张是稻草中缝衣针的特写。寓意通过大数据技术，可以在稻草堆中找到你所需要的东西，哪怕是一枚小小的缝衣针。这两幅图揭示了大数据技术一个很重要的特点，即价值的稀疏性。

大数据给人类带来了认识复杂系统的新思维和新手段，为人类提供了探索客观规律、改造自然和社会的新方式。伴随大数据时代的来临，世界各国对数据的重视提升到了前所未有的高度。未来，数据可能成为最大的交易商品，成为一切行业中决定胜负的重要因素，数据已然成为人类至关重要的资源。

二、结构化与非结构化数据基本概念

一般而言，数据可分为两大类，结构化数据和非结构化数据。从信息角度划分，信息可分为两大类，一类能用数据或统一的结构加以表示，称为结构化数据，如数字、符号等；另一类无法用数据或统一结构表示的信息，称为非结构化数据。随着时间推移及技术发展，非结构化数据的增长速度已经远远超过结构化数据。国际数据公司的调查研究显示，如今80%的数据都是非结构化或半结构化的。

从名称中也可看出，结构化数据具有固定的格式，数据结构工整，有规律，例如，存放在关系数据表中的二维表格，由若干行和列组成，行和列对应着对象和相应属性。这类数据在收集之初就已设定好格式，也有可能是某些数据经过转换而变得格式化。对这类数据进行处理分析相对简单，传统的分析技术大多都是用来分析结构化数据的，且传统结构化数据的统计分析技术已经较为成熟。

结构化数据的分析过程主要包括以下四个步骤。

（1）数据预处理：主要进行数据清理，帮助去除数据中的噪声并妥善解决遗失数据问题，同时进行数据转换，将属性中的连续值进行离散化。

（2）准备训练集和测试集：根据将采用的分类器准确性评估方法，将数据预处理过的数据集划分为训练集和测试集。

（3）构造分析模型：利用准备好的训练集，采用某种算法构造一个分析模型。

（4）评价分析模型：利用准备好的测试集，采用某种准确性评估方法对分析模型准确性进行评估，达到准确性要求的分析模型即可投入使用，否则对分析模型进行修改。

与结构化数据相反，非结构化数据通常没有可识别的结构，可能包括位图图像/对象、文本、音频、视频、数据流、社交网络和其他数据类型等，这类数据也存在着某种程度的内部结构，但是不具备固定格式。各种格式的非结构化数据的不规则性和模糊性使传统数据分析技术难以发挥作用，对非结构化数据的分析也掀起了学术界及业界的研究浪潮。

非结构化网络数据库主要是针对非结构化数据产生的，与以往流行的关系型数据库相比，最大的区别在于它突破了关系型数据库结构定义不易改变和数据定长的限制，支持重复字段、子字段及变长字段，并实现了对变长数据和重复字段进行处理及存储的管理，在处理连续信息（包括全文信息）和非结构化信息（包括各种多媒体信息）时有传统关系型数据库无法比拟的优势。

网络2.0时代，互联网用户既是信息浏览者，也是信息生产者。各行各业在处理相关业务的过程中，积累了海量的数据信息，在不断爆炸式增长的互联网数据中，非结构化数据的增长格外明显。

第二节　结构化与非结构化数据融合

一、数据融合分类

20世纪70年代，数据融合（data fusion）一词被提出，80年代建立了相关技术并被应用于军事领域，90年代后数据融合技术得到较快发展。

数据融合技术是指将多个传感器（信息源）的数据和相关信息相结合，以得到比使用单一传感器（信息源）更高的准确性和更具体的推论。

1975年，Bar-Shalom和Tse在 *Tracking in a cluttered environment with probabilistic data association*（《利用概率数据关联在杂乱环境中进行跟踪》）一文中使用了数据融合方法；1988年，Durrant-Whyte在论文 *Sensor models and multi-sensor integration*（《传感器模型与多传感器集成》）中使用了多个传感器融合数据；1991年，实验室联合领导者（Joint Directors of Laboratories，JDL）在 *Data fusion lexicon*（《数据

融合词典》)中，给出了最为广泛接受的数据融合定义。进入21世纪，数据融合的应用越来越广泛。Federico Castanedo在 *A review of data fusion techniques*（《数据融合技术综述》）一文中对数据融合方法的分类做出了综述。

数据融合可跨领域众多，《数据融合技术综述》中所采用的技术和方法数据融合分类的划分准则如下。

（1）根据数据源之间的关系分类，可分为互补型、冗余型及协作型，如图4.1所示。

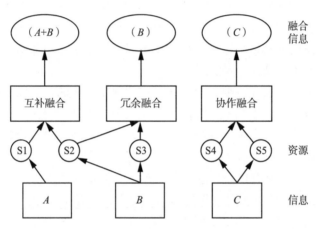

图4.1　根据数据源之间的关系融合

1）互补型数据：数据是从同一场景的不同数据源获取的，并且相互补充后能得到全局数据。例如，在视觉传感器网络中，从不同角度对同一目标进行观测所得到的数据就定义为互补型数据。

2）冗余型数据：两个或多个数据源提供了对同一目标的数据，通过融合的方式来增加数据可信度。例如，视觉传感器网络中，对相同区域的重复观测所得到的数据是冗余型数据。

3）协作型数据：多个数据源数据相互组合，组合成比原始数据更复杂的数据。例如，多模式（音频和视频）数据相互融合，两种数据为协作型数据。

（2）根据输入/输出的数据类型融合，提供了一个融合类型框架来对不同的方法技术做出分类，如图4.2所示。

1）数据输入-数据输出（data in-data out，DAI-DAO）：这层是最基础的数据融合类型，输入和输出的都是原始数据，输出数据通常可信度更高且更准确。这类数据融合方法在数据从传感器输出后就进行融合，融合方法基于信号和图像

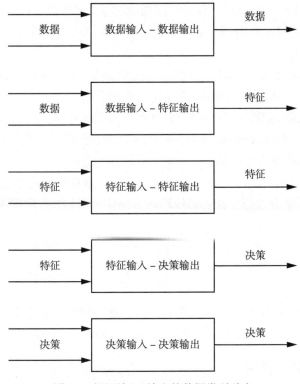

图4.2　根据输入/输出的数据类型融合

处理算法。

2）数据输入-特征输出（data in-feature out，DAI-FEO）：这层数据融合过程中，使用数据源中的原始数据来提取环境描述中的实体特征。

3）特征输入-特征输出（feature in-feature out，FEI-FEO）：这层输入和输出处理的都是特征，因此本质上是对一组特征进行增强、改进或获得新的特征，这一过程也被称为特征融合或信息融合。

4）特征输入-决策输出（feature in-decision out，FEI-DEO）：这层的输入为一组特征，输出为一组决策。大多数基于传感器的输入做出决策的分类系统都属于这个层级。

5）决策输入-决策输出（decision in-decision out，DEI-DEO）：这层分类也被称为决策融合，将输入的决策进行融合来获得更好的决策。

（3）根据所用数据的抽象级别分类，可分为以下几种。

1）信号源（signal）：直接处理来自传感器的信号。

2）像素（pixel）：在图像层面进行处理，可以用来改进图像处理任务。

3）特征（characteristic）：使用从图像或信号中提取的特征。

4）符号（symbol）/决策（decision）：信息用符号来表示，这一层也被称为决策层级。

（4）基于JDL所定义的不同数据融合模型分类。JDL模型将数据融合流程分为五个处理层级，具体内容将在下文中进行详细介绍。

（5）根据数据的组织结构分类，具体可分为如下几种。

1）中心式结构（centralized architecture）：数据融合的节点集中在中央处理器上，因此全部的融合过程都在一个中央处理器上进行。

2）分散式结构（decentralized architecture）：数据融合的节点在一组网络的各个节点上，每个节点都有各自的处理能力，并对当前节点和周围节点的信息进行融合。

3）分布式结构（distributed architecture）：每一个数据来源节点的处理都是单独进行的，处理的结果会被发送至融合节点，每一个融合节点负责处理并接收其他节点的信息。

4）层次结构（hierarchical architecture）：这类结构通过结合分散式结构和分布式结构的节点，生成一组层次结构，数据融合的过程在不同的层级进行。

二、数据融合技术

JDL模型为不同领域的数据融合提供了一个较为统一的流程，明确了数据融合的过程、功能及可用技术。如图4.3所示，JDL模型将数据融合划分为5个层级。

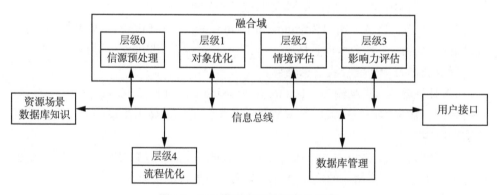

图4.3　JDL模型中的数据融合层级

（1）层级0——信源预处理：数据融合过程的最低层级，它包括信号和像素级的融合。对于文本源，这一级别还包括信息提取过程。该级别减少了数据量，并为更高层级维护了有用的信息。

（2）层级1——对象优化：对上一层级的处理数据进行优化，常见操作包括对齐、关联、组合、聚类/分组、状态评估、假阳性消除及特征提取等，该阶段将输入信息转换为一致的数据结构。

（3）层级2——情境评估：旨在根据观察到的事件和获得的数据确定可能的情境，并在对象或事件之间进行相关性分析，估计其在工作环境中的前后关系，即对目标在特定情境下的重要性进行评估。

（4）层级3——影响力评估：对当前情况进行评估，达到预测未来、估计可能存在的威胁漏洞及后果的目的，包括对风险威胁的评估和对逻辑结果的评估。

（5）层级4——流程优化：对以上融合过程进行评估优化，协调任务的优先级，实现控制可用资源、提高资源利用率的目的。

第三节　非结构化数据的定量化提取与清洗

一、数据提取

数据提取是指从一个或者多个数据源中获取所需数据。数据提取源可以是文本数据、网页数据及数据库数据。

（一）文本数据提取

实际应用中，制表符分隔值（tab-separated value，TSV）文件及CSV文件为常用的文本文件类型。TSV文件中的数据以表格格式存储，每行存储一条记录，每个记录的各个字符间使用制表符分隔。CSV文件可以通过Excel直接打开，通常整个文件中所有记录都具有相同的字段序列。

TSV与CSV文件类似，其数据都存在一般规律，通常用来存储结构化数据，提取过程容易，可以将其转换为Excel文件，在Office中实现分析统计，遍历文件实现批量操作等也比较简单。

（二）网页数据提取

网页数据主要指的是从网页上所获取的数据，其存储形式一般包括以下三种：HTML格式、XML格式及JSON格式。网页数据一般都属于非结构化数据，不具备特定的格式。网页提取过程就是网络爬虫中的数据解析过程，即通过特定的解析手段，从复杂的网络数据中提取出需求内容。

（三）数据库数据提取

数据库是组织、存储和管理数据的仓库，可分为关系型数据库（如MySQL、SQL Server、Access、Oracle、Sybase、DB2等），以及非关系型数据库（如MongoDB、Redis与HBase等）。接下来介绍一下这两类数据库的数据提取方式。

1. 关系型数据库提取

在传统企业中，最常用的业务存储方式就是结构化查询语言（structured query language，SQL）数据库。一个完整的SQL数据库包含一个或者多个表，在数据库上提取操作时大部分工作都使用SQL语句完成，一些重要的SQL命令及其含义如表4.1所示。

表4.1　一些重要的SQL命令及其含义

命令	含义
SELECT	从数据库中提取数据
UPDATE	更新数据库中的数据
DELETE	从数据库中删除数据
INSERT INTO	向数据库中插入新数据
CREATE DATABASE	创建新数据库
ALTER DATABASE	修改数据库
CREATE TABLE	创建新表
ALTER TABLE	修改数据库表
DROP TABLE	删除表
CREATE INDEX	创建索引（搜索键）
DROP INDEX	删除索引

2. 非关系型数据库提取

现代计算系统每天产生大量数据，为了弥补传统关系型数据库的不足，NoSQL数据库应运而生，各种非关系型数据库（MongoDB等）成为数据存储主力。非关系型数据库没有固定的存储规则（或模型），通常用来存储非结构化数据。在非关系型数据库中进行提取操作时，通常选用的方法是将数据从非关系型数据库迁移到关系型数据库，利用关系型数据库的模式化规则进行提取。

二、数据清洗

数据质量参差不齐是实际使用数据集中存在的普遍问题，也是数据分析、决策判断的"瓶颈"之一。数据质量的评价指标主要包括数据的准确性、完整性、简洁性和适用性。海量数据的来源广泛，数据类型繁杂多样，因此对于原始数据中夹杂的不完整、重复和错误的数据，要进行提取和清洗，以提高数据决策的有效性和准确性。对原始数据的清洗也是大数据分析的关键环节。

数据清洗技术是提高数据质量的有效方法。数据清洗的原理就是利用相关技术将"脏"数据转换为满足数据质量要求的数据。数据清洗的原理如图4.4所示。

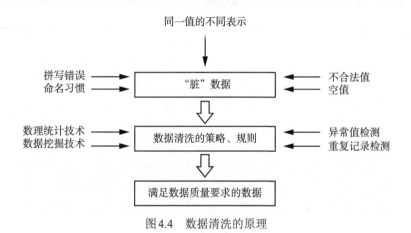

图4.4　数据清洗的原理

数据清洗一般采用数理统计技术、数据挖掘技术及预设定的清洗规则等方法，分析"脏"数据产生的原因，评估"脏"数据产生的影响，考察数据的分布情况，提取数据规则，在数据集上实施一些清洗算法、技术，达到提高数据质量的目的。数据清洗的两个核心问题是异常值检测和重复记录检测。

（一）异常值检测

异常值指一组测定值中与平均值的偏差超过两倍标准差的测定值。与平均值的偏差超过三倍标准差的测定值，称为高度异常的异常值。异常值的检测方法主要可以分为七大类，具体如下所述。

1.简单统计

对于一些有格式的结构化数据，或者非结构化数据中含有一定规则的数据，可以直接观察或生成统计图，如散点图，可以直接且清晰地观察到异常值的分布。如图4.5所示，在箭头所指示的位置可以清晰地观察到异常值。

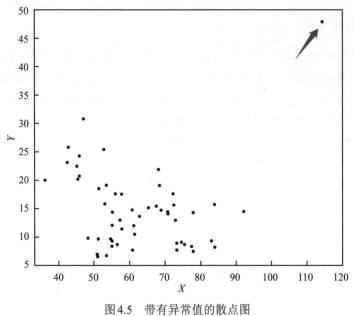

图4.5　带有异常值的散点图

2. 箱线图

这种方法是利用箱线图的四分位距（interquartile range，IQR）对异常值进行检测，也称为Tukey检验，IQR就是上四分位数与下四分位数的差值。我们将IQR的1.5倍设为标准值，并且规定超过上四分位数＋1.5倍IQR，或者低于下四分位数－1.5倍IQR的点为异常值，如图4.6所示。

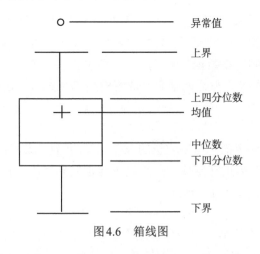

图4.6　箱线图

3. 3σ原则

这个原则有一个条件，数据需要服从正态分布。在3σ原则下，数据如超过3

倍标准差，那么可以将其视为异常值。正负3σ的概率是99.7%，那么距离平均值超过3σ的值出现的概率为$P(|x-\mu|>3\sigma)\leqslant 0.003$，这属于极个别的小概率事件。如果数据不服从正态分布，也可以用远离平均值的多少倍标准差来描述（如图4.7所示，箭头指向异常值）。

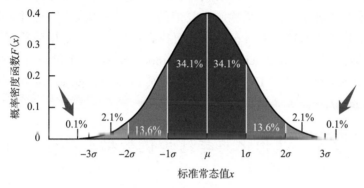

图4.7　3σ原则中的异常值

4. 基于模型的异常值检测

这种方法一般会构建一个概率分布模型，并计算对象符合该模型的概率，把具有低概率的对象视为异常值。如果模型是簇的集合，则异常值是不显著属于任何簇的对象；如果模型是回归模型，异常值是相对远离预测值的对象。

5. 基于邻近度的异常值检测

统计方法是利用数据的分布来观察异常值，一些方法需要一些分布条件来进行异常值检测，而实际数据的分布很难达到一些假设条件，在使用上有一定的局限性。确定数据集有意义的邻近度比确定它的统计分布更容易。由于一个对象的离群点得分由到它的k-最近邻（k-nearest neighbor，KNN）的距离给定，因此，这种方法比统计学方法更普遍、更容易使用。

6. 基于密度的异常值检测

从基于密度的角度来看，异常值是在低密度区域中的对象。基于密度的异常值检测与基于邻近度的异常值检测密切相关，因为密度通常用邻近度定义。一种常用的定义密度的方法是，定义密度为到k个最近邻的平均距离的倒数。如果该距离小，则密度高，反之亦然。另一种是基于密度的对噪声鲁棒的空间聚类（density-based spatial clustering of applications with noise，DBSCAN）算法使用的密度定义，即一个对象的密度等于该对象周围指定距离d内对象的个数。

7. 基于聚类方法的异常值检测

一个对象是基于聚类的数据，如果该对象不强属于任何簇，那么该对象属于异常值。如果通过聚类检测异常值，由于异常值影响聚类，则存在一个问题，即整体聚类结构是否有效。

（二）重复记录检测

相似重复记录清除是重复记录识别后进行的数据合并或删除操作，这是影响数据质量的关键步骤。目前检测重复值的基本思想是排序－合并思想，通过对数据排序并对相邻数据进行记录，从而找到重复记录。常用的重复记录检测算法有近邻排序法（sorted neighborhood method，SNM）、多趟近邻排序（multi-pass sorted neighborhood，MPN）法、优先队列（priority queue）算法、德尔菲法（Delphi method）等。

第四节　　结构化与非结构化数据库存储应用

一、数据库分类

数据库技术是20世纪60年代初开始发展起来的一门数据管理自动化的综合性新技术。它的出现极大地促进了计算机应用的发展，也在各个领域影响着我们的生活。例如，我们日常使用的微博、百度和在线购物网站等的正常运转都离不开数据库的支撑。

数据库是按照某种规则存放到计算机存储设备上可以被APP或用户访问的数据仓库。在数据库出现之前，计算机管理数据经过了程序管理和文件管理两个阶段，但随着应用程序的功能越来越复杂，数据量越来越大，读写文件并解析出数据需要大量重复代码，以及从成千上万的数据中快速查询出指定数据需要复杂的逻辑。数据库技术的出现解决了上述问题，数据库是数据管理的高级阶段，它与传统的数据管理相比有许多明显的差别，其中主要有两点：一是使数据独立于应用程序而集中管理，实现了数据共享，减少了数据冗余，提高了数据的效益；二是在数据间建立了联系，从而能反映出现实世界中信息的联系。

关系型数据库就是以关系模型建立的数据库，用来存储这些有规则、有相应格式的结构化数据，对应的系统是关系型数据库管理系统。关系型数据库中包含若干个关系，每个关系都由关系模式确定，每个关系模式包含若干个属性和属性对应的域。

关系型数据库遵循ACID原则，具体如下。①原子性（atomicity）：指一个事务要么全部执行，要么不执行。②一致性（consistency）：不管在任何给定的时间内并发事务有多少，事务必须始终保持系统处于一致的状态。③隔离性（isolation）：确保在进行每一事务时，系统认为只有该事务在使用系统。④持久性（durability）：在事务完成以后，该事务对数据库所做的更改能持久地保存在数据库之中，并不会被回滚。

关系型数据库有以下几个优点：①容易理解，二维表结构非常贴近逻辑世界的概念，相比于其他模型来说更容易理解；②使用方便，通用的SQL语言使得操作关系型数据库非常方便，用户可以在逻辑层面操作数据库，从而避免了理解底层实现机制的困难；③易于维护，实体的完整性、参照的完整性及用户定义的完整性大大降低了数据冗余和数据不一致的概率。

尽管关系型数据库具有显著优势，但大数据时代的到来暴露了其在数据存储方面的不足。关系型数据库在应对海量数据的情况下会出现高并发读写的能力差、效率低、可扩展不足、数据模型灵活度低等问题。为了解决复杂数据在读写、存储、访问等方面产生的多表关联查询等瓶颈问题，非关系型数据库应运而生。

非关系型数据库又称NoSQL数据库。目前对非关系型数据库并没有统一的标准与定义，但总结之后可以发现，其与关系型数据库具有显著区别，在大规模数据的存储方面具有显著优势。①NoSQL在进行数据存储时，无须事先对表结构进行定义，即使是同一类型的数据也可以用不同的形式进行存储；②NoSQL打破了事务处理的原则，不再遵从ACID原则，在数据存储、读写等方面具有更高的灵活性，少了事务处理的限制，也就提高了其存储效率。在以非结构化数据为主要数据类型的现实世界中，非关系型数据库解决了大部分非结构化数据存储问题。

NoSQL数据库的分类如下：①列存储（HBase、Cassandra、Hypertable），按照列存储数据，方便存储结构化和半结构化数据与数据压缩，针对列的输入/输出查询更为方便；②文档存储（MongoDB、CouchDB），一般用类似JSON格式存储，存储内容是文档型的，可以对某些字段建立索引，实现关系型数据库的某些功能；③键-值（key-value）存储（Tokyo Cabinet、Berkeley DB、Memcache、Redis），可通过键快速查询到值；④图存储（Neo4j、FlockDB），一般用于存储图形关系；⑤对象存储（db4o、Versant），通过类似面向对象语言的语法操作数据库，并且通过对象的方式存储数据；⑥XML数据库（Berkeley DB、BaseX），存储XML格式的数据，支持XML查询语法。

非关系型数据库也存在一些问题，例如，不提供SQL支持，学习和使用成本高；没有事务处理，无法保证数据的完整性和安全性；能处理海量数据，但是不保证安全；功能方面并没有关系型数据库完善等。

二、数据库存储应用

数据的存储方式各式各样，数据经过清洗、提取等步骤之后，可以简单地保存在文本文件，如 txt、CSV、Excel 文本中，但是直接从文件中读写数据的速度相对较慢，所以我们使用关系型数据库管理系统来存储和管理大量数据。MySQL是最流行的关系型数据库管理系统，在网络应用方面，MySQL 是最好的关系型数据库管理系统的软件之一。这里以 MySQL 数据库为例，介绍如何管理和应用关系型数据库。

MySQL 是一款免费的开源数据库软件，也是目前使用人数最多的数据库管理系统，由瑞典 MySQL AB 公司开发，目前隶属于甲骨文（Oracle）公司旗下，可以处理包含千万条记录的大型数据库。其使用 SQL 语言，并支持多种编程语言，包括 C、C++、Python、Java、PHP 等。

在 Windows 上安装 MySQL 相对比较简单，在 https://dev.mysql.com/downloads/mysql/ 中下载所需的安装包，下载完毕后，将压缩包解压到相应的目录下，这里我们的安装目录为 C:\web\mysql-8.0.29，接下来在该文件夹下创建 my.ini 配置文件，编辑配置文件如下。

```
[client]
# 设置 mysql 客户端默认字符集
default-character-set=utf8
[mysqld]
# 设置 3306 端口
port = 3306
# 设置 mysql 的安装目录
basedir=C:\\web\\mysql-8.0.29
# 设置 mysql 数据库的数据的存放目录，MySQL 8+ 不需要以下配置，系统自
己生成即可，否则有可能报错
# datadir=C:\\web\\sqldata
# 允许最大连接数
max_connections=20
# 服务端使用的字符集默认为 8 比特编码的 Latin-1 字符集
character-set-server=utf8
# 创建新表时将使用的默认存储引擎
default-storage-engine=INNODB
```

配置完毕，使用 MySQL 数据库前，还需要先启动 MySQL。以管理员的身份打开 cmd 窗口，切换到目录，初始化数据库，执行完毕后，会输出 root 用户的

初始默认密码，之后启动MySQL，即可通过MySQL自带的客户端工具登录到MySQL数据库中，具体代码如下。

```
#切换目录
cd C:\web\mysql-8.0.29\bin
#初始化数据库
mysqld--initialize--console
#需要启动MySQL
net start mysql
#登录本地MySQL数据库
mysql-u root-p
```
#若安装正确且MySQL已启动，则会返回 Enter password。此时若密码存在，则输入密码，若不存在直接回车即可登录。

成功登录MySQL服务后，使用命令进行数据库的创建、选择、删除，以及数据表的创建、删除等。具体对表内数据的增删改查操作可以参考之前提过的SQL语句。

```
#创建新的数据库
mysql> create database database_name
#选择数据库
mysql> use database_name
#删除数据库
mysql> drop database database_name
#创建数据表
mysql> create table table_name (column_name column_type)
#删除数据表
msql> drop table table_name
```

第五节　网络数据处理实例

一、研究对象

本节基于一款由中国公司开发的网络交友平台开展MSM人群网络交友行为

特征分析。该平台占据中国最大的市场份额，且具有海外影响力，可作为MSM人群常用交友平台的典型代表。该平台用户可基于地理定位实时发现身边的其他用户，查看他们的公开个人资料、相册等，并根据自己的兴趣爱好进行匹配，从而发现和找到合适的交友对象，并可随时向感兴趣的人发送消息、语音和照片来进行交友。

在个人主页上，用户会根据自身情况和意愿填写（或上传）并公开发布下列信息。①基本情况信息：包括年龄、身高、体重、种族、现居地、故乡（出生地）等信息。②情感状态和个人特点信息：包括情感状况、性角色、体型类型、喜欢的体型类型、交友目的等信息。③社交行为信息：包括个人主页上显示的关注数、粉丝数，以及公开照片数等信息。④个性化文本信息：个人主页中称为"我的签名"，是由用户自行输入的256个字符以内的文本信息，用于展现用户想要传达的个性化信息。上述内容可由其他用户浏览该用户个人主页时查看（关注该用户者与不关注该用户者均可查看），从而方便根据上述信息寻找更为适配的交友对象。

二、数据处理

为了获取社交软件中的用户公开数据，通过模拟用户的手机使用行为，进行数据批量化提取。数据获取过程包括如下三个步骤。①设计出一个模拟人类手机使用行为的安卓调试桥（android debug bridge，ADB），模拟的手机使用行为包括滑动、点击、拖动等，程序对不同模拟操作后的个人主页界面进行屏幕截图保存。②利用光学字符阅读器（optical character reader，OCR）技术对截图中的文字与符号进行提取和记录。③对每个用户给定唯一化ID，并对识别出的信息进行清洗、去重和结构化存储，从而形成研究数据库。因为用户的个人主页中的个人资料内容较少，且一般出现在屏幕上的固定位置，所以仅需规定少数几个模拟操作即可获取每个用户个人主页上研究所需的全部资料，因此用户的唯一ID和提取的数据准确性能够得到保证。此外，为保护用户隐私，研究仅获取用户在个人主页选择向所有用户公开的信息，且数据获取时不会保存用户发布的照片，只进行照片计数。

当一个用户的数据完成提取后，程序会根据该用户的关注列表提取其关注的用户的相关数据，从而实现数据的批量化获取。在数据提取过程中，我们抽取了20%的用户提取了用户间的关注关系，并进行结构化存储，形成了网络社交关系数据库用于社交网络分析研究。最终，经过数据清洗和整理，形成了两个研究数据库，分别为用户个人信息数据库（含9 290 174名用户的个人信息）和网络社交关系数据库（含204 029 332条关注关系记录）。研究中用到的变量信息详见表4.2。

表 4.2　变量信息表

数据库类型	变量	赋值
用户个人信息数据库	年龄	1＝17岁及以下，2＝18~24岁，3＝25~34岁，4＝35~44岁，5＝45岁及以上，6＝不披露
	身高	1＝159厘米及以下，2＝160~169厘米，3＝170~179厘米，4＝180厘米及以上，5＝不披露
	体重	1＝49千克及以下，2＝50~59千克，3＝60~69千克，4＝70~79千克，5＝80~89千克，6＝90千克及以上，7＝不披露
	体重指数	1＝18.5~23.9［正常］，2＝18.5以下［消瘦］，3＝24.0~27.9［超重］，4＝28.0及以上［肥胖］，5＝不详
	现居地	以地理位置编码的形式存储，例如"156_110000"代指"中国-北京市"
	种族	1＝亚洲人，2＝其他，3＝不披露
	情感状况	1＝单身，2＝有对象，3＝不披露
	性角色	1＝0［接受方］，2＝0.5［接受方和主动方均可（可攻可受）］，3＝1［主动方（攻）］，4＝其他
	体型类型	1＝猴子［瘦］，2＝匀称，3＝熊［胖壮］，4＝肌肉，5＝不披露
	喜欢的体型类型	1＝猴子［瘦］，2＝匀称，3＝熊［胖壮］，4＝肌肉，5＝不披露
	交友目的	1＝想聊天，2＝求约会，3＝找闺蜜，4＝找男友，5＝陪健身，6＝不披露
	关注数	1＝1~9人，2＝10~99人，3＝100~999人，4＝1000人及以上
	粉丝数	1＝1-9人，2＝10-99人，3＝100-999人，4＝1000人及以上
	好友数	1＝1~9人，2＝10~99人，3＝100人及以上
	公开照片数	1＝0张，2＝1~5张，3＝6张及以上
	个性化文本信息	以文本形式存储，如"爱好看电影、羽毛球，专一"等
网络社交关系数据库	关注方	关注方的ID
	被关注方	被关注方的ID

注：因为所有信息均为用户个人公布在个人主页上的信息，某项信息用户未公布到个人主页则被视为用户个人选择不披露该项信息，而选择不披露某项信息也是用户网络社交行为的一种体现。所以对于缺失的信息，研究中根据实际情况统一将其命名为"不披露"。体重指数由数据库中记录的用户实际身高和体重，按照如下公式计算：体重（千克）/身高（米）的平方。因为部分用户不披露身高和（或）体重，导致体重指数无法计算的，将其命名为"不详"。好友数指互相关注者的人数

第五章　复杂网络理论基础

第一节　复杂网络理论发展历程

一、网络科学简介

网络科学是一门重点研究各类复杂系统微观机理与宏观现象之间的关联关系，特别是系统结构的形成机理与演化模式、运动规律与调控策略，以及多关联复杂系统在不同尺度下行为之间的相关性的交叉学科。通过融合数学、统计物理、信息科学与系统科学等多个领域的交叉知识，网络科学逐步建立了系统的理论和方法，其中网络拓扑学拓展了人们对复杂系统结构的认识，而网络动力学则更深入地刻画了复杂系统的运行规律。人类的生活与生产活动也越来越多地依赖于各种复杂网络系统安全可靠和有效的运行。

在大数据时代，各类网络数据爆炸式增长，数据量与日俱增，研究人员也越发依赖于对网络数据的分析和挖掘，从而达到获取知识、发掘规律和制定策略等目的。以在线社交网络为例，随着网络化的高速推进和移动互联网的快速普及，社交网络平台迅速发展，社交网络用户数量也大幅度增长。统计数据显示，2023年，全球互联网用户已达51.6亿人，手机用户达54.4亿人，在线社交平台用户达47.6亿人。作为人们真实行为的缩影和延伸，规模巨大的社交网络提供了关于人群特征和行为的丰富数据，研究者可以从中挖掘得到人们的交流方式、行为模式、喜爱偏好等有价值的信息。

面对如此种类繁多和规模庞大的海量数据，如何处理、挖掘其内在价值、运行机理和演化模式成为网络科学亟待解决的问题。事实上，现实世界中同样存在着大量的复杂系统，它们都可以通过各式各样的网络来描述，我们对于网络的理解远不止于此。例如，不断拓展和完善的由高速公路、铁路、航线组成的交通网络深刻地影响着人们的出行方式与交际范围；我们浏览身边发生的故事、新闻，和同事、朋友保持联络，依赖的是由手机、电话、电子邮件等社交工具组成的移动通信网络；人类的大脑能够阅读和思考，归功于亿万个神经细胞通过神经纤维连接而成的神经网络，它们有条不紊、兢兢业业地处理和分析着我们接触到的各种信息。从宏观的角度讲，我们生活的世界可以看作无数个不同规模、无穷层次、各种功能的网络的嵌套。事关国计民生的各种基础设施、服务方式正不断演化为越来越复杂的网络化系统，人类社会正迈入复杂网络时代。人类社会行为的日益网络化需要我们利用网络科学的理论知识，探讨自然界和人类社会等各种各样复杂网络的规律，以期对各种自然和人工复杂网络的行为有更好的认识。图5.1是2020年中国人口流动网络。

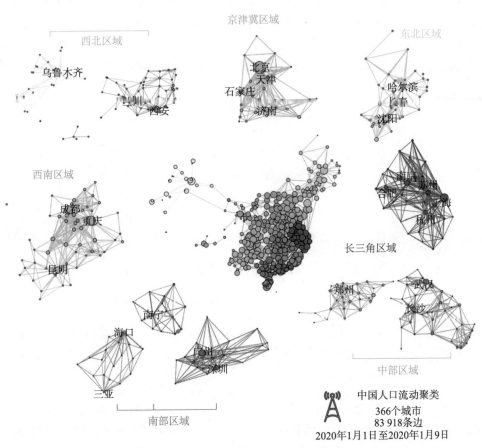

图5.1　2020年中国人口流动网络

二、图论起源及发展

对于网络的认识和研究，最早可以追溯至18世纪由瑞士科学家莱昂哈德·欧拉（Leonhard Euler）使用图论解决著名的哥尼斯堡七桥问题。在18世纪初，哥尼斯堡有一条河，河上有两个小岛，有七座桥把两个岛与河岸联系起来（图5.2）。然后，人们开始提出这样的问题：步行者如何才能一次性走过所有的桥，不遗漏、不重复，并最终回到出发点呢？欧拉创造性地提出，把每个地区抽象为一个点，把每座桥抽象为连接两个点的一条边，七桥问题就会变成一个是否能在抽象图形上"一笔画"的问题。从这种简化出发，欧拉证明了一次环游遍历七座桥的路径并不存在。因为如果要一笔成型，每路过一个中间点，画笔都需要沿另一条线离开这点，因此一个可以"一笔画"的图形最多只能有起点和终点这两点与奇数条线相连。回想欧拉设定的抽象图形，图中的四个点都是与奇数条线相连的，根据判定规则，一笔连通四个点是不会成功的，所以七桥问题所要求的走法也是不成立的。

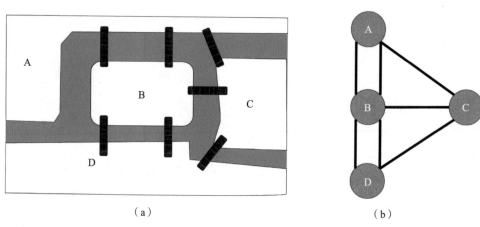

（a）   （b）

图5.2　哥尼斯堡七桥问题的图示

长久以来，图论的研究主要依赖于人工分析，关注的内容包括图的着色问题、连通性问题及赋权图中的最短路径问题等，其研究成果主要呈现为解析型的结果。然而，随着网络规模的逐步扩大和连边机制的日益复杂，网络复杂性已经成为图论研究必然要面对的问题。在随后的200多年时间里，关于图论的研究并没有引起物理学家和数学家足够的关注与兴趣，其研究方法主要停留在简单图结构的数学性质解析及证明上。然而，当网络规模逐步扩大，连边的机制更加复杂时，网络复杂性成为图论研究所面临的必然问题。

到了20世纪50年代，匈牙利著名游牧数学家保罗·埃尔德什（Paul Erdős）和阿尔弗雷德·雷尼（Alfréd Rényi）提出了ER（Erdős-Rényi）随机图模型并解析得到了随机网络的许多重要拓扑性质。在随机图中，随意两个节点以一定的概率 p 随机连接一条边。节点的度（degree）都大致相等，度分布呈一条钟形曲线，为泊松分布。随机图模型既易于描述又可通过解析方法研究，自提出以来到20世纪末，其一直被视作研究复杂网络拓扑的基本模型和理论，代表了这一时期图论研究的最高成就和主要潮流。但是，真实世界中的网络既不是完全规则的，也不可能是完全随机的，面对庞大复杂且千差万别的网络，假设网络中的边随机连接并不能够完美解释自然界和人类社会行为的多样性。现实网络的拓扑结构一定还有很多重要的拓扑属性有待挖掘和探索。

在20世纪90年代后期，许多科学家逐渐开始使用网络作为研究物理和生物现象的模型，尝试用简单的图模型来描述和解释世界行为的多样性。1998年，美国康奈尔大学邓肯·瓦茨（Duncan J. Watts）和史蒂夫·斯托加茨（Steven H. Strogatz）在《自然》上发表了题为 Collective dynamics of "small-world" networks（《"小世界"网络的集体动力学》）的文章，提出了"小世界"网络模型，并举例说明了很多真实网络都具有"小世界"性。该模型认为，节点除了能够与其相邻的节点连接，还能够以一定的概率与远距离的节点相连。从直观上看，现实生活中，人们除了认识身边的邻居、工作中的同事，也会有在异国他乡的亲朋好友；我们每天浏览的网页，也不是完全随机地连接在一起，而是按照一定的关系连接和跳转。由于这些远程链接的存在，这类网络的节点间平均距离更小，并拥有比随机网络大得多的集聚系数（clustering coefficient），能够再现现实世界中的许多真实网络，同时具有高集聚性和"小世界"性。

当瓦茨和斯托加茨发表"小世界"网络模型的标志性论文时，艾伯特-拉斯洛·巴拉巴西（Albert-Laszlo Barabási）的研究小组也开始以万维网为例研究复杂网络的拓扑结构。他们发现，与ER随机图和"小世界"网络的度分布服从泊松分布不同，万维网的节点出度（out-degree）和入度（in-degree）分布为幂律分布，两者具有明显的偏离。1999年，巴拉巴西（Barabási）和雷卡·阿尔伯特（Réka Albert）在《科学》上发表了复杂网络领域的另一篇标志性文章 Emergence of scaling in random networks（《随机网络中标度的涌现》），提出了BA无标度网络模型（以下简称BA模型）。"小世界"网络和无标度网络的提出，可以看作网络科学兴起的标志。随着计算机处理大数据能力的不断提高，网络节点、网络结构及网络演化复杂性逐步提升，传统的基于图论的网络理论已经跟不上网络知识更新换代的脚步，短短的十多年时间，《自然》和《科学》上就刊登了许多与复杂性和网络科学相关的专栏，有关复杂网络的研究热潮席卷全球。网络科学作为一门新兴的交叉学科，所要研究的是形形色色、互不相同的复杂网络之间的共同规律和分析处理它们的普适性方法，它能够在已有的研究相关网络的各学科之间架起一座沟通的桥梁，使得对于某一类网络的研究也有可能对另一类网络的研究起到参考借鉴作用。例如，为了达到有效的预防和控制，医学专家需要了解疾病在社会网络中的传播途径；社会学家关心消息和观点如何在社交媒体上迅速转发扩散，以便更好地进行谣言控制；电气工程专家希望避免基础设施网络中局部失效引发大规模的相继故障；经济学家和政治家希望找到预防地区性动荡导致全球危机的有效措施。显然，单个学科面对这些复杂网络问题时往往力不从心，因此需要多学科的协同合作。网络科学恰好提供了这样一个融合了数学、物理学、生物学、信息学等各类学科知识的多学科交叉的平台，其作为一种新的研究方式，正逐渐萌芽发展，在不断汲取各学科优秀成果的基础上持续深入发展、完善，提供复杂网络研究领域的新视角和新途径。在网络科学的思想、理论与方法的大框架下，无论是从宏观还是微观层面，人们都可以以全新的网络视角和观点来探讨世间万物的复杂性问题。

第二节　复杂网络指标

复杂网络指标旨在定量分析网络中普遍存在的拓扑结构，以及网络中节点的重要特征，进而厘清复杂系统中不同要素的差异及要素之间不同的交互模式。合理的网络指标能够准确地刻画网络中的节点特征和结构特点，并通过对此类结构或节点的有效控制实现对整个复杂系统的管理。此外，部分网络指标也能描述网络中的特殊结构，进而深入了解系统表征所体现的本质。

一、网络邻接矩阵

邻接矩阵（adjacency matrix）是对网络数据最简单直接也较为常用的一种表示形式，即利用一个二维数组存储数据元素（顶点）和元素之间的关系（边或弧）的信息。将网络中的节点从1到N进行编号，那么在邻接矩阵A中，第i行第j列的数据元素e_{ij}，就代表第i个节点与第j个节点的连接关系。如果i到j存在边连接，则$e_{ij}=1$；如果i到j没有边连接，则$e_{ij}=0$。显然，由于需要刻画所有节点对之间的边连接关系，邻接矩阵包含N^2个元素。当网络是无向时，即i与j有边连接，j与i也有边连接，比如夫妻关系、好友关系、合作关系等，此时矩阵是对称的，对任一元素有$e_{ij}=e_{ji}$；当网络是有向时，比如上下级关系、引用关系、信息传递关系等，此时矩阵就是不对称的。

$$A=\begin{bmatrix} 0 & e_{12} & \cdots & e_{1N} \\ e_{21} & 0 & \cdots & e_{2N} \\ \vdots & \vdots & & \vdots \\ e_{N1} & e_{N2} & \cdots & 0 \end{bmatrix} \begin{matrix} 1 \\ 2 \\ \vdots \\ N \end{matrix}$$

$$\begin{matrix} 1 & 2 & \cdots & N \end{matrix}$$

（1）无向网络。无向网络的邻接矩阵为对称矩阵，将矩阵的每一列相加，就能得到一列能代表每个节点连接数量的向量。比如图5.3（a）中的无向网络，第一行的元素总和为2，代表了所有与节点1相连的节点总数，这个连接数称为节点的度。

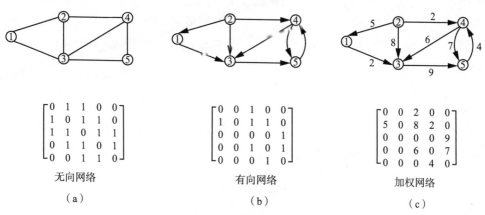

图5.3　网络的邻接矩阵表示

圆圈中的数字表示节点编号，箭头上的数字表示连边的权重；图（a）中的直线没有方向，表示无向连边，图（b）、图（c）中的直线有方向，表示有向边

（2）有向网络。有向网络中的边具有方向性，比如图5.3（b）中的节点1指向节点3，但是节点3并没有指向节点1，这是一个单向的关系，此时邻接矩阵不对称。网络中节点的出度是第i行非0元素的个数总和，节点的入度就是第i列非0元素的个数总和。

（3）加权网络。加权网络指的是边具有不同权重的网络，如图5.3（c）所示。在现实生活中，各种系统的连接关系通常都具备权重属性，例如人们通信的频繁程度、人际关系的亲疏、交通通行能力等。我们可以将邻接矩阵的元素替换为边上的权重值，那么矩阵的行和就代表了每个节点指向其他节点的总权重。例如，在通信网络中，这个指标可以表示每个人拨打电话的总数；在交通网络中，这个指标可以代表每个地点的流出人口总量。

二、度

度值为网络节点的连接数。在有向网络中，又分为入度和出度，分别表示为

$$d_i^{in} = \sum_{k=1}^{n} e_{ki}$$

$$d_i^{out} = \sum_{j=1}^{n} e_{ij}$$

其中，$e_{ij} = \begin{cases} 0, & \text{节点} i \text{到节点} j \text{之间不存在边连接；} \\ 1, & \text{节点} i \text{到节点} j \text{之间存在边连接。} \end{cases}$

在一些研究中，度是衡量节点重要性的关键指标。例如，在一个无向的好友网络中，度代表一个节点拥有的朋友的数量，度越大表明这个人的社交活动越活跃、被其他人熟知的程度越高。在人类性接触网络中，较高的度意味着其有许多性伴侣，这表明他/她可能处于较高的性传播疾病（sexually transmitted disease，STD）感染风险中，并且是疾病传播的中心。

三、介数

介数（betweenness centrality），又称中介度，是网络中所有节点对之间最短路径通过该节点的比例，定义为

$$bc_v = \sum_{s \neq v \neq t} \frac{\sigma_{st}(v)}{\sigma_{st}}$$

其中，$\sigma_{st}(v)$ 表示 s 与 t 之间的最短路径通过 v 的数量；σ_{st} 表示 s 与 t 之间所有最短路径的数量。

类似地，还可以定义边介数为

$$bc_{e_{ij}} = \sum_{s \neq i, j \neq t} \frac{\sigma_{st}(e_{ij})}{\sigma_{st}}$$

其中，$\sigma_{st}(v)$ 表示 s 与 t 之间最短路径通过边 e_{ij} 的数量。

介数中心性以经过节点的最短路径数量衡量节点重要性，刻画了节点对网络中沿最短路径传输的信息或物质的控制力，是一个重要的全局几何量。例如，在社会网络中，新闻或舆情通常按最短路径传递，介数中心性高的节点流经的信息最多，对信息传递的控制作用最大。识别社会网络中的高介数节点，对于调整信息传递速度、规模等具有重要意义。

四、集聚系数

集聚系数是一种表现为三角关系的局部集聚性质，最早被称为传递性，反映了社会关系网络的紧密程度。任意节点 v_i 的集聚系数等于它所有相邻节点连边数占最大可能连边数的比例，即

$$C_i = \frac{2l_i}{k_i(k_i-1)}$$

其中，k_i 表示节点 v_i 的度；l_i 表示节点 v_i 的 k_i 个邻居间连边的数目。进一步地，整个网络的集聚系数定义为所有节点集聚系数的平均值，即

$$C = \frac{1}{N}\sum_{i=1}^{N} C_i$$

显然，有 $0 \leqslant C \leqslant 1$。$C=0$ 表示当且仅当网络中所有节点的集聚系数均为0；$C=1$ 表示网络为全连接网络，任意两个节点直接相连。

五、k-核

k-核（k-core）即网络中节点度不小于 k 的最大子图：一个由节点子集 C 所产生的最大子图 $H=(C, E|C)$ 称为 k-核，即当且仅当 $\forall\, v_i \in C:\ \text{degree}(H(v_i)) \geqslant k$。由此我们可以定义核度（核心性）：一个节点若属于 c-核，但不属于 $(c+1)$-核，则称此节点的核度为 c。

核度的计算类似于"剥洋葱"：首先从网络外围度值最低的节点开始移除，循环移除直至需要提高度值。图5.4演示了网络中核度的计算。

k-核从侧面反映了节点的重要程度，在组织网络中，k-核值越高，表明该节

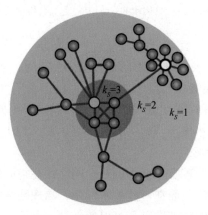

图5.4　网络核度计算示意图

资料来源：Kitsak等（2010）

点越处于网络中管理和决策的核心位置，其重要性也越高。此外，相关研究发现，网络中 k-核值高的节点更易于加速网络的传播过程。

六、度分布

度分布 $p(k)$ 为从网络中随机选择一个节点，该节点度为 k 的概率。度分布是复杂网络最为重要也最为基础的结构属性，它反映了整个网络中节点度的分布统计情况，是网络的一阶度分布属性。

在大多数情况下，随机网络模型和"小世界"网络模型的度分布均服从泊松分布，即

$$p(k) \sim \frac{\mathrm{e}^{-\gamma} \langle k \rangle^{-k}}{k!}$$

近年来，大量研究发现很多实证网络的度分布服从幂律分布，即

$$p(k) \sim k^{-\gamma}$$

其中，γ 表示幂律指数，一般取值 2 到 3。γ 越小，网络的异质性越强，γ 越大，网络的同质性越强。像这类服从幂律分布的网络一般称为无标度网络。

七、同配系数

同配系数通过计算同一条边两端节点度的皮尔逊相关系数来描述网络的度相关性，可表示为

$$r = \frac{W^{-1}\sum_k u_k v_k - \left[W^{-1}\sum_k \frac{1}{2}\left(u_k + v_k\right)\right]^2}{W^{-1}\sum_k \frac{1}{2}\left(u_k^2 + v_k^2\right) - \left[W^{-1}\sum_k \frac{1}{2}\left(u_k + v_k\right)\right]^2}$$

其中，W 表示网络中所有边的数目；u_k 和 v_k 表示一条边两端的节点的度。$r \in [-1, +1]$。$r > 0$ 时，表示网络为同配网络；$r < 0$ 时，表示网络为异配网络；$r = 0$ 时，表示网络没有度相关性。

如图 5.5 所示，具有相同度分布的两个网络呈现了不同的同配性，图 5.5（a）中大度节点倾向于连接小度节点，为异配网络；图 5.5（b）中大度节点倾向于连接大度节点，为同配网络。

大量实证研究表明，现实生活中的社会网络往往是同配网络，也就是大度节点倾向于与大度节点相连；而在一些技术网络、物理网络中，大度节点倾向于与小度节点相连，这样做的物理意义是可以使大度节点更好地服务小度节点，或者使整个网络的负载更加均衡。常见的网络度相关性如表 5.1 所示。

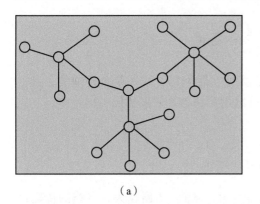
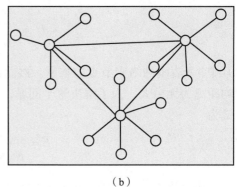

（a）　　　　　　　　　　　　　　　（b）

图5.5　同配和异配网络示意图

表5.1　常见的网络度相关性

网络类型	网络	节点个数/个	同配系数
社会网络	物理学合作者网络	52 909	0.363
	生物学合作者网络	1 520 251	0.127
	数学合作者网络	253 339	0.120
	演员合作网络	449 913	0.208
	公司董事网络	7 673	0.276
物理网络	因特网	10 697	−0.189
	万维网	269 504	−0.065
	蛋白质作用网络	2 115	−0.156
	神经网络	307	−0.163
	食物网络	92	−0.276
模型网络	随机网络		0
	BA网络		0

八、平均距离

平均距离（average distance）在数学上可描述为两个节点之间的最短路径所包含的边的数目。一个简单无权图 $G(V, E)$ 的平均距离可表示为

$$\langle d \rangle = \frac{1}{N(N-1)} \sum_{i \neq j} d_{ij}$$

其中，N 表示网络中节点的数目。然而，大型实际网络往往不是全连通的，其平均距离为无穷大。为了解决这个问题，可以用网络效率 E 来替代平均距离，其定义为

$$E = \frac{1}{N(N-1)} \sum_{i \neq j} \frac{1}{d_{ij}}$$

当网络中两个节点 v_i 和 v_j 不连通时，$E = 0$。显然，E 值越大，网络的传输性能越高。

第三节　复杂网络模型

许多真实世界的系统，如生物系统、社交网络、经济系统等，都具有非线性、高度连接和复杂的特性。形形色色的网络既具有各不相同的特异性，又表现出很多相似之处，要理解网络拓扑结构性质和网络行为之间的关系，就需要研究真实网络的结构特征，并将它们抽象出来，建立合适的网络拓扑结构模型。科学家希望通过网络建模，去探索和重现这些网络演化形成的内在机制及生成方法。设计和开发网络模型，不仅可以揭示现实复杂系统隐藏的模式和结构，还能为我们提供预测和控制系统行为的策略，并能为跨学科的研究者提供一个统一的框架来研究各种问题。

一、规则网络

在早期的传统图论研究中，科学家认为网络间的关系可以用规则的结构表示，这类网络是一种具有规则图结构的网络，在早期研究中，因其结构的确定性和很强的对称美观性，物理学家倾向于用其来描述真实世界的一些规则网络。常见的三类规则网络（图5.6）：全连接网络、最近邻耦合网络（nearest-neighbor coupled network）、星形耦合网络（star coupled network）。

最典型的规则网络是全连接网络，由于网络中所有节点和其余节点都相连，因此它也称为完全图 [图5.6（a）]。这种网络结构的平均路径长度为1，平均集聚系数也为1，在由 N 个节点组成的完全图中存在 $N(N-1)/2$ 条边。

最近邻耦合网络中任意节点只与离它最近的节点相连 [图5.6（b）]。在该网络中，所有 N 个节点围成一个圆形，每个节点只与它左右最近的 k 个节点有连边，因此每个节点的度都是 $2k$，易得到其平均距离约为

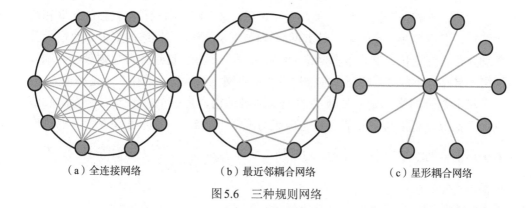

（a）全连接网络　　　　　　　（b）最近邻耦合网络　　　　　　（c）星形耦合网络

图5.6　三种规则网络

$$\langle d \rangle \backsim \frac{N}{4k}$$

可以看出，$\langle d \rangle$ 随着 N 的增大而增大。可以采用基于网络中三角形数量的集聚系数的定义来计算最近邻耦合网络的集聚系数。网络中任意一个三角形都可以看作从一个节点出发，先沿着同一个方向（不妨取为顺时针方向）走两条边，然后再沿着反方向（逆时针方向）走一条边形成的。由于反方向的边的最大跨度为 $k/2$，从一点出发的三角形的数量就等于从 $k/2$ 个节点中选取 2 个节点的组合数，即为

$$\binom{k/2}{2} = \frac{1}{4} k \left(\frac{1}{2} k - 1 \right)$$

网络中以任意一个节点为中心的连通三元组的数目为

$$\binom{k}{2} = \frac{1}{2} k(k-1)$$

因此，最近邻耦合网络的集聚系数为

$$C = \frac{3 \times (\text{网络中三角形的数目})}{\text{网络中连通三元组的数目}} = \frac{3 \times N \times \binom{k/2}{2}}{N \times \binom{k}{2}}$$

$$= \frac{3 \times N \times \frac{1}{4} k \left(\frac{1}{2} k - 1 \right)}{N \times \frac{1}{2} k (k-1)} = \frac{3(k-2)}{4(k-1)}$$

显然，当 k 逐渐变大时，C 值趋近于0.75。这类网络结构具有较强的集聚和社团特征，但也存在一定缺陷，随着网络规模的逐渐增大，网络的集聚系数增大且平均路径长度变长，这与很多网络的特征相悖。因此，这意味着规则最近邻耦合网络不具有"小世界"特征，在描述真实世界网络结构特点上存在一定的偏差。

星形耦合网络也是一种典型的规则网络结构，是一个以某节点作为中心节点，其他节点直接与中心节点相连构成的网络［图5.6（c）］。在由 N 个节点组成的星形耦合网络结构中，网络平均路径长度等于 $2-\dfrac{2(N-1)}{N(N-1)}$（近似等于2），平均集聚系数等于0。

二、随机网络

真实世界的网络具有复杂的结构特性和未知的生成机制，进而表现出一定的随机性，而在规则网络模型中，节点对之间的连边是确定事件，这与真实网络复杂的连边情况存在偏差。1959年，保罗·埃尔德什和阿尔弗雷德·雷尼提出了一个通过在网络节点之间以概率 p 产生连边的ER随机图模型。在此后的40年中，ER随机图理论一直是研究网络拓扑性质的基本理论。

（一）固定连边概率的ER随机网络

给定一个节点数为 N 的网络，节点对之间以独立的概率 p 连边，得到连边数为 $pN(N-1)/2$ 的随机图，记为 $G_{N,p}$。

（二）固定节点与边数的ER随机网络

给定网络的节点数 N 和连边数 m，其中这 m 条边依靠完全随机选择节点对得到，记这类随机图为 $G_{N,m}$。

当 $m=pN(N-1)/2$ 时，这两类随机图具有相同的拓扑结构属性。

在ER随机图中，一个节点与其他 k 个节点相连的概率为 $p^k(1-p)^{N-1-k}$，因此网络中任一节点 i 的度为 k 的概率服从伯努利分布，即

$$P(k_i=k)=C_{N-1}^k p^k(1-p)^{N-1-k}$$

当 N 足够大时，ER随机图的度分布可以用泊松分布来描述，即

$$P(k)=\frac{\langle k \rangle^k e^{-\langle k \rangle}}{k!}$$

在随机网络中，任意节点的邻居节点之间连边的概率等于整个网络节点对连

边的概率，因此随机网络的集聚系数为$C = \langle k \rangle / N$。显然，集聚系数随着网络规模的增大按$1/N$的速度衰减。图5.7展示了节点数为1000、平均度为2的ER随机图。

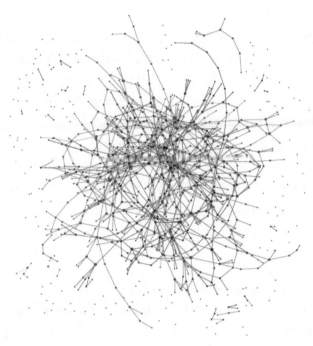

图5.7　节点数$N = 1000$、平均度$\langle k \rangle = 2$的ER随机图

当网络平均度$\langle k \rangle \geqslant 3.5$时，随机网络的平均距离为

$$\langle d \rangle \approx \frac{\ln N}{\ln \langle k \rangle}$$

三、"小世界"网络

绝大多数真实网络具有小的平均距离和大的集聚系数，如前所述，无论是规则网络还是随机网络都不能很好地刻画现实世界中的复杂网络。瓦茨和斯托加茨提出的介于规则网络和随机网络之间的单参数模型——"小世界"网络模型，能够很好地体现现实世界中复杂网络所表现出的小的平均距离和大的集聚系数。

"小世界"网络模型从N个节点的规则网络开始，每个节点与k个邻居相连，每条边以p的概率随机重连。具体构造步骤如下。

（1）建立规则网络：给定一个含有N个点的环状最近邻耦合网络，其中每个节点都与它左右相邻的各$k/2$个节点相连，k是偶数。

（2）随机化重连：以概率p随机地重新连接网络中原有的每条边，即每条边的一个顶点保持不变，另一个顶点改取为网络中随机选择的一个节点。其中，规定不得有重边或者自环。

在上述模型中，$p=0$对应完全规则网络，$p=1$对应完全随机网络，通过调节参数p的值就可以实现从规则网络到随机网络的过渡。在具体算法实现时，可以把网络中所有节点编号为$1,2,\cdots,N$。对于每一个节点i，顺时针选取与节点i相连的$k/2$条边中的每一条边，边的一个端点仍然固定为节点i，以概率p随机选取网络中的任一节点作为该条边的另一端点。

随着p由0到1的增大，"小世界"网络是由最近邻耦合网络向ER随机网络的过渡。规则网络的度分布可近似为变量具有唯一取值的狄拉克δ分布，随机网络的度分布是泊松分布，"小世界"网络是从狄拉克δ分布到泊松分布的过渡。"小世界"网络模型的度分布的计算公式如下：

$$P(k) \approx \sum_{n=0}^{f(k,K)} \binom{K/2}{n} (1-p)^n p^{K/2-n} \frac{(pK/2)^{k-K/2-n}}{(k-K/2-n)!} \mathrm{e}^{-pK/2}$$

其中，K表示平均度，$f(k,K)=\min(k-K/2,K/2)$。

以$N=5000$，$K=10$，p在0到1之间取不同值（$p=0, 0.2, 0.4, 0.6, 0.8, 1.0$），生成一系列"小世界"网络，绘制出其度分布图，观察其度分布随着p变化的规律，如图5.8所示。可以看出，在$p=0$时，规则网络只有度是10的节点。随着p的增大，度分布曲线向两边展开，分布曲线的方差逐渐增大，直到$p=1$时成为泊松分布。泊松分布的均值和方差都是λ，在本例中$\lambda=10$。可见"小世界"网络的度分布的方差小于其在$p=1$时的泊松分布的方差。

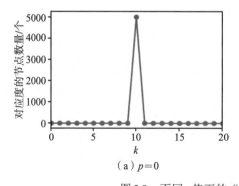

（a）$p=0$

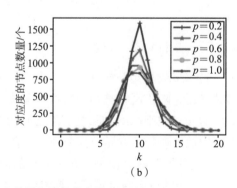

（b）

图5.8　不同p值下的"小世界"网络的度分布

基于上述估计，"小世界"网络模型的集聚系数的解析值为

$$\tilde{C}_{ws}(p) = \frac{M_0(1-p)^3 + O(1/N)}{k(k-1)/2}$$

$$= \frac{3k(k-2)/8}{k(k-1)/2}(1-p)^3 + O(1/N)$$

$$= \frac{3(k-2)}{4(k-1)}(1-p)^3 + O(1/N)$$

$$= C_{nc}(1-p)^3 + O(1/N)$$

其中，C_{nc} 表示规则环状格子网络的集聚系数；k 表示该规则环状格子网络中节点的度。"小世界"网络的集聚系数随着重连概率 p 的提高而减小，这说明，随机性越强，聚类特性越不明显。图5.9为规则网络和"小世界"网络集聚性随 p 值变化的趋势。

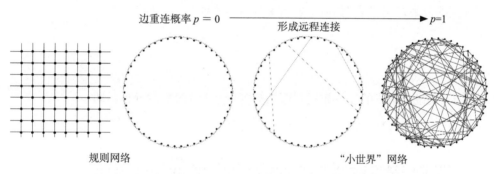

图5.9　规则网络和"小世界"网络集聚性随 p 值变化的趋势

四、无标度网络

尽管"小世界"网络模型很好地刻画了现实世界的"小世界"性和高集聚性，但"小世界"网络的度分布与真实世界中绝大多数网络的幂律分布并不相似。BA模型阐释了幂律分布的形成机制。在BA模型中，初始网络有 m_0 个节点，每隔一段时间往网络中增加一个新节点，新节点以一定的概率选择已存在的度大的节点进行连边，节点 v_i 被选中的概率与自身的度 k_i 成正比。其具体构造过程（图5.10）如下。

（1）增长（growth）：从一个具有 m_0 个节点的连通网络开始，每次引入一个新的节点并且连到 m 个已存在的节点上（$m \leqslant m_0$）。

（2）优先连接（preferential attachment）：一个新节点与一个已经存在的节点 i

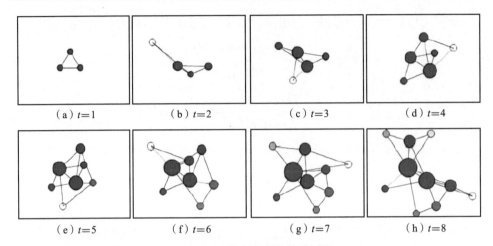

（a）$t=1$　　　　（b）$t=2$　　　　（c）$t=3$　　　　（d）$t=4$

（e）$t=5$　　　　（f）$t=6$　　　　（g）$t=7$　　　　（h）$t=8$

图5.10　BA模型的具体构造过程

节点的大小与其度值成正比

相连接的概率Π_i与节点i的度k_i之间满足如下关系：

$$\Pi_i = \frac{k_i}{\sum_j k_j}$$

BA模型中网络的度分布近似服从标度指数为3的幂律分布，即

$$p(k) \propto k^{-3}$$

当网络节点数$N \gg m_0$时，该分布与初始条件无关。

BA模型中网络的直径增长趋势为

$$d_{\max} \approx \frac{\ln N}{\ln(\ln N)}$$

Klemm和Eguíluz（2002）计算了BA网络的集聚系数，并证明了其随着网络节点规模的增加而快速衰减：

$$C \propto \frac{\ln^2 N}{N}$$

BA模型的核心思想为增长和优先连接。增长指的是网络是开放性的，随着时间的推移网络规模不断增大；优先连接解释了网络的扩展机制，即新的节点进入网络后优先选择网络中度大的节点进行连边。BA模型的这种连边机制与真实网络非常相似。首先，大多数真实网络都是开放系统，例如互联网、社交网络等；其次，优先连接体现了真实世界中一种"富者更富"（rich get richer）现象。

例如，我们阅读和引用参考文献总是会优先关注一些已经被广泛引用的经典论文；万维网中的链接总是会优先指向一些知名的站点。不足的是，BA网络的集聚系数随网络规模增大而减小，与很多真实网络具有很大的集聚系数存在偏差，因此BA网络不能很好地刻画真实网络高集聚的特性。表5.2为几类经典网络的主要拓扑特征。

表5.2　几类经典网络的主要拓扑特征

网络	平均最短路径长度	集聚系数	度分布
规则网络	长	高	狄拉克δ分布
随机网络	短	低	泊松分布
"小世界"网络	短	高	指数分布
无标度网络	短	低	幂律分布
大部分真实网络	短	高	近似幂律分布

第四节　网络传播模型

一、复杂网络上的传播现象

传播行为是人类社会中普遍存在的动态现象，其中疾病传播特别值得关注。日常生活中，如社会接触网络上的传染病传播和计算机网络上的病毒传播等，都是传播学研究的关键领域。网络上的疾病传播问题复杂多变，当前的研究尚未完全揭示其传播规律。深入探索传染病等疾病传播行为的内在机制，构建基于不同网络结构（如单层网络、多层网络、时序网络或高阶网络）的传播动力学模型，并精确把握其临界值特性，对于控制疾病蔓延至关重要。此外，研究复杂网络上的疾病传播现象也是网络科学、公共卫生等领域学者在当前复杂社会环境下面临的新挑战。疾病传播行为，特别是传染病的暴发，对人类社会的健康和发展产生了深远影响。本节将重点介绍经典的传染病模型。

传统的易感者–感染者–易感者（susceptible-infected-susceptible，SIS）模型与易感者–感染者–康复者（susceptible-infected-removed，SIR）模型假设群体中的个体是均匀混合且彼此之间能够任意接触的，从而每一个处于易感状态的节点被疾病传染的概率是均等的。然而在实际生活中，疾病的传播大多通过人员接触与流动迅速传播，病毒通过物理接触由感染个体传染给那些与之直接接触的个体。那么在这个网络中，每个人接触到感染者的概率不再相等，而与他在网络中的位置相关。因此，基于个体与个体之间物理空间上的联系构成的接触网络结构，研究网络上的传染病扩散过程更符合实际。

在经典的流行病传播动力学研究中，流行病的暴发阈值无疑是非常重要的，它对于流行病的评估、预警、干预策略的选择都有极为重大的影响。研究者发现网络上的流行病暴发这类宏观涌现行为的研究方法和路线与统计物理中的非平衡相变非常接近。受此启发，数十年来，诞生了众多流行病传播解析方法，主要包括：①基于平均场理论的方法；②基于渗流理论的方法；③基于主方程的方法；④基于谱分析的方法；⑤基于马尔可夫过程的方法。基于主方程的方法考虑的动力学过程、网络拓扑等情况最为全面，也最为精确，然而它的计算机复杂性也是最高的，其维数很高，无法像基于平均场理论的方法那样在人力可解的情况下给出一个还算不错的预测。相比之下，经典的基于渗流理论的方法和基于谱分析的方法在描述动力学的时间演化过程方面略逊一筹。而基于马尔可夫过程的方法则成功地解决了时间连续性问题，而且通过它的框架也可以衍生出时间离散的基于平均场理论的方法，展现了较好的适应性和灵活性。

本节以SIR模型为例，运用平均场理论与渗流理论对接触网络的传播阈值进行推导举例。

二、网络传播的平均场理论

现实生活中的接触网络往往具有不同的结构特征，比如网络的度分布具有不同的分布特性，此时需要充分考虑节点的度值。定义$\rho_k(t)$、$S_k(t)$与$R_k(t)$分别为t时刻度为k的节点处于感染态（I）、易感态（S）与恢复态（R）的密度。在平均场的水平上，相应SIR微分方程如下：

$$\frac{\mathrm{d}\rho_k(t)}{\mathrm{d}t} = -\gamma\rho_k(t) + \beta k S_k(t)\theta(t)$$

$$\frac{\mathrm{d}S_k(t)}{\mathrm{d}t} = -\beta k S_k(t)\theta(t)$$

$$\frac{\mathrm{d}R_k(t)}{\mathrm{d}t} = \gamma\rho_k(t)$$

$$S_k(t) + \rho_k(t) + R_k(t) = 1$$

其中，β表示在一个易感节点的邻居中至少有一个感染节点的情况下该易感节点被感染的概率，这个参数反映了疾病从感染者到易感者的传播能力；γ表示感染节点治愈后（恢复态）不会二次患病的概率，该参数衡量感染个体恢复健康并变得不再传染的能力。

定义有效传播率 λ 为一个染病个体在整个感染周期内可以感染的个体数量，即流行病学中常提到的基本再生数（basic reproduction number），其公式为

$$\lambda = \frac{\beta}{\gamma}$$

当按度值对网络中的节点分类后，任选一条边连向一个染病节点的概率不再为 $\rho_k(t)$，此时需要考虑网络结构的影响。为此，引入变量 $\theta(t)$ 表示 t 时刻任选一个度为 k 的节点的邻居为染病者的平均概率，则

$$\theta(t) = \sum_{k'} P(k'|k) \rho_{k'}(t)$$

其中，$P(k'|k)$ 表示度为 k 的节点连向度为 k' 的节点的概率。当网络不存在度的相关性时，可得到

$$P(k'|k) = \frac{k' p_{k'}}{\sum\limits_k k p_k} = \frac{k' p_{k'}}{\langle k \rangle}$$

其中，$\langle k \rangle = \sum_k k p_k$ 表示网络的平均度。此时，

$$\theta(t) = \frac{1}{\langle k \rangle} \sum_k k p_k I_k(t)$$

对于同配（assortative）与异配（disassortative）网络，条件概率 $P(k'|k)$ 表达式存在显著差异，关于此时 $P(k'|k)$ 的具体形式，感兴趣的读者可以参阅 Boguñá 等（2003），本书仅讨论网络不存在度相关性的情形。

给定初始条件 $S_k(0) \approx 1$、$\rho_k(0) \approx 0$ 与 $R_k(0) = 0$，联合 SIR 微分方程与 $\theta(t) = \frac{1}{\langle k \rangle} \sum_k k p_k I_k(t)$，可得度为 k 的节点中易感节点密度为

$$S_k(t) = e^{-\beta k \int_0^t \theta(t')\,dt'} = e^{-\beta k \Phi(t)}$$

其中辅助函数为

$$\Phi(t) = \int_0^t \Theta(t')\,dt' = \frac{\sum\limits_k k P(k) \int_0^t \rho_k(t')\,dt'}{\langle k \rangle} = \frac{\sum\limits_k k P(k) R_k(t)}{\langle k \rangle}$$

$\Phi(t)$ 的物理意义是到 t 时刻，网络中任意一条边指向一个恢复态节点的平均概率。当传播到达稳态时，流行病究竟有没有在全局暴发，就可以通过 $\Phi(t)$ 得到清晰的认识。为了得到感染节点密度的表达式，我们发现观察 $\Phi(t)$ 的均值随时间的变化率会更为方便一些，可以得到

$$\frac{\mathrm{d}\varPhi(t)}{\mathrm{d}t}=\frac{\sum_k kP(k)\,\rho_k(t)}{\langle k\rangle}=\frac{\sum_k kP(k)\,(1-R_k(t)-S_k(t))}{\langle k\rangle}=1-\varPhi(t)-\frac{\sum_k kP(k)\,\mathrm{e}^{-\lambda k\varPhi(t)}}{\langle k\rangle}$$

当传播到达稳态，即 $t\to\infty$ 时，$\dfrac{\mathrm{d}\varPhi_\infty}{\mathrm{d}t}=0$，可得自洽方程

$$0=1-\varPhi_\infty-\frac{\sum_k kP(k)\,\mathrm{e}^{-\lambda k\varPhi_\infty}}{\langle k\rangle}$$

令 $f(\varPhi_\infty)=1-\dfrac{\sum_k kP(k)\,\mathrm{e}^{-\lambda k\varPhi_\infty}}{\langle k\rangle}-\varPhi_\infty$，由于 $f(1)<0$，则必须有 $\left.\dfrac{\mathrm{d}f(\varPhi_\infty)}{\mathrm{d}\varPhi_\infty}\right|_{\varPhi_\infty=0}>0$，即

$\dfrac{\sum_k kP(k)\lambda\langle k\rangle}{\langle k\rangle}=\lambda\dfrac{k^2}{\langle k\rangle}>1\Rightarrow\lambda>\dfrac{\langle k\rangle}{k^2}$ 时，$\varPhi_\infty$ 存在非零解，故可得较为精确的传播阈值

$$\lambda_c=\frac{\langle k\rangle}{\langle k^2\rangle}$$

然而，上述推导过程忽略了一个事实：一个染病节点无法将疾病传染给曾经感染过它的邻居节点，即度为 k' 的染病节点只有（$k'-1$）条边可以连向易感节点。因此，可做出以下改进：

$$\varTheta(t)=\sum_{k'}\frac{k'-1}{k'}P\left(k'\Big|\tilde{C}_{kk'}=\frac{k(k'-1)}{k'}P(k'|k)\,k\right)\rho_{k'}^I(t)$$

这种情况下的传播阈值为 $\lambda_c=1/\tilde{\varLambda}_M$，$\tilde{\varLambda}_M$ 表示新的连接矩阵的最大特征值。

$$\tilde{C}_{kk'}=\frac{k(k'-1)}{k'}P(k'|k)$$

当网络无度相关性时，矩阵 $\tilde{C}_{kk'}$ 的最大特征值 $\tilde{\varLambda}_M=k^2/\langle k\rangle-1$（对应特征向量满足 $\tilde{v}_k=k$），该种情况下 SIR 模型的传播阈值为

$$\lambda_c=\frac{\langle k\rangle}{k^2-\langle k\rangle}$$

这种方法提供了更为精确的估计结果。

三、网络传播的渗流理论

从图论的角度来看，渗流理论描述的是在一个随机图中的连通簇的行为。渗流理论中存在两种主要的渗流形式——边渗流（bond percolation，又称为键渗流）

与点渗流（site percolation，又称为座渗流），点渗流即删除网络中的节点（同时删除连接到这个节点的边）的过程，而边渗流即删除节点之间连边的过程。本节将主要介绍边渗流在求解SIR模型阈值中的应用，边渗流是从边的角度去考虑网络中流行病的传播。

在SIR模型中，假设感染节点传播疾病的概率为β，节点的染病周期为τ，感染节点经过时间τ后，从感染态转变为恢复态。假设动力系统演化过程中时间不是连续的，那么在时间τ内，任意一条边传播失败的概率为

$$\lim_{\Delta t \to 0} (1-\beta \Delta t)^{\tau/\Delta t} = e^{-\beta\tau}$$

那么，流行病通过任意一条边扩散成功的概率为

$$T = 1 - \lim_{\Delta t \to 0} (1-\beta\delta t)^{\tau/\Delta t} = 1-e^{-\beta\tau}$$

从图论的角度看，如果以概率T占有网络中的边，以$1-T$的概率不占有网络中的边，那么传染病的传播过程可以类比为边占有概率为T的渗流过程。边被占有表示这条边具有传播病毒的能力，病毒可以通过这条边对连接的节点进行传染，但不一定会成功；反之，边未被占有表示病毒无法通过这条边进行传播。指定初始感染节点后，病毒通过被占有的边进行传播，最终感染过的节点必然存在一条或多条由被占有的边组成的指向初始感染节点的路径。因此，最终的恢复节点就是初始节点所在的边渗流簇中的节点。由此可以得出结论，传染病暴发的阈值与相应的边渗流的阈值相同。这种关联性提供了一种理解传染病传播动力学的方法。

以任意度序列的随机网络为例。设网络的度分布为p_k，u为一个节点不通过某条边连接到最大簇的平均概率。这里假定每条边的占有概率是相等的，那么，计算时有两种情形要考虑：一是这条边没有被占据；二是这条边被占据，但是这条边另一端的节点同样不属于最大连通簇。而第二种情形当且仅当另一端的节点不通过任意一条其他的边连接到最大连通簇才成立。如果另一端的节点有k条剩余边（即除了连接到节点的这条边之外其他边的数目），那么此时第二种情形的条件概率为u^k。因此不通过某条边连接到最大簇的总概率为$1-T+Tu^k$。因此，针对k取平均，就可以得到一个自洽方程，如下所示：

$$u = 1-T + T\sum_{k=0}^{\infty} q_k u^k = 1-T + Tg_1(u)$$

其中，q_k表示网络的余度分布；$g_1(u) = \sum_k q_k$表示其生成函数。其中余度分布定义为从任意一个节点沿着一条边到达另一个节点的剩余度为k的概率，当网络不存在度相关性时，有

$$q_k = \frac{(k+1)p_{k+1}}{\langle k \rangle}$$

上文提到的自洽方程的解为 $y=u$ 与 $y=1-T+Tg_1(u)$ 这两个函数的交点。显然 $u=1$ 恒成立为一个平凡解。只有当存在 $u=1$ 之外的解时，网络中才存在一个最大连通簇使得流行病暴发。因为 q_k 为概率，其值必大于 0，所以对于 $u \geqslant 0$，$g_1(u)$ 及其各阶导数必然非负。因此 $1-T+Tg_1(u)$ 与 u 在 $u=1$ 处正好相切（此即为相变点），对自洽方程等号两边同时求导可得

$$T_c = \frac{1}{g_1'(1)} = \frac{\langle k \rangle}{\langle k^2 \rangle - \langle k \rangle}$$

把 $T = 1 - \lim\limits_{\Delta t \to 0}(1-\beta\Delta t)^{\tau/\Delta t} = 1-\mathrm{e}^{-\beta\tau}$ 代入 $T_c = \dfrac{1}{g_1'(1)} = \dfrac{\langle k \rangle}{\langle k^2 \rangle - \langle k \rangle}$ 可得

$$\lambda\tau = -\ln(1-T_c) = \ln\frac{k^2 - \langle k \rangle}{k^2 - 2\langle k \rangle}$$

$$\beta_c = \frac{1}{\tau}\ln\frac{k^2 - \langle k \rangle}{k^2 - 2\langle k \rangle}$$

然而，该结论主要适用于树状网络（完全无环）结构，在真实网络中，环结构和多条传播路径可能会导致度相关性变化，导致阈值发生偏离。

为了更贴近实际，假设每一对节点的传播概率 β_{ij} 与每一个节点的染病周期 τ_i 均不相同，这意味着传播概率 T_{ij} 依赖于具体的边 $\mathrm{edge}(i,j)$。若 β_{ij} 与 τ_i 分别服从概率分布 $Q(\beta_{ij})$ 与 $P(\tau_i)$，则 T_{ij} 的平均值存在，即

$$T = \langle T_{ij} \rangle = 1 - \int Q(\beta_{ij})\,\mathrm{d}\beta_{ij}\int \mathrm{e}^{-\beta_{ij}\tau_i}P(\tau_i)\,\mathrm{d}\tau_i$$

其中，Q 和 P 分别表示 β_{ij} 和 τ_i 的分布。SIR 模型中 u 通常服从指数分布，同时 $\langle \tau_i \rangle = \dfrac{1}{u}$，假设 $\beta\langle\tau_i\rangle = \dfrac{\beta}{u} = \lambda$，则 $\langle T_{ij} \rangle = \dfrac{\lambda}{1+\lambda}$，对上述公式进行完整积分得

$$\lambda_c = \frac{\langle k \rangle}{k^2 - 2\langle k \rangle}$$

本节我们基于平均场理论与边渗流方法对非均匀网络下的 SIR 模型进行了阈值推导。可以看出，考虑网络结构的 SIR 模型，其模型求解更加复杂多变，基于不同方法求解，传播阈值也会存在差异。即使基于同一种求解方法，考虑不同网络拓扑结构，传播阈值也大为不同。因此在实际运用中，读者需要根据实际的网络拓扑结构进行阈值选取。

第五节　社会网络分析实例

一、问题背景

在现实世界中，高风险群体往往缺乏可靠的交友（包括寻找伴侣）渠道，从而更依赖社交网络工具寻找合适的朋友和伴侣。社交网络的匿名性特点给这类人群提供了很好的安全感。譬如，MSM人群通常在互联网平台上十分活跃，研究表明其通过社交平台寻求伴侣方面的行为远远超过一般异性恋群体。互联网社区中高风险群体的社交特征和社交关系是高风险群体行为特征挖掘中不可分割的一部分。各类人群每天都会在相关社交平台上相互联系、建立新的交互，同时也有新成员加入社区。因此，分析在线高风险群体的社交行为特征可以转化为对其社交结构和社交网络的研究。

近年来，许多研究尝试运用复杂网络技术分析互联网各类社交网络，例如，Bruch和Newman（2019）利用复杂网络的社区检测方法研究了美国异性恋市场的结构。Holme等（2004）使用时序网络分析方法研究了瑞典一互联网社区的结构及时序演化特征。Liu和Lu（2018）分析了中国流行的HIV主题社区上的用户聚类和社区结构。但总的来说，关于高风险群体在线社交网络结构的研究仍然很少，并且大多还停留在网络拓扑结构的静态分析层面，对其社交网络长期演化的时序特征研究还很少。

本节面向网络社区以MSM人群为代表的艾滋病高风险群体社交行为及网络结构分析问题，提出高风险人群社交网络分析框架，在对其在线社交关系进行抽取和建模的基础上，全面剖析互联网时代高风险群体的社交行为特点和网络演变特征。

二、高风险人群社交行为研究框架

面向网络社区中高风险群体的社交行为及网络结构挖掘，本节提出了从社交关系抽取、网络建模到网络拓扑结构挖掘的系统性分析框架。在获取了在线高风险群体在相关网络社区的开源社交数据之后，对数据进行结构化处理，抽取其中的社交关系，构建高风险人群的社交网络 $G=(V,E)$。其中，$V=\{v_1, v_2, \cdots, v_n\}$ 表示网络中的节点集合，$E=\{e_1, e_2, \cdots, e_m\}$ 表示边集。网络中的节点通常为社交平台上的用户，边则表示用户之间的社交关系（如聊天、关注、点赞等交互关系），网络中任意两节点 v_i 与 v_j 之间的联系 $(v_i, v_j) \in E$。

对高风险群体内部的社交关系网络建模之后，从静态特征分析和动态演化分析两方面展开对网络拓扑结构的挖掘，以此探寻高风险群体在线的社交行为特点和网络结构演变规律,总体研究框架如图5.11所示。一方面,从网络静态全局特征入手,全面分析高风险群体在线社交关系网络的结构,包括度分布及发帖数分布特征、边权分布特征、网络同质性、社区结构分析等,以全面了解互联网社区中高风险群体的社交行为特点。另一方面,从网络的动态时序演化模式入手,通过分析高风险群体在线社交网络在不同阶段的演变特点,深入了解其时序变迁规律及背后蕴含的社交模式改变。通过静态分析和动态分析相结合的研究方式,可以全方位了解互联网时代下高风险群体内部的互动特征和演化趋势,有助于通过理解其社交行为特点挖掘高风险群体中潜在的风险社交关系,及时予以宣贯和干预,提高高风险群体的健康状况和生存质量。

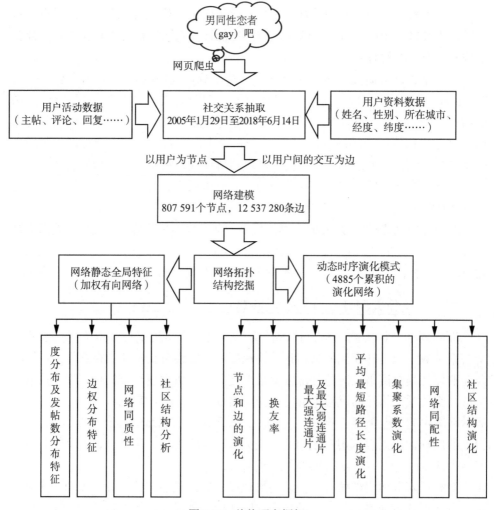

图5.11　总体研究框架

　　为了验证本节的社交行为研究框架在实际高风险群体社交行为分析任务中的可行性及效果，这里以对MSM人群的分析为例，通过采集MSM主题社区中的用户社交数据，梳理其在线社交网络结构，挖掘该群体的社交行为和网络特点。因此，我们依托百度贴吧上采集到的一个大规模数据集，构建出我国MSM相关群体从2005年起长达13年的社交网络，从静态和动态两方面着手对这个大型社交网络展开分析与挖掘，以全面了解MSM人群在互联网上的交友行为特点（话题、方式、结构等）。

三、社交关系抽取及网络建模

　　百度贴吧是目前世界上最大的在线中文社区。百度贴吧围绕着用户感兴趣的各种话题，聚集海量具有共同兴趣的用户形成了用户交流平台。这些拥有相同爱好或关注相同主题的用户可以加入各种子社区（也就是"吧"）进行讨论和交流。目前，百度贴吧已形成上千万个不同主题的子社区，涵盖了娱乐、游戏、小说、地区等各个方面。由于贴吧吸引了大量根据兴趣和关注点精准细分的用户群体，很多热门贴吧对于特定人群的分析，尤其是隐私性强的风险人群，具有巨大的研究价值。

　　百度贴吧上有一个最大的MSM相关子社区，数百万MSM相关用户在此发布自我信息、日常生活、观点看法等，与朋友进行联系和交流。截至2018年6月14日，该贴吧已经拥有467万粉丝，累计发帖数达到了3亿。这个开源社区上产生的海量用户数据对于分析MSM人群特征具有重要意义。为了研究MSM人群的社交网络结构，我们收集了该贴吧创建以来尽可能全面的全部用户活动数据，包括发帖及这些发帖下的所有后续评论和回复，总计13 012 892条记录。所有数据分布于2005年1月29日至2018年6月14日，时间跨越了13个年份。

　　采集的用户活动数据包括主帖、评论和回复等。在贴吧上发帖是指用户创建具有特定标题和主题内容的新帖子，称为主帖。主帖创建之后，其标题和简要内容将会被发布在贴吧主页上，供大家浏览。贴吧主页会自动刷新并置顶最新的发帖。接下来，感兴趣的用户可以点击主帖中的链接进入详情页面，并在该页面上通过评论或回复他人来进行跟帖操作。采集的用户资料数据则针对其中的活跃用户，主要包括用户注册时填写的个人信息，以及百度贴吧收集的各种用户活动信息，包括用户姓名、性别、所在城市、经度、纬度、喜欢的社区等。

　　该贴吧用户之间的交互关系对于研究MSM人群内部的社交行为和社交关系结构至关重要。本节将以其用户交互数据为基础，以时序网络建模的方式构建MSM在线社交网络结构，以此度量该群体社交行为的集体涌现特征。

　　可以发现，该贴吧用户的社交行为主要包括三类：发帖、评论和回复。以用户为节点，以用户间的交互为边，可以构建出该平台上的用户社交网络。由于该贴吧上用户的主要社交目的是寻求朋友或伴侣，所以实际上可以认为该社交网络是一个交友网络，而不仅仅是一个交流网络。自2005年首位用户加入该贴吧之后，该社交网络的规模不断扩大，新节点（用户）和连边（用户交互）不断加入网络。直至数据收集期（2018年6月14日）结束，该网络一共包含了807 591个节点及12 537 280条边。每条边都代表了两个用户间的一次交互，用一个唯一的ID及交互生成时间对应的时间戳来区分。此外，该网络中所有边都是有向边，边的方向表示评论或回复的对象。基于该数据，我们可以观察和跟踪MSM社交网络每天的演变情况。在第一天（2005年1月29日）的初始网络基础上，每天产生的新节点和连边加入初始网络，构成次日的社交网络。网络演化过程的示例如图5.12所示。最终，一共可以构建出4885个累积的演化网络。

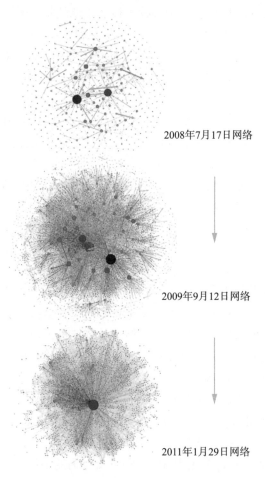

2008年7月17日网络

2009年9月12日网络

2011年1月29日网络

图5.12　网络演化过程示例

四、在线社交网络静态特征分析

以该贴吧用户交互数据为基础，以用户为节点，以用户间的交互为边，可以构建互联网平台上MSM整体的社交网络结构。在该网络中，两用户间的交互次数成为两节点之间连边的权重。在最终构建出的MSM社交网络（即至数据采集终止日的网络）中，统计发现共有5 132 933条加权边，即5 132 933个存在社交关系的唯一节点对。此外，通过计算可得，该社交网络的直径等于12，即该贴吧上的任意两个节点最多只需要通过12个节点就能相互连接起来；通过计算该静态网络的平均最短路径长度，可以发现MSM社交网络的平均最短路径长度为4.23。

（一）度分布及发帖数分布特征

通过计算可得，该网络的平均度为6.36。也就是说，平均而言，MSM社区中的用户在这13年平均每人与其他6.36人互动过。正如许多其他大型人类社交网络，该网络的度分布显示出高度的异质性，也遵循了截断的幂律分布特点，见图5.13（a）。可以发现，该社交网络中度大于10 000的节点只有3个，度大于100的节点也只有16 863个，约占网络中全部节点的2.1%。即在MSM人群的社交网络中，度较大的节点很少，绝大部分节点的度都很小，这也意味着绝大部分用户并没有很广泛的社交关系。

上述发现也与用户的发帖特征相对应。用户的发帖数分布如图5.13（b）所示。可以看出，由于存在一些"名人"节点，这些用户的发帖次数很多。例如，代号为1144404839的用户一共发布了15 875条帖子。因此，该用户与其他用户交互的

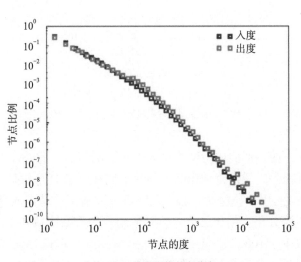

（a）MSM社交网络的度分布

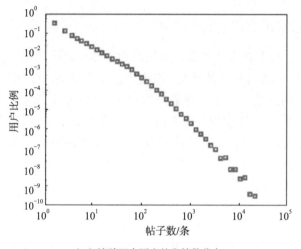

（b）该贴吧中用户的发帖数分布

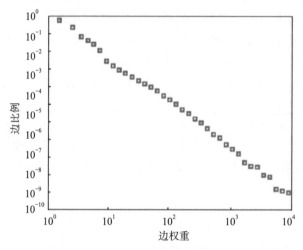

（c）MSM 社交网络的边权分布

图 5.13　MSM 社交网络的基本分布特点
图中横、纵轴数据均为取对数（$\log_{10}$）后的数值

可能性大大增加，使得他们成为网络中入度较大的节点。此外，一些用户在与其他用户的交互过程中表现得特别积极，导致他们在网络中拥有很大的出度，例如代号为910803194的用户。这些"名人"节点和"活跃"节点的存在导致网络中的节点度出现两极分化。相比之下，大多数用户的发帖次数并不多。超过53.8%的用户发帖次数少于1000次，但发帖次数最多的用户在这13年累计发帖数超过了 1 000 000 次。进一步分析MSM人群在线行为特点发现，这是因为大多数用户

只会在闲暇时才会在该贴吧上闲逛，并且一般只会参与自己感兴趣的特定话题。这也解释了为什么该网络中大多数节点的度都不大。此外，我们进一步分析了节点度与发帖数之间的相关性，发现这两者之间的Spearman相关系数（用s表示）为0.714，的确存在明显的正相关关系。

（二）边权分布特征

图5.13（c）展示了该网络的边权分布，可以看出基本服从幂律分布。边的权重分布从1至9887，但网络中大多数边只包含一次交互，即边权重为1，占据了全部边的58.4%；权重小于10的边占全部边的98.1%。也就是说，用户之间的互动大多都是随意的、不频繁的、不稳定的。大多数用户只会在同时对同一话题表现出极大兴趣的情况下才会与他人偶尔互动，且并没有因此建立起长期、稳定的友谊和持续、频繁的互动。此外，我们发现节点的度与其所有连接边的权重之和之间存在显著的正相关关系（皮尔逊相关系数$r = 0.939$），这表明拥有更多朋友的用户往往在交互过程中表现得更为活跃。

（三）网络同质性

早期研究发现，大多数人都更倾向于选择与自己具有相似特征的人交朋友。近年来对网络同质性的研究也发现，人们更喜欢与具有相同兴趣爱好的人交朋友，并且相同的地理位置也被认为是影响人们社交关系形成（例如交朋友或寻找伴侣）的重要因素。

本部分对MSM人群社交网络中的地理位置的同质性进行量化分析。提取网络中用户的位置信息（来自用户注册表的信息，或包含用户具体经纬度的公开GPS位置数据），将其作为网络中节点的新属性，命名为loc，分析节点的loc属性是否会对两个不同节点间连接的形成产生影响。也就是说，由同一条边连接的两个节点的位置更有可能是相同的，而不是随机的。我们通过构建网络的同质性指标来衡量这一概率，具体可以表示为

$$H_{\text{loc}_i} = \frac{S_{\text{loc}_i \to \text{loc}_i} - P_{\text{loc}_i}}{1 - P_{\text{loc}_i}}$$

其中，H_{loc_i}表示具有loc_i属性的节点的同质性；$S_{\text{loc}_i \to \text{loc}_i}$表示所有源自$\text{loc}_i$属性节点的边中，$\text{loc}_i \to \text{loc}_i$类型的边的比例；$P_{\text{loc}_i}$表示网络中$\text{loc}_i$类型节点的比例。因此，$H_{\text{loc}_i}$度量了$\text{loc}_i$类型用户与其具有相同位置属性（$\text{loc}_i$）的用户建立交互的可能性。对应地，$H_{\text{loc}_i} = 0$意味着所有节点与其他节点都是随机地进行交互，而与$\text{loc}_i$属性的取值无关。相反，$H_{\text{loc}_i} = 1$则意味着具有$\text{loc}_i$属性的所有节点都会连接到与其具

有相同属性loc_i的用户。为了衡量整个网络的全局同质性，我们使用所有H_{loc_i}的平均值来表示，即

$$H=\frac{\sum_{i=1}^{k}H_{loc_i}}{k}$$

其中，H表示网络的全局同质性；k表示网络中所有不重复loc属性的数量。

　　根据上述定义，我们衡量了关于用户所在城市和省份方面的网络同质性特点。通过计算可得，用户所在城市的网络同质性为0.356，表明除了与其他用户随机进行交互外，用户有35.6%的倾向选择与同城市的人建立交互。关于省份的网络同质性为0.478，比城市的网络同质性更大，这意味着除了随机连接之外，用户有47.8%的倾向会选择与本省人建立交互。这些结果表明，虽然互联网拉近了人与人之间的距离，给人们的日常交流带来了很多便利，但在MSM社交网络中，相近的地理位置仍然是用户交友、寻找伴侣的重要条件。此外，地域上的同质性更有可能促进MSM社区成员之间互动的产生，这也与我们对贴吧用户发帖内容的观察相一致。

　　可以发现，MSM在线社区中许多帖子都与交友和寻找伴侣有关，并且在这类帖子中大多数用户都会特别提到自己的位置，同时会提出想要寻找同一地区男性朋友的想法。例如，研究期间百度贴吧上发布的一篇热门帖子是"18岁，位于A城，同城征友。"在这篇帖子下面，不少网友进行了评论，其中就有网友表示自己的位置也在A城。发帖者在与同一地点的评论者频繁互动后，双方均表达了明确的交友意向。这大概是因为相同的地理位置更有利于MSM人群相互结识从而发展线下关系，也更符合MSM在线交友的意愿和诉求。此外，在许多帖子中用户明确表露自己不想维持虚拟线上关系的想法。

　　这一发现表明具有相同地理位置的用户更有可能开展密切的交流，从而形成友谊或稳定的关系，进而维持长期的频繁互动。然而事实上，只有少数用户最终可以发展成这种稳定的交互关系，这也解释了网络中权重大的连边数量很少的原因。在大多数情况下，MSM社交网络中大多数用户仅仅出于相同的兴趣去关注、评论或回复他人的一些话题（帖子），而这些表层的社交行为并没有建立起用户之间稳定的关注和互动。只有少数用户基于频繁的互动进而形成了深入稳定的关系。反之亦然，用户间密切、稳定的社交关系同样会促使他们之间进行长期、频繁的互动。

（四）社区结构分析

　　现实世界中的网络都具有较为明显的社区结构，即社区内部节点之间的连接很紧密，社区与社区间的节点连接比较稀疏。在该部分，我们使用Infomap算法，来检测MSM社交网络中的社区结构。在该静态网络中，一共发现了44 076

个不同大小的社区。社区规模（每个社区拥有的节点数目）的总体分布如图5.14
所示。可以发现，在该社交网络中，拥有超过100个节点的社区只有812个，占
全部社区数量的1.8%；超过1000个节点的社区只有5个；53.5%的社区拥有的节
点数小于10个。这一结果表明，该高风险人群交友网络中的社交群体规模都相对
较小，由在线交流互动建立起的社交关系一般来说比较弱且不稳定。用户主要关
注自己感兴趣的帖子，且通常只与和自己具有相同目的或相似特征的其他用户交
流，这也导致了网络中大多数交互的稀疏性。

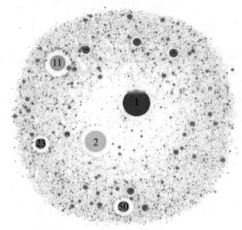

图5.14　MSM社区规模的总体分布

每个气泡代表一个社区，气泡中的数字代表社区的编号，气泡越大，对应的社区规模越大；气泡1中
包含6827个节点，气泡2中包含3840个节点，气泡11中包含2142个节点，气泡50中包含1314个节
点，气泡23中包含1202个节点

为进一步了解MSM社交网络中的社团特点，本节对各个社区内部成员发布
的文本内容进行分析。选择潜在狄利克雷分配（LDA）主题模型来提取各个社区
的热点话题，从各个社区中概括并抽取出最流行的10个主题，每个主题用其中权
重最大的前20个话题关键词表示。结果发现，这些社区中的大多数关键词都可以
概括为四个类别。

第一类是表征地理位置的词汇（如"湖南""武汉""重庆"等）和用户联系
方式的数字字符串（如QQ或者微信账号、电话号码等），以及一些关于个人信息
的常用词汇（如"身高""体重""照片""身材"等）和暗示性取向的特定词汇
（如"1""0""上""下"等）。根据用户在贴吧上的发帖特点，可以发现这些词
汇多用于MSM人群征友的场景。

第二类是与游戏、明星、性行为有关的词汇，这类词汇主要出现在用户的日
常聊天之中。

第三类热门话题词则与学校有关,如"大学""学生""学校""高中"等,这说明在贴吧上闲逛的用户很大一部分是在校学生。

第四类是"HIV"和"艾滋"。这一结果表明艾滋病的流行仍然是我国MSM人群普遍关注的问题。从其中一些文本可以发现,在贴吧中一些MSM用户可能已经面临这种风险或已经感染。这些结果表明,对不同社区用户发布内容进行分析,可以帮助我们更好地了解该群体社交网络的特点,以及相关群体在互联网上日常关注和讨论的话题。

五、在线社交网络动态演化分析

(一)节点和边的演化

随着网络的不断演化,网络中节点和边的数量不断增加,MSM社交网络中节点数量、边数量及平均度的时序变化如图5.15所示。可以看出,在网络演化的初期,新用户逐渐加入社交网络,到2014年12月31日,节点数目和边数目分别达到了212 522个和1 557 572条。紧接着,2015年以后,该网络迅速扩张,平均每个月增加472个新节点及8707条边。这时的上升趋势与网络平均度的变化趋势一致。但是,从图5.15(c)中可以看到,在网络演化最开始时,在短暂的一段急

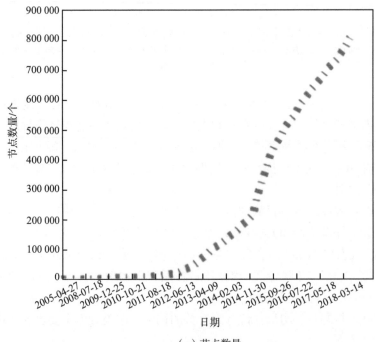

(a)节点数量

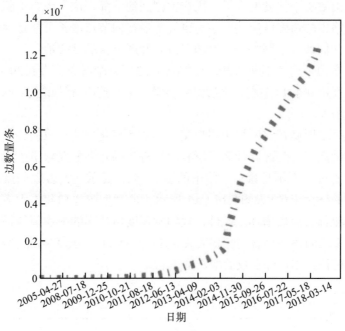

（b）边数量

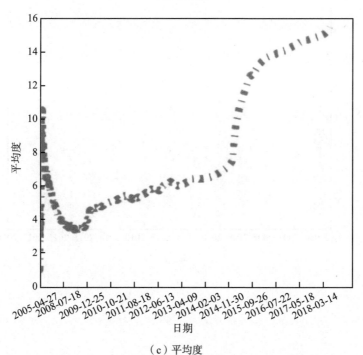

（c）平均度

图5.15 MSM社交网络中节点数量、边数量及平均度的时序变化

剧攀升后，网络的平均度发生了一段非常剧烈的下降，这是因为不断增加的节点使得此时网络中的边密度突然变小；也说明最初的节点增长可能是因为新用户的好奇心使得他们加入了网络中，但却并没有开展丰富的社交活动。经历短暂的下跌之后，网络的平均度不断攀升，在2015年之后急剧增大。直到2016年下半年，网络的平均度达到了14左右，之后保持缓慢的上升速度继续增大，网络的平均交互密度不断增大。

　　为了进一步明确社交网络中用户交友模式的变化规律，我们分析了网络中用户好友数的动态演变情况，计算了所有用户每年的互动好友数量（同一节点在各年的网络中的度，而不是累积网络中的度）。结果显示，大多数节点在网络中的度的增长率始终大于0，如图5.16（a）所示，也就是在这13年，大多数用户的好友数较上一年都会有所增加。此外，我们发现度增长率的平均值与每个网络的节点数目增长率之间存在显著的正相关关系（$r = 0.939$）。也就是说，网络中的节点数量增长得越快，用户好友数的增长越快速。

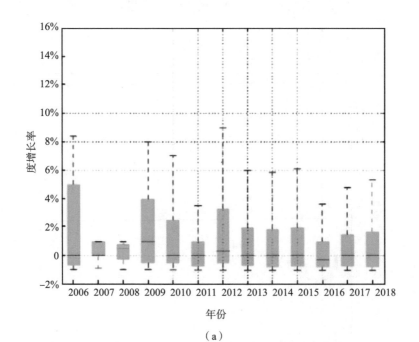

（a）

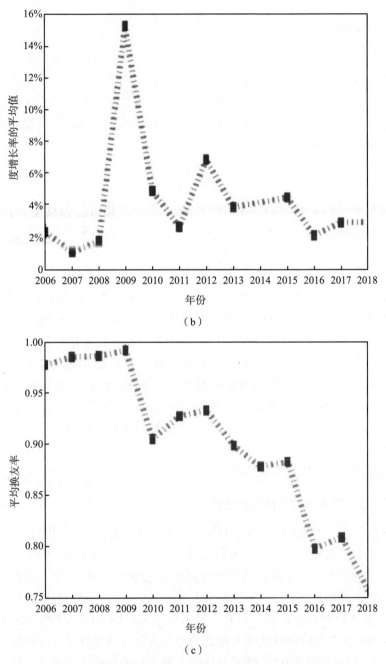

（b）

（c）

图5.16　度增长率与平均换友率变化情况
该图中所有指数都是基于年度独立网络而计算的，而非累积网络

（二）换友率

为深入了解MSM在线社交关系的稳定程度，我们构建了换友率指标来量化每位用户当年与前一年相比的好友变化情况，用前后两年的不同好友比例来衡量每个用户的好友变化率，进一步理解该群体在好友关系上的年度变化情况。令节点 $i \in I$，I 表示网络中的用户集合，$|I| = N$，ψ_i^k 表示用户 i 在第 k 年的维持的交互好友集合，则该用户在第 $k+1$ 年的换友率 c_i^{k+1} 为

$$c_i^{k+1} = \frac{|\psi_i^{k+1} \cap \psi_i^k|}{|\psi_i^k|}$$

其中，ψ_i^{k+1} 表示用户 i 在第 $k+1$ 年维持的交互好友集合。因此全局网络在第 $k+1$ 年的整体换友率 C^{k+1} 可以网络中所有节点的换友率的平均值来衡量，即

$$C^{k+1} = \frac{\sum_{i \in I} c_i^{k+1}}{N}$$

根据定义计算可得，大部分用户的换友率都十分高，接近1.0。对大多数用户而言，今年的交流对象往往很难维系到下一年，来年的好友列表会发生大的改变。这也说明在该社区中大多数用户之间并没有建立起稳定和持续的交互关系。但是，从实验结果可以看出，这种情况在逐渐改变。越来越多的用户倾向于保留之前的好友列表，形成较低的换友率。从图5.16（c）可以看出，年度用户平均换友率总体保持下降趋势，换友率从2006年的97.8%逐渐下降到2018年的75.7%。此外，我们发现平均换友率与节点数目之间存在着明显的负相关关系（$s = -0.901$）。社交网络中的节点数量越多，用户换友的概率反而越小，更倾向于不更换之前的交互对象（朋友列表）。

（三）最大强连通片及最大弱连通片

图5.17显示了MSM社交网络中最大强连通片（每个节点到所有其他节点都至少有一条有向路径可达）和最大弱连通片（不考虑有向图中边的方向，每个节点都是可达的）的大小及在全网中的比例的变化趋势。可以看出，不论是最大强连通片还是最大弱连通片，在网络演化初期的增长都较缓慢，但两者早期在网络中占比的变化趋势却存在明显差异。最大强连通片的全网占比在经历了一段快速下降（到0左右）后保持逐渐上升的趋势；而最大弱连通片的占比却急剧攀升到0.8左右，然后回落到0.2，随后又快速上升（与平均度的早期变化趋势较为一致）。在2012年6月以后，最大强连通片和最大弱连通片两者规模的增长率都开始提高，最大强连通片比例此时出现了相同的增长趋势。此外，从图5.17（b）中可以看出，最大强连通片在全网中的比例最终保持在0.2左右，最大弱连通片的

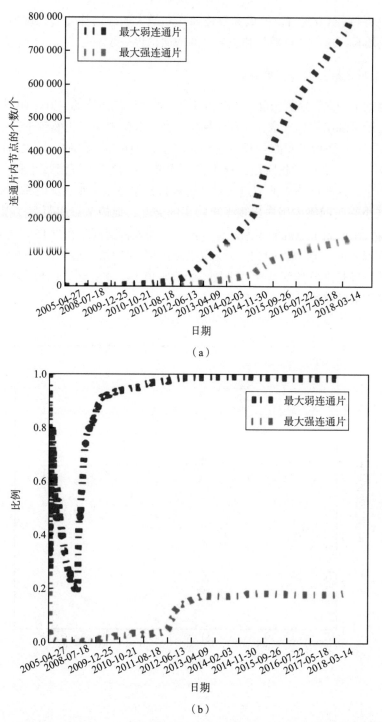

（a）

（b）

图5.17　MSM社交网络中最大强连通片和最大弱连通片的大小及在全网中比例的变化趋势

比例最终保持在1.0左右，但最大强连通片和最大弱连通片此时的规模仍然呈现出较快的增长，这与节点数目和边数目的增加趋势一致。

（四）平均最短路径长度演化

网络的平均最短路径长度在2006年1月之前表现出急剧的上升，如图5.18（a）所示，之后呈现出阶梯式增长，此时网络中节点和边的数量仍然较少。在2009年4月，网络中的平均最短路径长度达到了峰值，即6.73。此时，最大弱连通片的全网比例正处于最快增长阶段。此后，平均最短路径长度逐渐减小到4.20左右，并趋于稳定。这时网络中的节点数目和边数目开始急剧扩张。此时平均最短路径长度的减小表明网络中用户出现了更密集的交互，促使节点间距离变得更加近，虽然仍有大量的新节点源源不断地加入网络。当该社交网络在2015年之后变得更加鲁棒和稳定时，新节点的加入及新连边的产生对网络连通性的影响已经较小，平均最短路径长度开始保持在一个较小的稳定值上。这一结果也与人类各种社交网络的平均最短路径长度的特点相一致。

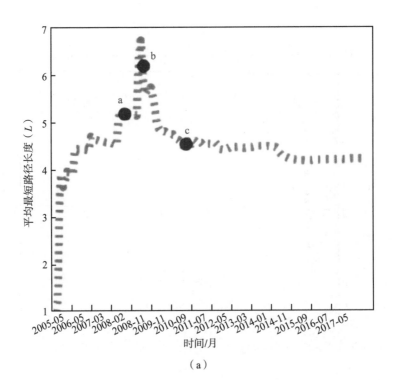

（a）

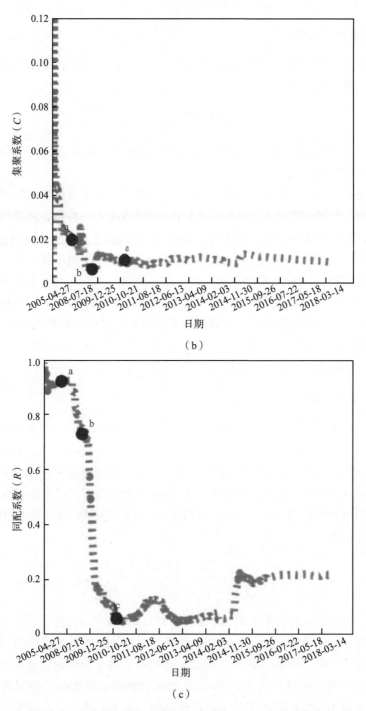

图5.18 平均最短路径长度、集聚系数、同配性的时序变化
a、b、c分别是网络3个时间节点（2008-07-17、2009-09-12、2011-01-29）

（五）集聚系数演化

集聚系数是衡量节点的两个邻居节点也相互连接的概率，即网络中三角形结构的比率，可以表示为

$$C = \frac{c(3)}{p(3)}$$

其中，$c(3)$ 表示网络中实际存在的三角形结构的数量；$p(3)$ 表示网络中可能出现的三角形结构的最大数量。

通过分析不同日期形成的累积网络可以发现，在网络演化初期节点和边的数目还较少时，网络的集聚系数从 0 迅速上升至最大值 0.12。然而，随着网络规模的不断增大，网络的集聚系数开始下降，最终稳定在 0.01 左右，如图 5.18（b）所示。这表明即使节点和边的数量不断增加，网络中三角形的比例也基本稳定在一定值上，演化后期的网络集聚系数变化不大。也就是说，在该高风险人群的社交网络中，实际形成的三角形结构仅占所有可能形成的三角形的 1% 左右。然而，在主要由异性恋个体构成的网络社区中，研究发现其三角形结构的数量比 1% 小得多。因此，该结果也在一定程度上说明了同性恋交友网络，如 MSM 交友网络的传递性高于异性恋交友网络。

（六）网络同配性

为了了解不同时期 MSM 彼此间的交友偏好（连边偏好），并进一步解释我国 MSM 在互联网在线社区上近年来社交特点的变化，我们分析了 MSM 社交网络的同配性在 2005 ～ 2018 年的时序演变模式。通过计算所有日累积网络的度 – 度相关性，探索在演化的不同阶段该高风险群体社交网络是否总是存在显著的同配性或异配性。这里用纽曼（Newman）提出的度 – 度相关系数（R）衡量网络的同配性，可以表示为

$$R = \frac{\langle k_{to} k_{from} \rangle - \langle k_{to} \rangle \langle k_{from} \rangle}{\sqrt{\langle k_{to}^2 \rangle - \langle k_{to} \rangle^2} \sqrt{\langle k_{from}^2 \rangle - \langle k_{from} \rangle^2}}$$

其中，$\langle . \rangle$ 表示不同边的平均值；k_{to} 表示边终点对应节点的度；k_{from} 表示边起点对应节点的度。当 R 等于 0 时，表示网络中两个节点之间是否有边连接与这两个节点的度值无关，网络中任一条边的两端节点的度是完全随机的，也就是该网络不具备同配性或者异配性。当 R 大于 0 时，表示该网络是同配的，此时网络中度大的节点更倾向于与同样度很大的节点产生连接，反之亦然，度小的节点也倾向于与度同样较小的节点彼此连接。换言之，此时社交网络中的"名人"或受欢迎的

用户倾向于选择同样有名、受欢迎的用户进行互动。而当 R 小于0时，则表示网络总体上是异配的，此时网络中度大的节点倾向于连接度小的节点。R 的绝对值大小代表了网络同配或者异配的程度：正值越大，网络的同配性越显著；负值越大，则异配性程度越高。

不同时期MSM社交网络的同配性系数的取值分布如图5.18（c）所示。可以看出，随着网络的不断演化，网络的同配性系数总是大于0的。也就是说，该风险群体的社交网络总是同配的，网络中度大的节点往往会与度同样很大的节点产生连接。这表明该群体的成员倾向于选择与其相似的用户进行交流、建立好友关系。在演化初期，网络的同配性系数约等于1。这是由于当时该网络中的用户数量很少，节点之间彼此连接，从而导致节点间的度值十分相似。然后，随着网络的不断演化，节点数目不断增加，同配性系数逐渐下降，最终稳定在0.22左右。

可以发现，MSM社交网络的这种同配性与经典的科研合作网络及演员合作网络相似，但不同于以异性关系为主的在线社交网络。异性社交网络在所有交互类型的度-度相关性上都显示出显著的异配性特点。虽然这些网络都是互联网上产生的在线交友网络，但MSM社交网络与异性关系网络却表现出不同的特点：MSM倾向于在网络社区中寻找与之具有相似度（人气或特质）的朋友和伴侣，但在异性关系中，社交网络却表现出了异配性特点，度值大的节点倾向于与度值较小的节点建立连接，即社区中受欢迎的用户反而更倾向于寻求知名度或人气较低的异性朋友和伴侣。此外，可以据此推测出，在同性关系中，两者间的相似性更重要；而在异性关系中，两者的差异性或互补性却更具吸引力。

（七）社区结构演化

分析MSM社交网络中社区结构的时序演化特点，有助于了解该高风险人群在不同时期的社交结构。对13年演化形成的日累积网络，使用Infomap算法进行各个网络内部的社区结构挖掘，并计算各个网络中的社区数量，结果如图5.19（a）所示。可以发现，随着时间的推移，网络中的社区数量始终保持上升趋势，并且到2015年社区数量的增长率出现了明显提高，这与网络中节点和边数量的增长模式类似。

此外，我们还对每个日累积网络中的最大社区规模进行了分析，如图5.19（b）所示。出乎意料的是，在时序演化过程中随着网络规模的不断扩大，最大社区规模（社区内部成员数量，对应为节点的数量）并没有发生持续性增大，这与其他网络指标的发展趋势有所不同。可以发现，在2015年之后，网络中最大社区规模波动较大，而此时社区数量和节点数量仍在持续快速攀升。这一结果表明，在网络演化后期，网络中最大社区持续发生着解体、整合和重组，从而导致最大

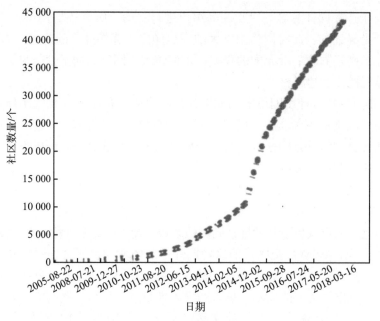

（a）社区数量的时序演化

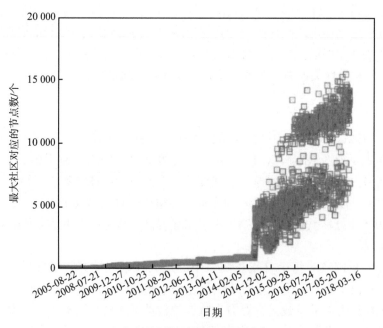

（b）最大社区规模的时序演化

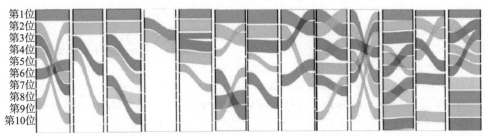

第1位
第2位
第3位
第4位
第5位
第6位
第7位
第8位
第9位
第10位

2005～ 2006～ 2007～ 2008～ 2009～ 2010～ 2011～ 2012～ 2013～ 2014～ 2015～ 2016～ 2017～
2006年 2007年 2008年 2009年 2010年 2011年 2012年 2013年 2014年 2015年 2016年 2017年 2018年

（c）规模排名前十的社区间的节点流向关系

图5.19　社区结构的时序变化

图（c）中条纹的粗细代表流动节点的比例，越粗则表示两者间的节点流动比例越高（0和1之间）

社区的规模在上升和下降过程中反复横跳。通过分析最大社区规模与网络整体规模之间的关系，我们发现这两者之间并不存在直接的相关性。网络总体的节点数目更多，并不意味着最大社区中存在更多或更少的节点。

此外，我们还探索了网络演化期间网络中各个社区之间的成员流动关系，图5.19（c）展示了网络中规模排名前十的社区间的节点流向。可以看到，不同社区之间的节点流动十分频繁，从而使得同一社区的成员总是在变化，也说明其实大部分用户的社交圈是不太稳定的。同时，这也进一步证实了该高风险群体交友网络的内部社交关系具有灵活、快速变化、不稳定的特点。

参 考 文 献

Albert R，Jeong H，Barabási A L. 1999. Diameter of the world-wide web［J］. Nature，401：130-131.

Barabási A L，Albert R. 1999. Emergence of scaling in random networks［J］. Science，286（5439）：509-512.

Barrat A，Weigt M. 2000. On the properties of small-world network models［J］. The European Physical Journal B-Condensed Matter and Complex Systems，13（3）：547-560.

Boguñá M，Pastor-Satorras R，Vespignani A. 2003. Absence of epidemic threshold in scale-free networks with degree correlations［J］. Physical Review Letters，90（2）：028701.

Bruch E E，Newman M E J. 2019. Structure of online dating markets in U. S. cities［J］. Sociological Science，6：219-234.

Erdős P，Rényi A. 1959. On random graphs I［J］. Publicationes Mathematicae Debrecen，6：290-297.

Holme P，Edling C R，Liljeros F. 2004. Structure and time evolution of an internet dating community［J］. Social Networks，26（2）：155-174.

Kitsak M, Gallos L K, Havlin S, et al. 2010. Identification of influential spreaders in complex networks [J]. Nature Physics, 6: 888-893.

Klemm K, Eguíluz V M. 2002. Growing scale-free networks with small-world behavior [J]. Physical Review E, 65 (5): 057102.

Liu C C, Lu X. 2018. Analyzing hidden populations online: topic, emotion, and social network of HIV-related users in the largest Chinese online community [J]. BMC Medical Informatics and Decision Making, 18 (1): 2.

Rosvall M, Bergstrom C T. 2008. Maps of random walks on complex networks reveal community structure [J]. Proceedings of the National Academy of Sciences of the United States of America, 105 (4): 1118-1123.

Watts D J, Strogatz S H. 1998. Collective dynamics of 'small-world' networks [J]. Nature, 393: 440-442.

Zhang P C, Chi X L, Wu M X, et al. 2012. Status and influencing factors of attitude toward LGBT among college students [J]. Chinese Journal of Public Health, 28 (7): 921-923.

Zou H C, Tucker J D, Fan S, et al. 2018. Learning about HIV the hard way: HIV among Chinese MSM attending university [J]. The Lancet Infectious Diseases, 18 (1): 16-18.

第六章　文本挖掘

第一节　自然语言处理

一、自然语言处理概述

自然语言处理是人工智能与语言学交叉的综合领域，是计算机科学领域与人工智能领域中的一个重要方向。其主要探讨如何处理及运用自然语言、自然语言认知（让计算机"懂"人类的语言）、自然语言生成系统（将计算机数据转化为自然语言）及自然语言理解系统（将自然语言转化为计算机程序更易处理的形式），是一门集语言学、计算机科学、数学于一体的科学。

自然语言处理的文本范畴可以是任何语言、模式、体裁，可以是口头的或书面形式的，唯一的要求就是必须是人类用于相互交流的语言。在人工智能出现之前，通常使用机器来处理结构化数据（如Excel表格中的规则数据）。但随着非结构化数据在网络数据中占据主导，单纯的计算机技术难以处理这部分内容，例如文章、短文本、音频、视频等。其中文本内容占比最大，极具研究价值，为了能分析使用这部分数据，就需要使用自然语言处理技术，使机器能够更好地理解、利用信息，更快地处理信息。自然语言处理可以说是人类语言与机器语言之间沟通的桥梁，让机器能够理解处理人类语言，跨越了人类和机器之间的沟通鸿沟，将非语言格式的数据转换成人类可以理解的语言格式。

早期的自然语言处理在人工智能领域被称为自然语言理解，目标是完成类似人类的语言处理，一个完整的自然语言理解包括：解释输入的文本内容；将文本内容翻译成另外一种语言；能回答有关文本内容的问题；从文本内容中进行推导。伴随机器学习、深度学习等模型的研究发展，从自然语言理解到自然语言处理这一目标正在被完成。

每一类自然语言都可以看作一个庞大且繁杂的体系，包含的单词、词语、句子和语法量巨大，自然语言处理的研究存在五大难点需要克服。

（一）语言的多样性

使用自然语言处理时，首先需要进行分词操作，在口语中，词与词之间都是连续的，如何界定分词边界呢？通常的方法是选取使上下文通顺合理的组合。在文本上，英语的分词大多可以以空格分隔单词。但是很多语言，例如汉语，一句话的书写中，字与字之间是没有边界分隔的。因此，在分隔时语言的组合方式非常灵活，字、词、短语、句子等的不同组合，能表达出不同的含义。

（二）语言的语境

语言中存在很多指代性字词，如果没有语境约束和上下文联系，很难对文中代词的指代进行确定。

（三）语言的鲁棒性

自然语言在输入时可能产生错误，如拼写、语法或者符号错误等。在处理语音识别的文本时，可能遇到地方口语等不规范、有瑕疵的输入。

（四）语言的歧义性

就单个字词解析来说，许多字词不止有一个含义，在不同的语境下往往有不同的含义。语言是开放的，在日新月异的网络世界，伴随着新词的产生，已有词所代表含义的变化每天都在发生。

（五）语言的知识基础

解决以上问题后，如何适当地处理和使用这些信息，常常需要语义学和语用学知识作为前提。

二、自然语言处理应用

自然语言处理自诞生以来不断蓬勃发展，随着研究的深入，使用自然语言处理技术，在海量数据中获取重要信息的应用越来越多。自然语言处理的发展趋势和发展前景一片大好，其主要应用领域如下。

（一）信息检索

信息检索（information retrieval）中常用的自然语言处理技术，包括去除停用词、取词根、词性标注、词义消歧、句法分析、命名实体识别、指代消解等。信息检索可以定义为一种软件程序，该程序用于存储、检索和评估文档中的信息，可以帮助找到用户在文档中所需的信息或者包含信息的文档的所在位置，但不能对问题进行回答。

（二）文本分类

文本分类（text classification）作为自然语言处理的一个应用，也是研究中的一个经典问题，其目的是为句子、段落和文档等单元匹配标签。进行分类的文本可以来自不同的渠道，有着丰富的信息来源，包括网络数据、电子邮件、社交媒体、评论留言等。文本分类与其他方面的应用有着很密切的联系，例如问答、垃圾邮件检测、情绪分析、新闻分类等。

（三）信息抽取

信息抽取（information extraction）是从自然语言文本中抽取指定类型的实体、关系、事件等事实信息，并将其转化为结构化数据输出的文本处理技术。

（四）机器翻译

许多语言不允许直译，此外还有很多倒装之类的特殊句子结构，原始的翻译服务往往会忽略这一点。借助自然语言处理技术，目前的工具，例如Google浏览器中提供的自动翻译等，均具有良好的翻译功能，并且以Google、微软为代表的企业均成立了机器翻译团队，进行智能翻译研究。机器翻译作为自然语言处理中最广为人知的一个应用场景，面临着语义分析、上下文语境等诸多挑战，未来还有很大的发展空间。

（五）自动文本摘要

信息爆炸时代，互联网中充斥着海量数据，人们每天能通过各种途径（如新闻软件、微博、网站等）接触到大量的文本信息。如何从数量如此巨大的数据中提取重要的内容？自动文本摘要将为这一问题提供解决方案。

（六）问答

自然语言问答是从自然语言处理和信息检索中衍生出来的共同特征。问答有两种类型：抽取式和生成式。抽取式问答本质上是主题分析，即给定一个问题和一组答案，系统会根据候选答案的正确与否进行回答。生成式问答，则需要动态生成答案。

（七）对话系统

现代技术日新月异，产品更新迭代速度快，对话系统的发展不单局限于一些狭义的应用程序（如音响系统），在电子商务、银行等业务场景中也已广泛应用,像24小时人工智能客服等能满足用户的大部分需求的应用也不断被开发出来。

(八)语音合成

对话式人工智能正在改变人机交互方式,语音合成是对话式人工智能的一部分,经过长时间的发展,语音合成已经从最初的基于拼接合成,经历参数合成,发展为基于端到端的合成。目前语音合成已经可以基本实现流利、通畅及感情充沛。

(九)语料库

语料库通常指为语言研究收集的、用电子形式保存的语言材料,由自然出现的书面语或口语的样本汇集而成,用于表示特定的语言或语言变体。语料库语言学在西方有两个源流,一个是20世纪60年代初,语言学研究中英国的实证主义思潮和实践,以及美国的结构主义语言学传统;另一个是自然语言处理研究,尤其是机器翻译领域中的语料库开发。如今,对于机器可读的自然语言文本,研究涵盖了采集、存储、检索、统计、语法标注、语义研究等多个方面;此外,还包括语言教学、语言定量分析、词汇研究、词语搭配研究、词典编纂、语言文化研究、法律语言研究、作品风格分析及机器翻译等领域。这些研究领域整体上属于语料库语言学的范畴。

第二节　主题建模

一、主题建模概述

主题建模即根据给定的文档,在文档语料库中准确挖掘文本信息的主题及文本信息所要表达的中心思想。关于主题模型,已经有一系列稳定健康的模型,包括LSA、概率潜在语义分析(probabilistic latent semantic analysis, PLSA)、LDA、深度匹配等级(deep match to rank, DMR)模型、相关主题模型(correlated topic model, CTM)等。

二、LSA

LSA,又称为潜在语义标引(latent semantic indexing, LSI),于1990年被提出,具体参见Deerwester等(1990)。

（一）LSA基础知识

（1）词频-逆文档频率（term frequency-inverse document frequency，TF-IDF）是一种常用的加权技术，用以评估一个词在一个文件集中的重要程度。TF-IDF = TF×IDF，TF-IDF的含义是：一个词在特定文章中出现的频率越高，同时在整个文档集合中的其余文档中出现的次数越少，越能代表该文章。

词频（TF），即一个词在文中出现的频率，用公式表示为

$$\mathrm{TF}_{i,j}=\frac{n_{i,j}}{\sum_{k}n_{k,j}}$$

逆文档频率（IDF）= $\log\left(\dfrac{\text{语料库的文档总数}}{\text{包含该词的文档数}+1}\right)$，表示词的普遍程度。包含词的文档越少，IDF越大，说明该词具有很好的类别区分能力。

$$\mathrm{IDF}_i=\log\frac{|D|}{1+|j:t_i\in d_j|}$$

TF-IDF的优点是简单快速，而且容易理解；缺点是有时候用词频来衡量文章中的一个词的重要性不够全面，有时候重要的词可能出现得不够多，而且这种计算无法体现位置信息，无法体现词在上下文的重要性。

（2）奇异值分解（singular value decomposition，SVD）指的是将一个非零的$m\times n$实矩阵A，$A\in R^{m\times n}$，表示为以下三个实矩阵乘积形式的运算，即进行矩阵的因子分解：

$$A_{m\times n}=U_{m\times n}\times\textstyle\sum_{m\times n}\times V^{\mathrm{T}}_{n\times n}$$

其中，U表示一个m阶正交矩阵；$\sum$表示一个由降序排列的非负的对角线元素组成的矩形对角矩阵；V表示一个n阶正交矩阵。满足$UU^{\mathrm{T}}=I,VV^{\mathrm{T}}=I,\sum=\mathrm{diag}(\sigma_1,\sigma_2,\cdots,\sigma_p)$，其中$\sigma_1\geqslant\sigma_2\geqslant\cdots\geqslant\sigma_p\geqslant0$，$p=\min(m,n)$。$U\sum V^{\mathrm{T}}$称为矩阵$A$的奇异值分解，$\sigma_p$称为矩阵$A$的奇异值，$U$中的列向量称为左奇异向量，$V$的列向量称为右奇异向量。矩阵$A$的奇异值分解中，奇异值$\sigma_1,\sigma_2,\cdots,\sigma_p$是唯一的，而矩阵$U$和$V$则并不是唯一的。

SVD的几何意义是如果矩阵对某一个向量或某些向量只发生伸缩变换，不对这些向量产生旋转的效果，那么这些向量就称为这个矩阵的特征向量，伸缩的比例就是特征值。

紧奇异值分解：设有$m\times n$的实矩阵A，如果$\mathrm{rank}(A)=r$，$r\leqslant\min(m,n)$，则称$A=U\sum_r V_r^{\mathrm{T}}$为$A$的紧奇异值分解。其中，$U_r$表示$m\times r$矩阵，$\sum_r$表示$r$阶对角矩阵，$V_r^{\mathrm{T}}$表示$r\times n$的矩阵，而这些矩阵都是由之前的$U\sum V^{\mathrm{T}}$中的前$r$列（行）产

生的。

截断奇异值分解：在矩阵的奇异值分解中，将矩阵维度从 n 降至 k，那么我们就可以利用截断奇异值分解来近似得到现阶段的矩阵 A，即

$$A_{m \times k} \approx U_{m \times k} \sum\nolimits_{m \times k} V_{m \times k}^{\mathrm{T}}$$

其中，$0 < k < \mathrm{rank}(A)$，在实际应用中，就是利用截断奇异值分解来实现矩阵的压缩，将其进行近似表示。紧奇异值分解对应着无损压缩，截断奇异值分解对应着有损压缩。SVD 应用广泛，在自然语言处理中，LSA 的数学原理就是奇异值分解。

（二）LSA 原理

一个文本可以表示为一组单词的无序组合，那么根据一个文本集合 $D = \{d_1, d_2, \cdots, d_n\}$ 和一个相对应的单词集合 $W = \{w_1, w_2, \cdots, w_n\}$，可以获得一个单词-文本矩阵：

$$X = \begin{bmatrix} x_{11} & x_{12} & \cdots & x_{1n} \\ x_{21} & x_{22} & \cdots & x_{2n} \\ \vdots & \vdots & & \vdots \\ x_{m1} & x_{m2} & \cdots & x_{mn} \end{bmatrix}$$

X 表示原始的单词向量空间，每一列是一个文本在单词向量空间中的表示，即 $X_{m \times n}$ 中 m 表示单词个数，n 表示文本个数。其中，$x_{i,j}$ 表示字典中第 i 个词在第 j 篇文章中出现的加权词频。

一篇文章开始时最先确定的一定是文章的主题，再根据文章主题组织词汇，最后完成一篇完整的文章，也就是主题→单词→文本的顺序。所以，我们需要将单词向量空间转换成话题向量空间（话题是文中所讲述的内容中心或主题，一个文本一般有若干个话题）。现已知单词-文本矩阵 $X_{m \times n}$，接下来将介绍如何将其转换为话题-文本矩阵 $Y_{k \times n}$，其中 k 为话题个数。

$$Y = \begin{bmatrix} y_{11} & y_{12} & \cdots & y_{1n} \\ y_{21} & y_{22} & \cdots & y_{2n} \\ \vdots & \vdots & & \vdots \\ y_{k1} & y_{k2} & \cdots & y_{kn} \end{bmatrix}$$

可以寻找一个单词-话题矩阵 $T_{m \times k}$，这个矩阵的每一列代表一个话题，每一行代表一个单词，那么 T 中的 $t_{i,j}$ 元素则代表第 i 个单词在第 j 个话题中的权重。如此可以用矩阵 T 将单词向量空间转换为话题向量空间，即 $X = TY$。

$$T=\begin{bmatrix} t_{11} & t_{12} & \cdots & t_{1k} \\ t_{21} & t_{22} & \cdots & t_{2k} \\ \vdots & \vdots & & \vdots \\ t_{m1} & t_{m2} & \cdots & t_{mk} \end{bmatrix}$$

矩阵 T 的确定，就需要利用截断奇异值，$X \approx T_{m \times k}\sum_{k \times k}V^{\mathrm{T}}_{n \times k}$，这里的 k 表示我们想要的话题个数。在得到对应的话题空间后，再利用相似度等衡量该文本与其他文本之间的相似度（图6.1）。

将文档表示到话题向量的过程本质上使用的是奇异值分解和降维。通过降维，去除文档中的噪声，即无关信息，呈现语义结构，这是LSA中最重要的一步。

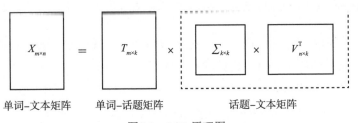

图6.1　LSA原理图

三、LDA

LDA涉及的数学知识比较多，是一种被广泛使用的主题模型。LDA是由Blei等（2003）提出来的，用于推测文档的主题分布。

（一）基础知识

1.共轭先验分布

在贝叶斯概率理论中，如果后验概率 $P(\theta|x)$ 和先验概率 $P(\theta)$ 满足同样的分布律，那么我们称先验分布和后验分布为共轭分布，同时称先验分布为似然函数的共轭先验分布。

2.二项分布与多项分布

伯努利分布，又称两点分布或0-1分布，是一个离散型的随机分布，随机变量只有0和1两个取值，而二项分布（$X \sim B(n,p)$），即重复 n 次的伯努利分布，其概率密度函数为

$$\mathrm{Binom}(k|n,p) = C_n^k p^k (1-p)^{n-k}$$

多项分布是二项分布扩展到多维的情况，多维分布的随机变量取值不再是0或1，而是存在多种离散值可能（$1, 2, \cdots, k$），其概率密度函数为

$$\text{Multi}\left(x_1, x_2, \cdots, x_k \mid n, p_1, p_2, \cdots, p_k\right) = \frac{n!}{x_1! x_2! \cdots x_k!}\, p_1^{x_1} p_2^{x_2} \cdots p_k^{x_k}$$

3. 贝塔分布与狄利克雷分布

二项分布的共轭先验分布其实就是贝塔分布，其概率密度函数为

$$f(x) = \begin{cases} \dfrac{1}{B(p|\alpha,\beta)}\, p^{\alpha-1}(1-p)^{\beta-1}, & x \in [0,1] \\[3mm] 0 & , \text{其他} \end{cases}$$

其中，系数 $B(p|\alpha,\beta) = \int_0^1 p^{\alpha-1}(1-p)^{\beta-1}\mathrm{d}x = \dfrac{\Gamma(\alpha)\Gamma(\beta)}{\Gamma(\alpha+\beta)}$。

Γ 是伽马函数，定义 $\Gamma(x) = \int_0^\infty t^{x-1}\mathrm{e}^{-t}\mathrm{d}t$，$\Gamma(x+1) = x\Gamma(x)$，伽马函数可以看成阶乘在实数集上的延拓，对于正整数 n 满足：$\Gamma(n) = (n-1)!$。

贝塔分布的期望为

$$\begin{aligned} E(\text{Beta}(p|\alpha,\beta)) &= \int_0^1 t\,\text{Beta}(p|\alpha,\,\beta)\,\mathrm{d}t \\ &= \int_0^1 t\, \frac{\Gamma(\alpha+\beta)}{\Gamma(\alpha)\Gamma(\beta)}\, t^{\alpha-1}(1-t)^{\beta-1}\mathrm{d}t \\ &= \int_0^1 \frac{\Gamma(\alpha+\beta)}{\Gamma(\alpha)\Gamma(\beta)}\, t^{\alpha}(1-t)^{\beta-1}\mathrm{d}t \end{aligned}$$

其中，最终得到的乘积 $t^{\alpha}(1-t)^{\beta-1}$ 对应贝塔分布 $\text{Beta}(p|\alpha+1,\beta)$，因此贝塔分布的期望可以表示为

$$E(\text{Beta}(p|\alpha,\beta)) = \frac{\Gamma(\alpha+\beta)\Gamma(\alpha+1)\Gamma(\beta)}{\Gamma(\alpha)\Gamma(\beta)\Gamma(\alpha+\beta+1)} = \frac{\alpha}{\alpha+\beta}$$

狄利克雷分布是多项分布的共轭分布，概率密度函数为

$$f(x_1, x_2, \cdots, x_k | \alpha_1, \alpha_2, \cdots, \alpha_k) = \frac{1}{B(\alpha)} \prod_{i=1}^{k} x_i^{\alpha^i-1}$$

其中，

$$B(\alpha) = \frac{\prod\limits_{i=1}^{k}\Gamma(\alpha^i)}{\Gamma\left(\sum_{i=1}^{k}\alpha^i\right)} \quad \sum_{i=1}^{k}x^i = 1$$

因为多项分布和狄利克雷分布也满足共轭关系，狄利克雷分布的期望与贝塔分布有着类似性质：

$$E\left(\text{Dirichlet}(p \mid \alpha)\right) = \left(\frac{\alpha_1}{\displaystyle\sum_{k=1}^{K} \alpha_k}, \quad \frac{\alpha_2}{\displaystyle\sum_{k=1}^{K} \alpha_k}, \quad \dots, \quad \frac{\alpha_K}{\displaystyle\sum_{k=1}^{K} \alpha_k} \right)$$

（二）LDA模型

LDA模型是一种典型的词袋模型，每个文档都被视为不同的主题集合，每个主题被视为不同的词汇集合，通过文档-主题-词的结构，LDA可以基于概率分布的基础给出文档主题分布的抽取结果，如图6.2所示。

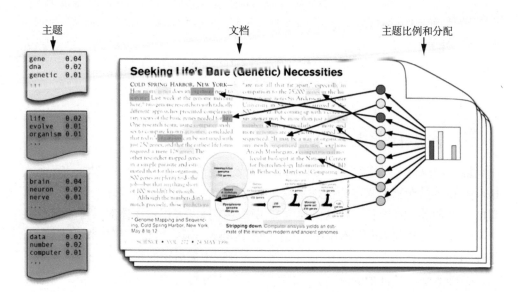

图6.2　文档-主题-词结构

LDA模型的目的是找到每一篇文档的主题分布和每一个主题中词的分布。在LDA基本模型中，首先要假定一个主题数目K，这样所有的分布都是基于K个主题展开的。在LDA中，使用先验分布来描述上述生成机制，其模型原理如图6.3所示，其中深色圆圈为可观测变量，白色圆圈为潜在变量，箭头表示两种变量之间的条件依赖关系。

LDA模型的生成过程如下。

（1）首先选择一个$\theta_m \sim \text{Dirichlet}(\alpha)$。

（2）对每个准备生成的词$W_{m,n}$：选择一个主题$Z_{m,n} = \text{Multi}(\theta_m)$，生成一个单词$W_{m,n} = \text{Multi}(\varphi_{Z_{m,n}})$。

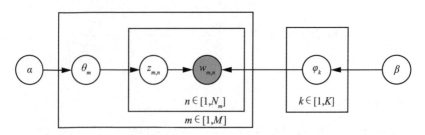

图6.3　LDA模型原理图

M表示文档数量；k表示主题个数；N_m表示每m篇文档中单词的总数；α表示每篇文档主题分布的狄利克雷分布的参数（也称超参数）；β表示每个主题词分布的狄利克雷分布的参数（也称超参数）；θ_m表示一个$m \times n$的矩阵，表示第m篇文档的主题分布，$\theta_m \sim \mathrm{Dirichlet}(\alpha)$；$\varphi_k$表示一个$k \times v$的矩阵，表示第$k$个主题的词分布，$\varphi_k \sim \mathrm{Dirichlet}(\beta)$；$z_{m,n}$表示第$m$篇文档中第$n$个词被赋予的主题，属于隐变量；$w_{m,n}$表示第$m$篇文档中观测到的第$n$个词

第三节　情 感 辨 别

一、情感辨别概述

随着网络世界飞速发展，人们的日常活动逐渐转移到网络中。微博、Twitter、Instagram等社交软件兴起，使越来越多的用户选择在网络上发表评论，网络所承载的信息量爆炸式增长。在这些海量文本中，挖掘庞大用户团体对某件事情或某个事物的态度意见及情感偏向，无论对于个人还是国家组织，都是非常重要的。早在21世纪初，情感辨别就已成为自然语言处理中最活跃的领域之一。

情感辨别，又称情感分析，指的是在文本中分析人类的情感。二分类情感分析可以将情感分为积极和消极两个方向，而多分类情感分析则可将文本中的情感归类在细粒度标签中，如喜悦、愤怒、恐惧、惊讶等。

现有研究中，情感辨别领域已经产生了许多技术，包括有监督学习方法和无监督学习方法。几乎所有类型的有监督学习方法，如支持向量机（support vector machine，SVM）、最大熵、朴素贝叶斯等都曾应用于该领域。无监督学习方法，包括情感词汇、语法分析和句子模式等多种技术也已被广泛应用。

近年来，随着深度学习技术在许多领域成功应用，深度学习技术在情感辨别领域也非常流行。

二、机器学习模型

根据目前的研究情况，基于机器学习的文本情感倾向分析方法中，SVM相比其他方法效果稍微好一点。因此，大多数机器学习的文本情感倾向分析都是基于

SVM的。

SVM是一种常用的判别方法，属于机器学习中的有监督学习类型，广泛应用于模式识别、分类、回归分析及异常值检测等，在解决小样本、非线性和高维数等模式识别问题上有着独特的优势。SVM的基本想法是求解能够正确划分训练集，且几何间隔最大的分离超平面，并且支持线性分类和非线性分类。

（一）线性SVM

SVM输入为m个线性可分的训练样本集$(x_1, y_1), (x_2, y_2), \cdots, (x_m, y_m)$，其中$x$为$n$维特征向量，$x_i = x_{i1}, x_{i2}, \cdots, x_{im}$，$y$为二元输出，$y_i = \{-1, 1\}$，输出为分离超平面的参数$w^*$、$b^*$和分类决策函数，算法原理如下。

（1）构造约束优化问题：

$$\min_\alpha \frac{1}{2} \sum_{i=1}^{m} \sum_{j=1}^{m} \alpha_i \alpha_j y_i y_j (x_i \cdot x_j) - \sum_{i=1}^{m} \alpha_i$$
$$\text{s.t.} \sum_{i=1}^{m} \alpha_i y_i = 0$$
$$\alpha_i \geqslant 0, \quad i = 1, 2, \cdots, N$$

（2）通过序列最小优化（sequential minimal optimization，SMO）算法，得到上式最小时对应的α^*。

（3）根据α^*，求解$w^* = \sum_{i=1}^{m} \alpha_i^* y_i x_i$。

（4）至少存在一个$\alpha_s > 0$的样本，根据$y_s \left(\sum_{i=1}^{m} \alpha_i y_i x_i^{\mathrm{T}} x_s + b \right) = 1$，计算每个支持向量对应的$b_s^*$，可得$b_s^* = y_s - \sum_{i=1}^{m} \alpha_i y_i x_i^{\mathrm{T}} x_s$，所有$b_s^*$对应的平均值即为最终的$b^*$，即$b^* = \frac{1}{S} \sum_{i=1}^{S} b_s^*$。

最终所得的分离超平面为$w^* \cdot x + b^* = 0$，分类预测函数为$f(x) = \text{sign}(w^* \cdot x + b^*)$。

（二）非线性SVM

一般将数据集分为线性可分、近似线性可分和非线性可分，如图6.4所示的样本集就属于非线性可分数据集。在该类数据集上，使用SVM模型，可以通过一种名为核方法的技术，将非线性可分数据转换为线性可分的数据。

该方法的原理如下：将低维空间的非线

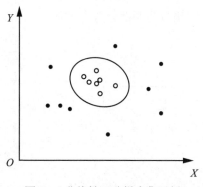

图6.4　非线性可分样本集示例

性可分问题转化为高维空间的线性可分问题，然后在高维空间中寻找最优分类面。由于寻找最优分类面的函数和分类函数都只涉及训练样本之间的内积运算，因此，高维特征空间只需进行内积运算，而这种运算又可以通过原输入空间中的核函数 $[K(x_i,x_j) = \Phi(x_i)\Phi(x_j)]$ 计算实现。非线性问题的解决，使得SVM分类器成为通用分类器之一。

三、深度学习模型

随着硬件功能的改善，如图形处理单元（graphics processing unit，GPU）的进步、计算能力的大幅增强、大规模数据可用性的提升等，深度学习在2010年左右取得了突破，深度学习成为强大的机器学习技术，在很多领域都取得了优异的应用成果，包括计算机视觉、语音识别、自然语言处理等。

深度学习拥有更为复杂的神经网络，使用多层非线性处理单元进行特征提取和转换，底层学习简单的特征，较高层学习从底层特征中派生出的更复杂的特征，形成一个层次化、功能强大的特征表示体系结构。

（一）循环神经网络

循环神经网络（recurrent neural network，RNN）是一种由神经元相互连接形成的有向循环网络。RNN与传统神经网络的简单结构（输入层—隐藏层—输出层）最大的区别，在于每次都会将前一次的输出结果带到下一次的隐藏层中一起训练，可以使用其内部"记忆"来处理一系列的输入，这使得它在处理序列信息方面很受欢迎。

在图6.5中，A表示神经网络模型，X_t表示模型的输入信号，h_t表示模型的输出信号。在t时刻，输入信号X_t作为神经网络A的输入，经过神经网络A，输出分流为两部分，一部分输出给h_t，另一部分作为隐藏的信号流被输入A中。在$t+1$时刻，神经元A会同时收到t时刻的隐藏信号及$t+1$时刻的输入X_{t+1}，之后输出继续被分为两部分进行循环。

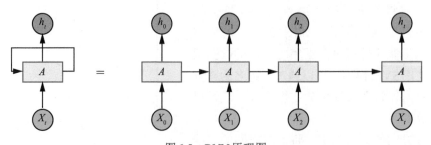

图6.5　RNN原理图

RNN的数学表达式为

$$h_t = \sigma(x_t \times w_{xt} + h_{t-1} \times w_{ht} + b)$$

RNN虽然在理论上可以保留所有历史时刻的信息，但是在实际运行过程中，传递的信息往往会因为时间间隔的延长而逐渐衰减，一段时间后传递的效果大大降低，普通RNN对于信息长时间依赖的问题并没有很好的解决方法，因此有了RNN的一系列变形。

（二）长短期记忆网络

长短期记忆（long short-term memory，LSTM）网络是一种特殊的RNN模型，由Hochreiter和Schmidhuber（1997）提出，后经历代发展，形成了比较系统完善的LSTM框架。特殊的结构设计使其能够避免RNN存在的长时间依赖问题，作为一种默认行为能记住很早时刻的信息，并且不需要为此付出很大的代价。

如图6.6所示，在普通RNN模型中，其重复单元的链式模型中只有一个非常简单的结构，即单一的神经网络层（如tanh层），这使模型的信息处理能力比较低。

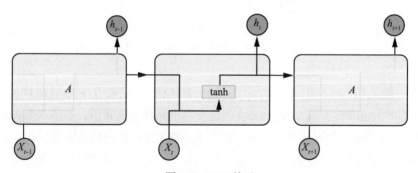

图6.6 RNN单元

如图6.7所示，LSTM在RNN的基础上将图6.6中的结构进行了改进，不再是单一的神经网络层，增加到了4层神经网络进行交互。

LSTM中主要包含三个不同结构的门：遗忘门、输入门和输出门。这三个门可控制LSTM信息的保存和传递，LSTM单元构成情况和相互关系如图6.8所示。

（1）单元状态C_t是LSTM的核心部分，它将始终存在于LSTM的整个链式系统中，用公式表示为$C_t = f_t \times C_{t-1} + i_t \times \widetilde{C}_t$。

（2）遗忘门$f_t = \sigma(W_f \cdot [h_{t-1}, x_t] + b_f)$，$f_t$是一个向量，向量元素均属于[0,1]，通常使用sigmoid函数作为激活函数，表示C_{t-1}的哪些特征被用于计算C_t。

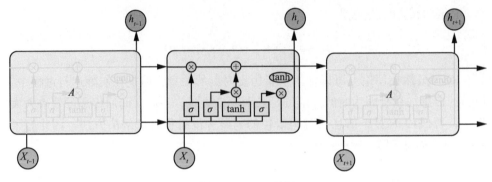

图6.7　LSTM单元

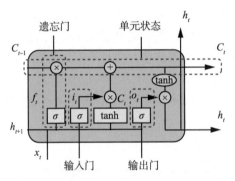

图6.8　LSTM单元构成情况和相互关系

（3）输入门 $i_t = \sigma(W_i \cdot [h_{t-1}, x_t] + b_i)$ ，i_t 与 f_t 同为元素介于[0,1]范围的向量。其中，$\widetilde{C}_t = \tanh(W_C \cdot [h_{t-1}, x_t] + b_C)$ ，$\widetilde{C}_t$ 表示单元状态更新值，由输入数据 x_t 和隐节点 h_{t-1} 经一个神经网络层得到，单元状态更新值的激活函数通常使用tanh。

（4）输出门 $o_t = \sigma(W_o \cdot [h_{t-1}, x_t] + b_o)$ ，通过计算隐节点的输出 $h_t = o_t \times \tanh(C_t)$ ，可得到下一时间片的隐节点输入。

第四节　关系抽取

一、关系抽取概述

随着生物医学和互联网技术的发展，近年来生物医学领域相关资料、文献、数据等数字化文本信息呈现出指数级增长趋势。海量的生物医学文献中蕴含着丰富的、前沿的生物医学知识，是相关从业人员重要的知识来源，要从中迅速准确地获取真正需要的特定知识，仅通过人工阅读的方式显然是不太可行的，这样会消耗大量的人力成本和时间，而且效率也不高，必须借助智能化的文本挖掘等有效技术手段和工具来应对信息爆炸时代的挑战。随着机器学习、深度学习、自然语言处理等人工智能技术的普及度越来越高，诸多的研究人员将技术应用于实践中，譬如文本挖掘领域，旨在从海量的文献中高效挖掘出隐藏的知识，从而进行更深入的研究。作为文本挖掘的关键基础和重要内容，信息抽取的相关任务日渐成为人们关注的热点。信息抽取肇始于20世纪60年代中期，是指从非结构化或半结构化文本中提取关键信息并整合为结构化信息的一项综合技术，目前已被广泛应用于信息检索、问答系统、舆情分析等多个重要领域。其中，关系抽取作为信息抽取的核心任务和基础工作，也顺理成章地成为研究重点之一。医疗文本信息抽取是医疗领域自然语言处理研究中的重要一环，目的是从电子化医疗文本中挖掘出有价值的信息，并进行提取和分析，帮助医生或患者分析病情，实现准确高效的智能化医疗。

二、关系抽取研究现状

关系抽取是信息抽取的关键任务，主要是从自然语言文本中提取实体之间的语义关系，其结果通常以三元组（主语、关系、宾语）的形式表示，即 (s,r,o)。关系抽取就是找出非结构化或半结构化数据中实体之间的关系，是信息抽取的一部分，是构建知识图的关键步骤。这类工作现在被广泛应用于知识图谱、诊断系统、智能问答、信息检索等相关领域。

现有的主流关系抽取技术分为三种：监督学习方法、半监督学习方法和无监督学习方法。①监督学习方法将关系抽取任务视为分类问题，根据训练数据设计有效的特征来学习各种分类模型，然后利用训练好的分类器来预测关系。这种方法包含许多经典模型，如深度神经网络，该模型首次将关系抽取问题等同于关系分类问题，并使用深度卷积神经网络（deep convolutional neural networks，DCNN）来解决关系抽取任务。双向长短期记忆网络（bi-directional long short-term memory，BiLSTM）模型重新考虑了词汇特征，并证明了其有效性。这类方法的问题在于需要对训练语料库进行大量的人工标注，而语料库标注工作通常非常耗时耗力。②半监督学习方法主要使用Bootstrapping（拔靴法）进行关系抽取。对于要提取的关系，首先手工设置几个种子实例，然后从数据中迭代提取与关系对应的关系模板和多个实例。具有代表性的算法有Brin（1998）提出的对偶迭代模式关系展开（dual iterative pattern relation expansion，DIPRE）和卡内基梅隆大学的 Tom Mitchell 教授领导的团队在2010年开发的永不停歇的语言学习者（Never-Ending Language Learner，NELL）知识库等。实体关系抽取的半监督学习方法可以部分解决标注数量不足的问题，但精度低将是其未来长时间的主要问题。③无监督学习方法假设具有相同语义关系的实体对具有相似的上下文信息。因此，我们可以用每个实体对对应的上下文信息来表示该实体对的语义关系，并对所有实体对的语义关系进行聚类。Rozenfeld 和 Feldman（2006）提出了无监督关系识别与提取系统（Unsupervised Relation Identification and Extraction System, URIES），它使用基于模式的上下文，而不是实体对的上下文来表示语义关系。Yao 等（2012）提出了一种基于语义消歧的关系抽取方法，该方法将实体对及其对应的关系模板分配到不同的语义类别，然后使用聚类方法将这些语义类别映射到语义关系。这类方法的问题是，系统的性能在很大程度上取决于约束和启发式构造的好坏，而且关系不像预先指定的关系类型那样规范化。相比之下，监督学习方法提取的特征更有效，准确率和召回率更高。因此，监督学习方法越来越受到学者的关注。

生物医学文本资源丰富，但其中蕴含的信息错综复杂，存在大量领域性词汇，对专业知识积累要求较高。与通用领域相比，生物医学领域关系抽取任务存在以下诸多难点，如文本句式冗长复杂、存在关系的实体对分布密集及存在大量重叠关系等。相关研究表明，生物医学语料中所包含的实体数量为通用领域的2～3倍，存在关系的实体对更为通用领域的4～6倍。生物医学领域关系抽取任务在于判断文本中两个实体之间的关系，比如在药物文本中判断两个药物之间是相互促进、减弱还是会产生副作用等。生物医学关系抽取揭示了医学领域疾病、药物、基因等重要实体之间的语义关系，在医学知识图谱构建、可视化关系网络生成、老药新用等研究中具有重要作用。典型的生物医学关系抽取任务有蛋白质交互信息抽取、药物相互作用抽取、化合物疾病交互关系抽取等。

早期的生物医学领域关系抽取工作均是基于词典和规则层面，即领域专家组织专业研究团队根据生物医学领域相关的词典、知识库、本体库等，通过自然语言处理工具预处理后，由人工设计规则模板完成医学实体间关系的抽取。随着计算机技术的发展，传统机器学习方法出现后在一定程度上减轻了研究者的人工负担，降低了生物医学领域关系抽取任务的专业性壁垒。传统机器学习方法将生物医学关系抽取作为文本 n 元分类问题处理，通过模型从标注好的语料库中抽取丰富特征，在训练后得到 n 元分类器。近年来，随着深度学习方法风靡于各个领域，研究者开始将其应用于生物医学关系抽取工作。深度神经网络仅需少量甚至无须任何特征工程，即可自发地从领域文本中提取特征训练模型，且依旧保持较高的准确性和稳定性。在生物医学领域，卷积神经网络（convolutional neural networks, CNN）、LSTM 和变换器（transformer）成为当前关系抽取的三大主流神经网络架构。Liu 等（2016）结合生物医学领域预训练词向量和位置向量表示构建了文本卷积神经网络（Text CNN）模型，并将之用于药物间相互作用提取，位置向量可以反映输入样本中每个单词与目标实体对间的距离，适用于实体对分布密集的生物医学长句。Yi等（2017）基于双向门控循环单元（bidirectional gated recurrent unit，BiGRU）构建了多层注意力机制的关系抽取模型，提供了词级和句级两种注意力权重的计算方式。Christopoulou等（2020）基于多任务学习策略构建了集成学习模型，采用基于注意力机制的BiLSTM进行句子内的关系抽取，同时引入Transformer用于提取句子间的实体关系，该模型在临床关系抽取评测任务上取得了较好的性能。上述基于外部知识或注意力机制的关系抽取方法在一定程度上提升了模型性能，但受限于对上下文情境建模不佳等问题，在面对生物医学领域的复杂长句时未能表现出良好的效果。

近年来，生物医学领域使用图神经网络进行图结构表示的关系抽取研究与日俱增。Song等（2019）在BiLSTM的基础上结合图循环神经网络，基于图的神经网络架构可以更好地对层次结构复杂的生物医学领域长句进行建模，有效地提升了模型的特征提取能力。Park等（2020）分析了生物医学领域的样本特点，并充分考虑到输入样本的上下文语境信息和空间结构信息，提出了一种基于注意力的图卷积神经网络模型，基于注意力机制设计了新的剪枝策略用于捕获重要的句法特征。Sun等（2020）在基于变换器的双向编码器表示（bidirectional encoder representations from Transformers，BERT）的基础上，引入了包含蛋白质和化合物等概念信息的生物医学领域知识，并通过高斯概率分布对特征表示进行权重重分配。上述基于图结构或预训练语言模型的方法，通过对上下文情境的全局建模，可以大幅度提升模型性能，已成为当前的研究热点之一，但此类方法对标注训练数据的要求较高且需要依赖高性能的运算环境。

关系抽取作为信息抽取的核心工作，其重要性对数据挖掘的各项复杂技术影响深远，意义重大，将会继续成为未来的研究热点。

第五节　知识图谱

一、知识图谱概述

随着"健康中国"目标的推进，以及医疗行业信息技术的不断发展，通过自然语言处理技术将大量医疗文本转化为医疗资源，反哺行业发展，提高医疗质量和健康水平，是一项非常重要的工作。知识图谱技术提供了一种从海量文本和图像中抽取结构化知识的手段，知识图谱与大数据技术、深度学习技术相结合，正在成为推动人工智能发展的核心驱动力。知识图谱技术在医疗领域拥有广阔的应用前景，该技术在医疗领域的应用研究，将会在解决优质医疗资源供给不足和医疗服务需求持续增加的矛盾中发挥重要作用。随着智能时代的到来，把临床数据、临床指南、组学数据通过大数据和知识图谱相结合，实现核心医学概念的全面覆盖、医疗生态圈内全方位知识数据的聚合，从而构建综合智能医疗系统，为临床医生、患者和科研工作者等提供帮助，成为未来医疗的发展方向。医学知识图谱是临床思维的基础，是医疗活动的核心和医疗人工智能的主战场，也是打开医疗人工智能市场的主钥匙。

医疗知识图谱构建离不开大量的三元组，而三元组的获取依靠关系抽取来实现。关系抽取是信息抽取领域的重要任务之一，目的在于抽取文本中的实体对，以及识别实体对之间的语义关系。针对生物医学范畴的文本中包含着多种医学实体，如基因实体、药物实体、化合物等，实体之间也包含着多种关系，如基因-蛋白质关系、药物-药物关系、蛋白质-化合物关系等。基于生物医学领域文本进行实体关系抽取是自然语言处理中的一个重要研讨课题。

知识图谱的概念最初是在2012年5月由Google正式提出的，初衷其实是为了优化搜索引擎返回的结果，提高用户的搜索体验。知识图谱理论上与知识库比较相似，但是从发展上来看，知识图谱建立在互联网搜索引擎之上，知识跨度的范围包括从人类文明出现到如今飞速发展的互联网时代，知识图谱涵盖了这期间的所有知识。与知识库相比，知识图谱的含义显然更为宽泛。

知识图谱本质上属于一种揭示实体之间关系的语义网络，是把人类对实体的认识通过结构化的方式转化为计算机可以理解和计算的语义信息，其中的实体可以是现实生活中的对象或者抽象的概念。

为了计算机能够理解和处理，通常使用三元组来表示信息，三元组是知识图谱中一种直观的通用表示方式，形式简洁，计算机可以方便地对实体关系进行处理。三元组的形式包含实体-关系-实体和实体-属性-属性值两种。

知识图谱作为一种新的富有发展前景的知识管理途径，Google、微软、百度等互联网企业都已经开始构建自己的知识图谱。伴随智能信息服务应用的不断发展，使用搜索引擎进行关键字搜索时，其可以给出相关联的内容，网上购物平台等依据用户喜好可以进行个性化推荐，这些都应用了知识图谱。知识图谱已广泛应用于智能搜索、智能问答、个性化推荐、辅助语言理解和辅助大数据分析等多领域，越来越多的场景依赖知识图谱。

知识图谱按照功能和应用场景，可以分为通用知识图谱和领域知识图谱。通用知识图谱面向的是通用领域，强调知识的广度，形态通常为结构化的百科知识，针对的使用者主要为普通用户，侧重构建行业的常识性知识，没有特别深的行业知识及专业内容，一般是解决科普类、常识类等问题，并用于搜索引擎和推荐系统。领域知识图谱则面向某一特定领域，强调知识的深度，通常需要基于该行业的数据库进行构建，针对的使用者为行业内的从业人员以及潜在的业内人士等，主要是解决当前行业或细分领域的专业问题。我们日常见到的都是通用知识图谱，主要应用于面向互联网的搜索、推荐、问答等业务场景。领域知识图谱需要考虑目标行业中各级别的人员，不同人员对应的操作和业务场景不同，因而需要具备一定的深度与完备性。领域知识图谱对准确度要求非常高，通常用于辅助各种复杂的分析应用或决策支持，有严格与丰富的数据模式，领域知识图谱中的实体通常属性比较多且具有行业意义，应用行业包括金融证券、生物医疗、电商、农业等。

二、知识图谱的研究现状

目前，学界与业界已经涌现一大批知识图谱，Hoffart 等（2013）提出了一种基于 WordNet（一个大型英语词汇数据库）的大型语义知识库 Yago。语义网应用 DBpedia 通过维基百科对结构化数据进行知识抽取，英文版 DBpedia 中包含大量实体。Bollacker 等（2008）第一次提出尝试利用协同智慧构建完全结构化的知识图谱 Freebase。除了这些通用知识图谱外，针对某些特定领域，人们也构建了相应的知识图谱。其中，医学领域是知识图谱最关注的领域之一，已经有大量的研究表明医学知识图谱的构建对临床事件预测有着重大意义。

医学数据因其复杂性和特殊性，人们无法直观地从中捕获更多有用的信息，而医学知识图谱的构建能够帮助人们便捷地获得直观的医学知识。近年来医疗领域的知识图谱不断涌现，阿里健康推出"医知鹿"健康百科，帮助患者理解晦涩难懂的医学专业知识，有助于人们了解疾病的预防、治疗和术后治愈等信息。陈德华等（2017）利用表示学习模型构建患者的时间知识图谱用于链接预测，从而补全知识图谱中的缺失信息。聂丽丽等（2018）建立了"疾病–症状–特征"三层模型的医学诊断知识图谱，用于临床决策支持系统。Goodwin 和 Harabagiu（2016）根据电子病历数据集建立了一个专属的知识图谱，用于推理问题的候选答案，根据相关医学文献对答案进行排序，选出质量最高的答案。Zhao 等（2018）构建了一个医学知识网络，根据知识图谱嵌入方法进行概率推理。针对肺部疾病，Zhu 和 Liu（2020）构建了一个由知识图谱辅助的肺部影像诊断系统，帮助提高医生的诊断效率。Latorre-Pellicer 等（2020）结合深度学习与知识库，提出了一种针对罕见疾病的面部识别算法，将罕见疾病的图像和知识库进行关联，对其进行关联性分析。

综上所述，研究者为了更好地预测疾病做出了大量工作，但仍存在一些不足之处。例如，如何针对电子病历中时间间隔不等的问题进行建模？如何更好地解释深度学习模型，使人们相信模型做出的决策？如何针对某种疾病进行建模，使其具备可解释性？虽然基于机器学习的方法具有一定的可解释性，然而，大部分研究仍没有考虑到时间信息，需要进一步改进。

三、知识图谱的研究分类

（一）表征学习

表征学习（representation learning）又称表示学习，目的是将实体和关系映射到低维向量，同时捕捉它们的语义，是知识图谱的一个重要研究课题。在开发表征学习模型时，可以将表征学习分为表示空间、评分函数、编码模型和辅助信息四个方面，即代表实体和关系的表示空间、衡量事实可信度的评分函数、对实体和关系的相互作用进行编码的模型及外部辅助信息。

表示空间包括点式空间、复数向量空间、高斯分布空间、流体空间（例如球体和超平面空间）；评分函数包括基于距离的函数和基于相似性的函数；编码模型包括线性/非线性模型、因式分解模型和神经网络模型；辅助信息主要指一些外部的信息，如文本描述、视觉信息及一些不确定信息等。

预处理模型word2vec就是一套非常成功的表征学习模型，它将单词转化成向量，并且可以使语义上相似的向量具有很高的相似度。除了word2vec，在知识表征学习领域还有大量基于神经网络和基于"翻译"的模型。

（二）知识获取

知识获取任务分为三类，即知识图谱完善、关系抽取和实体发现。知识图谱完善用于扩展现有知识图谱，为知识图谱添加新的三元组，其主要分类有基于嵌入的模型、基于关系路径推理（利用图结构上的路径信息进行关系推理）、基于深度强化学习的路径搜索、基于规则的推理和元关系学习。关系抽取主要包括识别实体、构建关系抽取模型、提取特征、标注数据、定义关系类型、评估和度量性能、实现领域适应、应用远程监督，以及执行零样本关系抽取。实体发现包括识别、消歧、类型化和对齐。

（三）时间知识图谱

时间知识图谱是一种整合时态信息并进行表征学习的方法。该方向可划分为四个研究领域，即时间嵌入、实体动态、时间关系依赖和时间逻辑推理。

（四）知识感知应用

知识感知应用（knowledge aware applications）包括自然语言理解、问答、对话、推荐系统和各种各样的现实任务。

参 考 文 献

陈德华, 殷苏娜, 乐嘉锦, 等. 2017. 一种面向临床领域时序知识图谱的链接预测模型 [J]. 计算机研究与发展, 54 (12): 2687-2697.

侯梦薇, 卫荣, 陆亮, 等. 2018. 知识图谱研究综述及其在医疗领域的应用 [J]. 计算机研究与发展, 55 (12): 2587-2599.

聂莉莉, 李传富, 许晓倩, 等. 2018. 人工智能在医学诊断知识图谱构建中的应用研究 [J]. 医学信息学杂志, 39 (6): 7-12.

Blei D M, Ng A Y, Jordan M I. 2003. Latent dirichlet allocation [J]. The Journal of Machine Learning Research, 3: 993-1022.

Blei D M. 2012. Probabilistic topic models [J]. Communications of the ACM, 55 (4): 77-84.

Bollacker K, Evans C, Paritosh P, et al. 2008. Freebase: a collaboratively created graph database for structuring human knowledge [C]. Vancouver: The 2008 ACM SIGMOD International Conference on Management of Data.

Brin S. 1998. Extracting patterns and relations from the world wide web [M] //Atzeni P, Mendelzon A O, Mecca G. Selected Papers from the International Workshop on the World Wide Web and Databases. Berlin: Springer-Verlag: 172-183.

Christopoulou F, Tran T T, Sahu S K, et al. 2020. Adverse drug events and medication relation extraction in electronic health records with ensemble deep learning methods [J]. Journal of the American Medical Informatics Association, 27 (1): 39-46.

Deerwester S, Dumais S T, Furnas G W, et al. 1990. Indexing by latent semantic analysis [J]. Journal of the American Society for Information Science, 41 (6): 391-407.

Goodwin T R, Harabagiu S M. 2016. Medical question answering for clinical decision support [C]. Indianapolis: The 25th ACM International Conference on Information and Knowledge Management.

Hochreiter S, Schmidhuber J. 1997. Long short-term memory [J]. Neural Computation, 9 (8): 1735-1780.

Hoffart J, Suchanek F M, Berberich K, et al. 2013. YAGO2: a spatially and temporally enhanced knowledge base from Wikipedia [J]. Artificial Intelligence, 194: 28-61.

Latorre-Pellicer A, Ascaso Á, Trujillano L, et al. 2020. Evaluating Face2Gene as a tool to identify Cornelia de Lange syndrome by facial phenotypes [J]. International Journal of Molecular Sciences, 21 (3): 1042.

Liu S Y, Tang B Z, Chen Q C, et al. 2016. Drug-drug interaction extraction via convolutional neural networks [J]. Computational and Mathematical Methods in Medicine, 2016: 6918381.

Mitchell T, Cohen W, Hruschka E, et al. 2018. Never-ending learning [J]. Communications of the ACM, 61 (5): 103-115.

Park C, Park J, Park S. 2020. AGCN: attention-based graph convolutional networks for drug-drug interaction extraction [J]. Expert Systems with Applications, 159: 113538.

Rozenfeld B, Feldman R. 2006. High-performance unsupervised relation extraction from large corpora [C]. Hong Kong: The 6th International Conference on Data Mining.

Song L F, Zhang Y, Gildea D, et al. 2019. Leveraging dependency forest for neural medical relation extraction [EB/OL]. https: //arxiv. org/pdf/1911. 04123. pdf [2023-10-04].

Sun C, Yang Z H, Su L L, et al. 2020. Chemical-protein interaction extraction via Gaussian probability distribution and external biomedical knowledge [J]. Bioinformatics, 36 (15): 4323-4330.

Yao L M, Riedel S, McCallum A. 2012. Unsupervised relation discovery with sense disambiguation [C]. Jeju Island: The 50th Annual Meeting of the Association for Computational Linguistics.

Yi Z B, Li S S, Yu J, et al. 2017. Drug-drug interaction extraction via recurrent neural network with multiple attention layers [C]. Shenyang: The International Conference on Advanced Data Mining and Applications.

Zhao C, Jiang J C, Guan Y, et al. 2018. EMR-based medical knowledge representation and inference via Markov random fields and distributed representation learning [J]. Artificial Intelligence in Medicine, 87: 49-59.

Zhu C Y, Liu L. 2020. A review of medical decision supports based on knowledge graph [J]. Data Analysis and Knowledge Discovery, 4 (12): 26-32.

第七章　图像辨识

第一节　医学图像辨识背景与难点

随着计算机硬件和算法的不断发展，深度学习在近年来得到了迅速发展。随着学者的不断研究和改进，深度学习的神经网络算法不断被优化，使得深度学习的应用领域已经从最初的图像识别、自然语言处理、语音识别领域，扩展到现在的医疗、金融、交通、安防等更广泛的领域。迄今为止，深度学习在对自然图像进行处理时已经具有成熟的体系和效果，由于医疗图像本身的特殊性，将深度学习用于医疗图像分割与检测识别仍需进一步研究。全球各类医学图像处理机构已经进军该领域，尝试将深度学习方法应用于各种医学图像分析。

医学影像是指医学领域中采用成像技术对人体内部结构和病理生理过程进行诊断与研究的图像。常见的医学影像包括四类：①X线影像，利用X线对人体进行扫描，可以获取人体内部的图像信息，通常用于检测骨折、肺部疾病等；②计算机体层成像（computed tomography，CT），它是一种通过计算机对多个X线影像进行处理，生成三维图像的技术，可用于检测肿瘤、脑部疾病等；③磁共振成像（magnetic resonance imaging，MRI），它是一种利用磁场和无线电波对人体进行成像的技术，可用于检测肿瘤、神经系统疾病等；④超声影像，利用高频声波对人体进行扫描，可以获取人体内部的图像信息，常用于检测胎儿、心脏等。深度学习可用于图像分割与检测识别，即将图像分为不同的区域，每个区域表示不同的物体或场景，可应用于医学图像分析领域。基于深度学习的医学影像技术可以为医生提供一种非侵入性检查手段，有助于提高疾病的诊断准确性和治疗效果，对人类健康事业有着重要的贡献。

随着人工智能技术的发展及医学图像数据的爆炸式增长，基于深度学习算法对医学影像数据进行分析呈现快速增长的趋势。近年来已经衍生出多种性能优越的神经网络模型，如DCNN已经在模式识别、机器视觉等多个领域取得成效。将深度学习技术应用于医学图像分析，辅助医生进行疾病诊断和手术治疗，可以解放人力，对医疗领域的发展具有重大意义：在疾病诊断中，可以提高诊断的准确率，使诊断过程不受外界因素影响；在手术治疗中，使用机器人辅助手段进行微创手术，可以有效提高手术的效率。

第二节 图 像 增 强

一、图像增强概述

我们现在所指的图像一般是数字图像，数字图像是由一个个像素点组成的，每个像素点的取值范围为0～255。当图像由单个维度组成时，我们称之为灰度图；当图像由三个维度组成时，我们称之为RGB彩图，其中图像的三个维度分别代表了红色（red，R）、绿色（green，G）和蓝色（blue，B）三个颜色通道的灰度图。而我们经常提及的图像增强，就是对数字图像数据进行处理的技术之一。由于环境和拍摄设备的影响，图像中存在噪声干扰、清晰度下降等问题，所以为了获得更高质量的图像，需要对其进行图像增强操作。目前实现图像增强的技术有很多，都是基于不同目的进行的，而进行图像增强的目的主要是提高图像分辨率，选择性地突出图像细节，进而整体提高图像的可读性和可学习性。由此可以看出，图像增强起到了加强图像特征的作用，无论是用于人眼观测还是提供给机器学习，图像增强都是必不可少的步骤之一。

二、图像增强的方法

图像增强的方法大致可以分为四类：①基于空间域的图像增强；②基于频率域的图像增强；③基于色彩的图像增强；④对图像进行代数运算。下面对部分主流图像增强方法进行汇总介绍。

（一）基于空间域的图像增强

基于空间域的图像增强是直接对图像的像素值进行运算，其还可进一步分为对图像逐像素点运算的点运算方法和与像素点邻域有关的局部运算方法。其中，点运算方法主要有灰度变化方法、直方图修正法和局部统计法；局部运算方法有图像平滑和图像锐化。灰度变化，顾名思义就是通过改变图像像素点的灰度值来起到图像增强的目的，具体做法是对独立的像素点进行运算，通过改变原始图像数据所占的灰度范围而使图像在视觉上得到改善，其具体算法又可分为线性灰度增强、分段线性灰度增强、非线性灰度增强等。对于直方图修正法，该方法的目的是在采用直方图修正后使图像的灰度间距拉开或使灰度分布均匀，从而增大反差使图像细节清晰，由此达到增强图像的目的，又可细分为直方图均衡化和直方图规定化。直方图均衡化是通过对原图像进行某种变换，将原图像的灰度直方图修正为均匀的直方图；而直方图规定化是使原图像的灰度直方图变成规定形状的直方图，从而对直方图做出修正的增强方法。在做直方图规定化时首先要对原始图像做均衡化处理。直方图均衡化是直方图规定化的一个特例，而规定化是对均衡化的一种有效拓展。局部运算方法的目的，就是通过局部像素值的统计特征来增强图像对比度，具体做法是使用局部的均值和方差对原始图像的每个像素点进行处理，其又可分为图像平滑处理和图像锐化处理。这两者是相反的两种操作，锐化是通过增强高频分量来减少图像中的模糊，锐化处理在增强图像边缘的同时增加了图像的噪声；平滑与锐化相反，就是滤掉高频分量，从而减少图像噪声，但会使图片变得有些模糊。具体示例见图7.1。

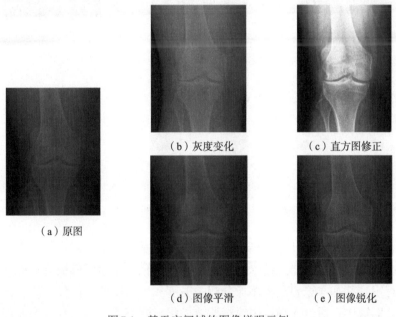

（a）原图　（b）灰度变化　（c）直方图修正　（d）图像平滑　（e）图像锐化

图7.1　基于空间域的图像增强示例

（二）基于频率域的图像增强

基于频率域进行处理的图像增强就是对图像经傅里叶变换后的频谱成分进行处理，然后再经逆傅里叶变换获得所需的图像。主要的基于频率域的图像增强方法包括低通滤波、高通滤波和同态滤波。顾名思义，高通滤波就是让高频信息通过，过滤低频信息，最终起到增强图像边缘的作用；低通滤波就是让低频信息通过，过滤高频信息，最终使图像更加光滑，过滤图像中的噪声。这里所指的高频，就是图像中灰度值变化大的点，一般这种像素点位于图像轮廓区域或者是噪声；相反，低频就是图像中灰度值变化不大的点，图像中的大部分区域都属于低频。具体示例见图7.2。同态滤波也是一种图像处理技术，旨在提高图像的质量并提取图像中的信息。它的目标是在图像的频域中执行滤波操作，以实现在图像的灰度或对数尺度上执行的非线性变换。

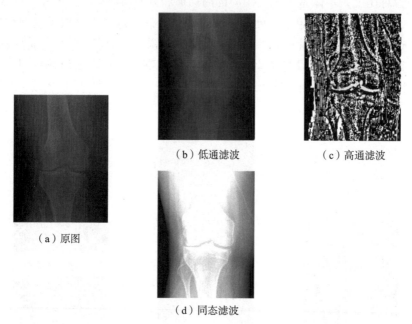

（a）原图　　　　　　　（b）低通滤波　　　　　　（c）高通滤波

（d）同态滤波

图7.2　基于频率域的图像增强示例

同态滤波通常用于处理受到不同光照条件影响的图像，以及具有不同反射率和透射率的场景。这种滤波技术对于消除照明变化、增强图像细节及提高图像质量非常有用。其基本思想是将图像分解为亮度和反射率两个部分，然后在这两个部分上分别操作。通过在频域中执行滤波操作，同态滤波可以有效地处理图像中的光照变化。

（三）基于色彩的图像增强

基于色彩的图像增强是通过将灰度图像转换为彩色图像，或改变已有彩色的分布以改善图像的可视性。基于色彩的图像增强方式主要有假彩色增强和伪彩色增强。假彩色处理一般是将真实的自然彩色图像或遥感多光谱图像处理成假彩色图像，进而达到图像颜色被人眼适应和从图像中获取更多信息等目的。伪彩色处理的操作目标是灰度图像，其通过将灰度图像中像素值的不同灰度值按照线性和非线性方式映射成不同的彩色，进而达到提高图像辨识度的目的。具体示例见图7.3。

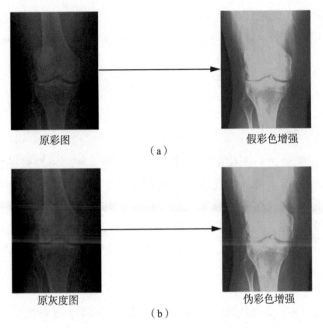

图7.3 基于色彩的图像增强示例

（四）对图像进行代数运算

对图像进行代数运算是代数运算在图像增强领域的应用，其通过多幅图像之间或者图像与数值之间的加减乘除操作起到衰减噪声、突出图像特征等作用。

图像增强相关方法还有很多，每一种方法都有其作用，也同样有其优点和缺点，读者在使用时可以根据实际需求自行选择。

三、图像增强的工具

关于图像增强的工具，首先是封装好的第三方软件。这种图像处理工具的优点是可操作性强，功能丰富且强大，算法实现为黑盒处理，适合对目标图像进行针对性精修处理；缺点是仅适合于处理少量数据，无法满足深度学习等任务的大规模图像数据预处理需求。比较常见的用于图像处理的第三方软件有系统自带的画图工具、美图秀秀和Photoshop等。

其次是各种编程语言。随着各种编程语言的更新换代，其相应的第三方开源库越来越丰富，其中不乏对图像进行处理的第三方开源库。使用编程语言对图像进行图像增强处理的优点是效率高，具有算力优势，可一次性处理大量图像，能满足类似深度学习等任务的大量图像预处理需求；缺点是用户需要在熟悉编程语言的同时，熟悉各种图像增强算法的内部实现逻辑并加以实现，因为个人编程能力的不同和其他因素的存在，无法完全保证图像能被按照正确的处理算法处理。比较常见的编程语言及其相应的图像处理库有 Python 的 OpenCV 库和 Java 的 Sanselan 库等。

第三节　图像分割

一、图像分割概述

图像分割就是通过对图像的每个像素点打标签，从而将整张图像划分为不同的连通子区域的过程，每一个连通子区域都是多个像素的集合，这些由多个像素组成的连通子区域也被称为超像素。这些超像素的划分一般是根据每个像素在特定计算下的某种度量，或者是通过 DCNN 学习后进行划分而得到的结果。总体上，我们可以将实现图像分割的技术分为数字图像处理技术和机器学习方法。

二、图像分割的技术探究

数字图像处理技术是机器学习方法的基础，机器学习方法的实现需要通过数字图像处理技术获取必需的训练数据，而当机器学习方法实现之后可以高效地借用中央处理器和图形处理单元的算力，将图像分割能力泛化到其余未曾见过的图像之中。目前的主流做法也是通过数字图像处理技术获取机器学习训练数据之后，再利用机器学习训练特定的任务模型。下面对两种技术进行简要介绍。

（一）数字图像处理技术

数字图像处理技术主要的分割方法按照空间域可以分为基于边缘的方法、基于区域的方法及综合边缘和区域的方法。

（1）基于边缘的方法：其基本逻辑就是找出图像中构成边缘的像素，并将挑出的边缘像素连接成边界，进而可以根据这些边界划分不同的连接子区域。在这里最重要的就是边缘像素的查找，边缘像素的特征就是在一个方向的邻域像素灰度值会发生突变，而在其垂直方向的邻域像素值往往变化缓慢。

（2）基于区域的方法：其基本逻辑也是根据图像的像素灰度值分布来进行连通子区域的划分，具体做法可分为区域生长法和区域分裂与合并法两种。区域生长法的做法是按照一定的规则选择图像中的几个像素点作为种子点，从种子点开始将与种子点相似的邻域像素划入该种子点所在的生长区域内，当没有像素满足加入某个生长区域的条件时，该生长区域停止生长。区域分裂与合并法的具体做法是先分裂再合并，即将图像中灰度级不同的区域均分为 4 个子区域，若相邻的子区域所有像素的灰度级相同则进行合并，重复进行上述步骤直至不再进行新的分裂与合并。

（3）综合边缘和区域的方法：主要有两种结合方式，一种是简单地将边缘分割和区域分割的结果进行综合评估，进而给出最终的分割结果；另一种是在处理的过程中将二者结合起来，例如先进行边缘检测，接着根据边缘检测划分的区域进行区域分割与合并，进而得出最终的结果。

数字图像处理技术按照分割的算法逻辑可以分为阈值分割、分水岭分割、均值漂移分割及图分割等。

（1）阈值分割：具体做法是通过对目标图像的灰度值进行统计分析进而得到一个或多个阈值，将得出的阈值在图像中逐像素点进行数值比对并以结果作为依据对像素点进行区域类别划分。

（2）分水岭分割：将图像中的每个像素值看作"海拔"，如此一来，整张图像变成了一幅"地貌图"，将其中"海拔"最低点看作"汇水盆地"，接着从最低点出发将邻域相似像素点汇入同一连通子区域中，最终图像中的每个像素都被分到了不同的"汇水盆地"，而每个"汇水盆地"的边界线就是"分水岭"。

（3）均值漂移分割：本质上是一种基于梯度的优化算法，首先将图像中的每个像素点按照某种规则映射到坐标系中，之后选定初始迭代的点，以初始迭代点为圆心，规定一定范围为半径，计算圆内所有像素坐标的密度走向，根据密度走向的方向使迭代点进行一定距离的移动，直至迭代点无法再移动。如此一来在圆内的像素点属于同一类别。

（4）图分割：是将图像看作一个加权图，每个像素点就是一个网络顶点，其划分过程就是将网络顶点分割为指定规模、指定数量的非重叠群组，并使得群组之间的边数最小；分割的原则就是使划分后的子图在内部保持相似度最大，而子图之间的相似度保持最小。具体做法就是先随机产生两个划分，计算它们的总开支，然后通过一些操作使总开支不断下降，达到局部最优解。

（二）机器学习方法

目前，利用机器学习，尤其是DCNN进行图像处理是一大热门。在机器学习领域有开源的图像分割数据集，如Cityscapes、VOC 2012和Microsoft COCO等，在这些数据支持下发展出了许多经典模型。下面简单介绍一下机器学习领域有哪些进行图像分割的方法。

传统机器学习方法的思路是将图像语义分割任务看作对图像每个像素点的分类任务，所以将用于分类的传统机器学习方法应用于图像像素分类就可看作传统机器学习方法在图像语义分割领域的应用。这里举例介绍一下基于像素级的决策树算法和基于像素级的随机森林算法。

基于像素级的决策树算法是通过构造决策树来发现一张图像像素之间的分类

关系，其训练结果就是生成对应的像素分类决策树。决策树的生成过程是一个递归过程，树的叶节点就是分类的终点。从根节点出发，按照选定的某一属性计算准则，将不同属性的像素分类到不同的分支，接着对每个划分的分支进行同样的操作，直至出现以下几种情况：新划分的分支里所分配的像素都属于同一类别；所有的属性都已被选择或者当前分支生成的未被选择的属性值都相同；当前分支所分配的像素点集为空。当出现以上情况时判定当前分支为叶节点，直至所有分支都训练结束，该基于像素级的决策分类器才算训练结束。

基于像素级的随机森林算法，同样是通过将随机森林的分类算法应用于图像像素点的分类进行的语义分割。随机森林是一种集成算法，是通过训练多个决策树来综合决策分类效果的机器学习算法。其按照Bootstrapping方法有放回地随机采用m个样本，一共采样n次，然后由采样的n个数据集分别训练出n个决策树，该随机森林的训练结束。预测时通过对n个决策树的判断结果进行综合评估，最终决定分类结果。随机森林算法相比于决策树算法，优势在于集成算法比单个算法的准确性高，且随机森林采样和训练中的随机性，使其比决策树具有更高的抗噪性。综合考虑多个决策树的判定结果使得随机森林的抗过拟合能力更强，而随机森林的弱势在于，由于决策树的数量由1变为n，对空间和时间的要求更高。

DCNN是目前机器学习中最热门的研究方向。DCNN通过连接不同的神经网络层，规定特定的结果输出格式和损失计算方式，采用梯度下降法向每次学习到的目标值梯度以规定学习率进行学习，在训练数据的基础之上实现端到端的训练。总体来说，深度学习的重点在于对神经网络结构的创新，DCNN一般由卷积层、反卷积层、全连接层、池化层和激活函数构成，其中卷积层是通过卷积核对图像进行卷积运算得出对应输出，该过程也被称为下采样；反卷积层，顾名思义就是卷积层的反过程，一般通过基于双线性插值滤波作为初始值等方法完成上采样过程；全连接层是将两边网络节点进行一一连接对应的网络层，连接线的权重就是要训练的参数；池化层一般紧邻卷积层之后，用于从卷积层提取的特征中选取最显著的特征作为最终提取的特征；激活函数是对特征层的输出结果进行操作，一般用于将线性函数转化为非线性函数以便神经网络可以解决非线性问题。目前在图像分割领域，已经有许多经典的神经网络模型并都取得了傲人的成绩。

Cireşan等（2012）是最早使用深度学习技术对医学图像进行分割研究的，他们使用基于块的CNN模型对神经膜进行分割。病灶分割同时面临结构分割与病灶检测中遇到的困难，比如数据集不平衡。数据集扩增技术是一个有效的解决方法。Brosch等（2016）提出对损失函数进行加权以对抗数据集不平衡。Xie等（2016）通过RNN模型利用上下文信息对肌束膜病理图像进行分割。由于成像技术的原因，MRI等图像会产生伪影，一些研究通过条件随机场（conditional random field,

CRF）、马尔可夫随机场（Markov random field，MRF）等技术进行解决。

最常用的语义分割模型是Long等（2015）提出的用于语义分割的全卷积网络（fully convolutional networks for sematic segmentation,FCN）模型。Korez等（2016）将FCN改造为三维版本并将其应用在MRI图像上对脊柱进行分割，并且使用形变模型算法对结构进行优化，该方法进一步有效提高了分割的准确率。Moeskops等（2016）在FCN中成功应用多任务学习的方法，使深度神经网络可以同时应用于心肌MRI、脑部MRI及心脏冠状动脉CT图像的分割，并取得了不错的分割效果。

Ronneberger等（2015）在FCN的深度神经网络结构基础上提出了U-Net，其是医学语义分割中较为经典的网络结构。Milletari等（2016）提出的V-Net是将U-Net网络结构演化成三维版本，使网络结构可以直接处理三维数据，通过大小为1×1×1的卷积核减少通道的维数，降低网络模型的复杂程度，并将传统交叉熵损失函数替换为Dice系数损失函数进行分割，实验证明V-Net在三维医学图像数据集上有较好的结果。Drozdzal等（2016）根据残差网络（residual network，ResNet）对U-Net的连接结构进行了改造，使网络结构中不仅包含长连接跳跃结构，也包含短连接跳跃结构，丰富了模型原本可以提取到的特征，使网络的分割效率更加高效。为提取到图像中的局部信息和全局信息，提高网络的分割准确性，Kamnitsas等（2017）提出通过使用不同大小的卷积核来进行特征提取，有效获取图像中的多尺度信息，提高DCNN的分割性能。Wang等（2015）基于U-Net提出伤口图像分析系统，该系统的流程是先使用U-Net网络分割伤口图像，然后使用机器学习中的SVM分类器米判断分割出的伤口图像是否受到感染，最后通过回归算法预测伤口愈合的大致时间。

近年来，Transformer的应用场景已经从自然语言处理扩展到计算机视觉，为精确图像技术带来了创新。早期基于Transformer的模型大多采用全局注意机制，但计算复杂度为特征图的平方，计算成本较高。局部注意机制的出现缓解了这一问题，只需要固定窗口大小的局部注意计算就可以得到完整的注意网络。Attention U-Net将注意机制应用到U-Net分割网络中，实现了显著区域的注意和无关背景区域的抑制，在不增加计算量的情况下提高了模型的性能。十字交叉网络（criss-cross network）中提出的交叉注意算法能够为交叉路径（交叉窗口）上的每个像素位置生成稀疏注意地图。通过递归地应用交叉注意，每个像素都可以从所有其他像素获得上下文。交叉窗口（cross-shaped windows，CSWin）Transformer提出了一种十字形窗口自注意机制，通过自注意平行于横条纹和竖条纹实现，形成十字形窗口。由于医学图像的特殊性，医学数据集通常规模较小。标准Transformer对图像没有泛化偏差，在小数据集上表现不佳。虽然Transformer可以在Google的IFT-300M（IFT是Image-Text

Dataset的缩写，即图像文本数据集，该数据集包含约300亿个图像，其中每个图像都有相关的文本描述。IFT-300M用于支持机器学习和计算机视觉任务）等大规模数据集上进行预训练，但Transformer在医学数据集上的整体性能仍然很差。

在医学图像分割领域也有很多优秀的技术。立体数据是医学数据分析（CT、MRI）中常见的数据。三维U-Net是一种从稀疏标记体素图像中学习的立体分割网络，它在很大程度上简化了将三维图像逐片地输入模型进行训练的烦琐过程，大大提高了训练效率。nnU-Net（no new U-Net）是一个基于U-net、三维U-net和U-net级联的自适应数据集框架。它可以根据给定数据集的属性自动调整所有超参数，整个过程无须人工干预，能够在六个公认的分割挑战——医学分割十项全能、心脏自动诊断挑战赛、纵向多发性硬化症病变分割挑战、前列腺磁共振图像分割2012、肝脏肿瘤分割基准、颅顶之外的挑战（腹部）中实现先进的性能。TransFuse处理将CNN和Transformer结合起来，能够并行处理分割结果，在不丧失底层细节的定位能力的前提下，能够提高全局上下文的建模效率，取得了良好的效果。平均教师无监督领域自适应（mean teacher-unsupervised domain adaptation，MT-UDA）结合知识蒸馏方法，有效利用无标记数据，能够实现对目标域的跨模态分割。未来医学图像分割的方向是探索如何结合现有技术来实现更好的分割性能。

三、图像分割的应用

随着图像分割技术的发展和相应计算机硬件的更新换代，训练好的图像分割模型可以更方便地应用于各领域并产生实际效益，如人脸识别、医学图像分割和工业生产监督等领域。随着图像分割技术的进一步发展，越来越多的领域也会利用该技术为自身创造实际效益。

第四节　特征提取

一、图像特征提取目的

对图像数据进行特征提取，就是对最初获得的图像数据进行数据清洗，并对感兴趣的特征进行增强，减少噪声干扰，从而在图像中获取尽量多而准确的信息，并将图像转化为便于处理的数据类型。

二、图像特征提取方式

对于图像特征提取，根据所提取的特征属性不同，可分为颜色特征提取、纹理特征提取、形状特征提取和空间特征提取。

（一）颜色特征提取

颜色特征是一种全局表面特征，描述了图像内部组成成分的表面性质。关于颜色的特征提取方式主要有颜色直方图、颜色集、颜色矩、颜色聚合向量、颜色相关图。颜色直方图主要注重对全局的特征描述而不利于对局部特征的展现，其所描述的是不同色彩在整幅图像中所占的比例。颜色集的具体做法是将图像分割成小体积的块状区域，并对每个块状区域分配一个索引，最后根据索引的集合统计图像颜色特征信息，这个索引的集合就是颜色集。颜色矩的做法是用矩阵表示图像中的颜色分布信息。颜色聚合向量是在颜色直方图的基础之上，分别对每一个颜色进行聚合与非聚合区域的判断，对比同色区域选定像素的属性值，若属性值满足条件则像素点属于连通区域，最后根据连通区域中的像素值个数是否超过所设阈值判断该连通区域为聚合态还是非聚合态。颜色相关图是在颜色直方图的基础之上，添加了颜色随距离变换的空间关系。

（二）纹理特征提取

图像纹理特征通过像素及其周围空间邻域的灰度分布来表现。对于图像纹理，主要关注粗糙度、对比度、方向性、相似性、规则性和粗略度，而相应的提取算法主要有统计法、几何法、模型法、信号处理法和结构分析法。对于统计法，其基本思路是研究纹理区域像素及其邻域内灰度值的一阶、二阶或高阶统计特性等，具体算法主要有灰度共生矩阵、灰度行程统计、灰度差分统计等。对于几何法，其基本思路是将复杂的纹理元素拆分成简单重复的纹理元素以便于发现内部规律，其中最有名的算法是 Voronio 棋盘格特征法。对于模型法，其基本思路是对图像的纹理分布进行建模，目的是找到图像纹理分布规律的模型参数，其建模方法大致可分为随机场模型方法和分形模型方法。信号处理法是在对如时域和频域等特征进行多尺度分析之后，对纹理图像局部进行转换，进而提取出平稳特征值并将其作为特征以表示局部区域的一致性和不同局部之间的特异性。结构分析法认为任何纹理都是由可重复的纹理基元组合而成的，而结构分析法的目的就是找到这些纹理基元并发现其中的组合规律。

（三）形状特征提取

形状特征有两类表示方法，一类是轮廓特征，另一类是区域特征。其中，图像的轮廓特征主要针对物体的外边界，而图像的区域特征则关系到整个形状区域。对于轮廓特征的描述，主要有边界特征法和傅里叶形状描述符法。边界特征法是通过对边界特征的描述来获取图像的形状参数，其中经典方法有霍夫变换检测平行直线方法和边界方向直方图方法等。傅里叶形状描述符法是将物体边界的傅里叶变换作为形状描述，并且通过傅里叶变换转换问题解决维度。对于图像区域特征的获取，主要有几何参数法和形状不变矩法。几何参数法是将有关形状的周长、面积等属性作为目标特征值。形状不变矩法是将目标所占区域的矩作为形状描述参数。

（四）空间特征提取

空间特征是指图像中分割出来的多个目标之间的相对空间位置或相对方向关系。其获取方法主要分为两种，一种是对图像进行自动分割，划分出图像中所包含的对象或颜色区域，然后根据这些区域提取图像特征，并建立索引；另一种是简单地将图像均匀地划分为若干子区域，然后对每个图像子区域提取特征，并建立索引。

第五节　目标检测技术

一、目标检测概述

目标检测是指根据图像几何和统计特征，对图像内部的特定对象进行分割和识别处理，该技术将对目标的分割和识别结合在一起。

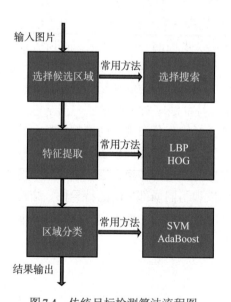

图7.4　传统目标检测算法流程图
LBP即local binary pattern，意为局部二值模式；HOG即histogram of oriented gradients，意为方向梯度直方图；AdaBoost即adaptive boosting，意为自适应提升

二、目标检测技术

如图7.4所示，传统的目标检测算法主要包括三部分：选择候选区域，对候选区域进行特征提取，根据提取到的特征进行区域分类。

选择候选区域主要是从图片中搜索目标可能存在的位置区域，选择候选区域的方法有基于区域的方法和滑动窗口算法等。选择区域的方法中比较常用的方法是选择搜索。选择区域的方法主要是通过图像分割算法将图片分为若干小区域，再根据一定的规定（如区域之间的相似度）来不断地合并相邻的区域，最终得到候选区域，图7.5所示为选择搜索算法流程。

特征提取是目标检测算法的核心，提

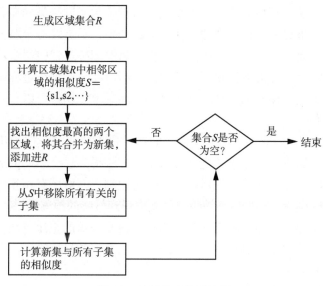

图 7.5　选择搜索算法流程

取特征的质量，直接影响区域分类的结果，图像处理领域有很多优秀的特征提取算法，主要包括 HOG、LBP 和 Haar 等。HOG 描述的是图像中的形状边缘梯度信息，LBP 描述的是图像中的问题特征，Haar 描述的是图像中的像素值变换信息。在目标检测中，HOG 是比较常用的特征描述子，HOG 结合 SVM 的检测方法被广泛应用于传统图像识别领域。

　　进行 HOG 特征提取之前，首先需要对图片进行灰度化操作，并使用伽马变换对图像的颜色空间进行归一化操作，并计算图像中像素点的梯度大小和方向。其次将输入图像划分为若干个小单元格，统计每个单元格内的梯度直方图，然后将几个单元格组成一个单元块，把单元块内每个单元格的特征描述子连接起来就可以得到该单元块的 HOG 特征描述子。最后将图像中所有单元块的 HOG 特征描述子连接起来，就可以得到最终的 HOG 特征描述子。

　　区域分类阶段需要对提取到的特征进行分类。常见的分类器有 SVM、随机森林和 AdaBoost 等。

　　SVM 由 Cortes 和 Vapnik（1995）提出，其是针对线性可分对象的有监督训练模型，后被拓展为回归模型。SVM 的本质是对凸二次优化问题的求解，旨在寻求全局最优值。在实际的高维小样本中其可以通过核函数将非线性样本映射到特征空间中，使其线性可分，从而获得较好的数据边界，以便对数据进行分类。但处理海量数据时，SVM 的计算内存会增加，计算量极大，因此该算法对大规模数据不太友好。

AdaBoost算法是集成算法，其本质是通过训练出不同种类的弱分类器，然后将这些弱分类器集成一个强分类器。在集成过程中，不是对每个弱分类器的结果进行平均求和，而是采用自适应的方法，根据每次训练过程中每个弱分类器的分类准确率，对每个弱分类器设置不同的权值。同时在每次训练过程中增加弱分类器的数量，直至训练样本可以被较好地分类。通过上述操作可以有效提高分类器整体的分类效率。

随机森林是由Breiman（2001）提出的基于决策树弱分类器的组合算法，其处理流程是从原始样本数据中首先通过重采样方法得到多个不同的数据样本，然后通过决策树算法建模对不同的数据样本进行预测，并对所有相互独立的决策树的预测结果进行投票，根据最终被投票的概率得到最终的预测结果。

基于深度学习的目标检测算法是当前目标检测领域的主流方法，其主要特点是能够从大量数据中学习目标特征，实现高效且准确的目标检测，主要包括一阶段和二阶段两大类。

常见的基于深度学习的目标检测算法有如下几种。

（1）Faster R-CNN（faster region-convolutional neural network，更快速的区域卷积神经网络）：这是一种基于区域提取的目标检测算法，其主要思想是通过使用区域生成网络（region proposal network，RPN）来生成候选区域，然后使用区域池化层对每个候选区域进行特征提取和分类。

（2）YOLO（you only look once）系列算法：这是一种基于全卷积神经网络的目标检测算法，其主要思想是将图像分成若干个网格（grid），对每个网格预测目标的类别和位置。

（3）SSD（single shot multibox detector，单发多框检测器）算法：这是一种基于锚点（anchor）的目标检测算法，其主要思想是通过在输入特征图上设置不同形状和大小的锚点来预测目标的位置与类别。SSD算法在目标检测领域广受欢迎，其准确率和检测速度均优于传统的目标检测算法，图7.6为SSD算法的示意图。可以看到，SSD通过在不同层次的特征图上设置不同大小的锚点来检测不同

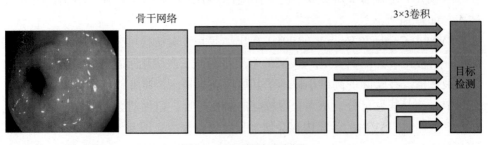

图7.6　SSD算法示意图

尺度的目标。SSD算法通过人为控制正负样本的比例，可以在一定程度上缓解样本不平衡问题。

（4）RetinaNet算法：这是一种新型的目标检测算法，其主要特点是通过使用Focal Loss函数来解决类别不平衡问题，可提高目标检测的准确率。

在目标检测任务中，研究人员有时会使用不增加复杂性的技术来提高模型的精度。锚点的分配决定了哪些锚点被分配为正样本或负样本，是目标检测的核心步骤，对模型性能有重要的评价作用。在正负图像样本不平衡的情况下，采用可靠的正、负样本分配策略有助于提高模型的有效性。最常见的分配策略是根据锚点和基准真实值（ground truth，GT）之间的交并比（intersection over union，IoU）值划分正负样本。对于每个GT，如果一个或多个锚点的IoU值超过某个阈值，则自适应训练样本选择（adaptive training sample selection，ATSS）将此锚点标记为正样本。这些锚点分类和定位的目标值（回归偏移量）由目标类与GT的空间坐标决定。这种启发式方法简单直观，但它忽略了相交区域中包含的内容，这些区域可能包含有噪声的背景和附近的目标或目标对象的少数有意义的部分。Kim和Lee（2020）提出了概率锚点分配（probability anchor assignment，PAA）算法，它能够根据相关模型的学习状态，自适应地将一组锚点分为正样本和负样本，从而大大提高检测性能。Ge等（2021）提出了最优运输分配（optimal transport assignment，OTA）算法，将目标检测的标签分配问题视为一个最优运输问题，能够利用现有的Sinkhorn-Knopp迭代方法实现快速高效求解。

基于深度学习的目标检测算法具有较高的准确率和鲁棒性，同时也存在一些挑战，如计算量较大、需要大量的训练数据、对超参数敏感等。未来，随着深度学习技术的不断发展，基于深度学习的目标检测算法将会得到更广泛的应用和进一步的优化。

三、目标检测技术应用

随着目标检测技术的快速发展，人们对图像自动化处理的需求日益增多，目标检测技术的应用领域也日益广泛，在军事、交通、商业和治安维护等领域均有很高的应用价值，且日益更新的硬件资源和越来越趋于微型化的目标检测模型使得目标检测的应用更加便捷。

参 考 文 献

蒋涛. 2017. 深度学习在医学图像分析中的应用［D］. 成都：电子科技大学.
张见威，韩国强，张见东. 2006. 医学解剖图像与功能图像配准技术综述［J］. 医疗设备信息，
　（6）：90-94.

Bar Y, Diamant I, Wolf L, et al. 2015. Deep learning with non-medical training used for chest pathology identification [C]. Orlando: Conference on Computer-aided Diagnosis.

Breiman L. 2001. Random forests [J]. Machine Learning, 45 (1): 5-32.

Brosch T, Tang L Y W, Yoo Y, et al. 2016. Deep 3D convolutional encoder networks with shortcuts for multiscale feature integration applied to multiple sclerosis lesion segmentation [J]. IEEE Transactions on Medical Imaging, 35 (5): 1229-1239.

Çiçek Ö, Abdulkadir A, Lienkamp S S, et al. 2016. 3D U-net: learning dense volumetric segmentation from sparse annotation [C]. Athens: International Conference on Medical Image Computing and Computer-Assisted Intervention.

Cireşan D C, Giusti A, Gambardella L M, et al. 2012. Deep neural networks segment neuronal membranes in electron microscopy images [C]. Lake Tahoe: The 25th International Conference on Neural Information Processing Systems.

Cordts M, Omran M, Ramos S, et al. 2016. The cityscapes dataset for semantic urban scene understanding [C]. Las Vegas: The 2016 IEEE Conference on Computer Vision and Pattern Recognition.

Cortes C, Vapnik V. 1995. Support-vector networks [J]. Machine Learning, 20 (3): 273-297.

Das D K, Dutta P K. 2019. Efficient automated detection of mitotic cells from breast histological images using deep convolution neutral network with wavelet decomposed patches [J]. Computers in Biology and Medicine, 104: 29-42.

Dong X Y, Bao J M, Chen D D, et al. 2022. CSWin transformer: a general vision transformer backbone with cross-shaped windows [C]. New Orlean: The 2022 IEEE/CVF Conference on Computer Vision and Pattern Recognition.

Dosovitskiy A, Beyer L, Kolesnikov A, et al. 2020. An image is worth 16x16 words: transformers for image recognition at scale [EB/OL]. https: //arxiv. org/pdf/2010. 11929. pdf [2023-10-04].

Dou Q, Chen H, Yu L Q, et al. 2016. Automatic detection of cerebral microbleeds from MR images via 3D convolutional neural networks [J]. IEEE Transactions on Medical Imaging, 35 (5): 1182-1195.

Drozdzal M, Vorontsov E, Chartrand G, et al. 2016. The importance of skip connections in biomedical image segmentation [C]. Athens: The International Workshop on Deep Learning in Medical Image Analysis International Workshop on Large-Scale Annotation of Biomedical Data and Expert Label Synthesis.

Everingham M, Van Gool L, Williams C K I, et al. 2010. The pascal visual object classes (VOC) challenge [J]. International Journal of Computer Vision, 88 (2): 303-338.

Ge Z, Liu S T, Li Z M, et al. 2021. OTA: optimal transport assignment for object detection [C]. Nashville: The 2021 IEEE/CVF Conference on Computer Vision and Pattern Recognition.

Ge Z, Liu S T, Wang F, et al. 2021. YOLOX: exceeding YOLO series in 2021 [EB/OL]. https: //arxiv. org/pdf/2107. 08430. pdf [2023-10-04].

He K M, Zhang X Y, Ren S Q, et al. 2016. Deep residual learning for image recognition [C].

Las Vegas: The IEEE Conference on Computer Vision and Pattern Recognition.

Huang Z L, Wang X G, Huang L C, et al. 2019, CCNet: criss-cross attention for semantic segmentation [C]. Seoul: The 2019 IEEE/CVF International Conference on Computer Vision.

Isensee F, Jaeger P F, Kohl S A A, et al. 2021. nnU-Net: a self-configuring method for deep learning-based biomedical image segmentation [J]. Nature Methods, 18: 203-211.

Kamnitsas K, Ledig C, Newcombe V F J, et al. 2017. Efficient multi-scale 3D CNN with fully connected CRF for accurate brain lesion segmentation [J]. Medical Image Analysis, 36: 61-78.

Kim K, Lee H S. 2020. Probabilistic anchor assignment with IoU prediction for object detection [C]. Glasgow: The 16th European Conference on Computer Vision.

Korez R, Likar B, Pernuš F, et al. 2016. Model-based segmentation of vertebral bodies from MR images with 3D CNNs [C]. Athens: The 19th International Conference on Medical Image Computing and Computer-Assisted Intervention.

LeCun Y, Bengio Y, Hinton G. 2015. Deep learning [J]. Nature, 521: 436-444.

Lin T Y, Maire M, Belongie S, et al. 2014. Microsoft COCO: common objects in context [C]. Zurich: The 13th European Conference on Computer Vision.

Liu F Z, Xie L X, Xia Y D, et al. 2019. Joint shape representation and classification for detecting PDAC [C]. Shenzhen: The 10th International Workshop on Machine Learning in Medical Imaging.

Long J, Shelhamer E, Darrell T. 2015. Fully convolutional networks for semantic segmentation [C]. Boston: The 2015 IEEE Conference on Computer Vision and Pattern Recognition.

Milletari F, Navab N, Ahmadi S A. 2016. V-net: fully convolutional neural networks for volumetric medical image segmentation [C]. Stanford: The 2016 Fourth International Conference on 3D Vision.

Moeskops P, Wolterink J M, van der Velden B H M, et al. 2016. Deep learning for multi-task medical image segmentation in multiple modalities [C]. Athens: The 19th International Conference on Medical Image Computing and Computer-Assisted Intervention.

Oktay O, Schlemper J, Le Folgoc L, et al. 2018. Attention U-net: learning where to look for the pancreas [EB/OL]. https://arxiv.org/pdf/1804.03999.pdf [2023-10-04].

Ronneberger O, Fischer P, Brox T. 2015. U-net: convolutional networks for biomedical image segmentation [C]. Munich: The 18th International Conference on Medical Image Computing and Computer-Assisted Intervention.

Roth H R, Lu L, Liu J M, et al. 2016. Improving computer-aided detection using convolutional neural networks and random view aggregation [J]. IEEE Transactions on Medical Imaging, 35 (5): 1170-1181.

Schmidhuber J. 2015. Deep learning in neural networks: an overview [J]. Neural Networks, 61: 85-117.

Sun C, Shrivastava A, Singh S, et al. 2017. Revisiting unreasonable effectiveness of data in deep learning era [C]. Venice: The 2017 IEEE International Conference on Computer Vision.

Vaswani A, Shazeer N, Parmar N, et al. 2017. Attention is all you need [C]. Long Beach: The 31st International Conference on Neural Information Processing Systems.

Wang C H, Yan X C, Smith M, et al. 2015. A unified framework for automatic wound segmentation and analysis with deep convolutional neural networks [C]. Milan: The 2015 37th Annual International Conference of the IEEE Engineering in Medicine and Biology Society.

Xie Y P, Zhang Z Z, Sapkota M, et al. 2016. Spatial clockwork recurrent neural network for muscle perimysium segmentation [C]. Athens: The 19th International Conference on Medical Image Computing and Computer-Assisted Intervention.

Zhang R K, Zheng Y L, Poon C C Y, et al. 2018. Polyp detection during colonoscopy using a regression-based convolutional neural network with a tracker [J]. Pattern Recognition, 83: 209-219.

Zhang Y D, Liu H Y, Hu Q. 2021. TransFuse: fusing transformers and CNNs for medical image segmentation [C]. Strasbourg: The 24th International Conference on Medical Image Computing and Computer-Assisted Intervention.

Zhao Z Y, Xu K X, Li S M, et al. 2021. MT-UDA: towards unsupervised cross-modality medical image segmentation with limited source labels [C]. Strasbour: The 24th International Conference on Medical Image Computing and Computer-Assisted Intervention.

第八章 语音与声纹

第一节 语音与声纹数据

一、数据特征

语音是由"声音"和"语言"共同形成的，人们通过语音交流中的声音可以获取交流对象的身份、心情和态度等信息，通过语言可以表达相关信息。对于语音的研究有许多角度，例如以人类交流的语言工具为研究对象的语言学，其研究范围包括语言的性质、功能、结构、运用和历史发展，以及其他与语言有关的问题；再如以语音中各个音的物理特性和分类为研究对象的语音学，其所研究的范围主要是语音的产生过程、感知过程及各个音的特征和分类。

语音学属于语言学中的一个分支，其中划分的声音三要素分别为音调、音色和音强。从物理角度，可将声音看作以波为介质传递信息，我们称这种波为声波（图8.1）。音调代表的是声音的高低，与声波的频率（一个声源每秒钟可产生成百上千个波，我们把每秒钟波峰所产生的数目称为信号的频率，用赫兹或千赫兹表示）有关，频率越高，音调越高。音色代表的是声音的"特色"，不同声音表现出来的波形总是有与众不同的特性，不同的物体振动都有不同的特点，不同的发声体由于其材料、结构不同，发出声音的音色也不同。音强（信号的幅度表示信号的基线到当前波峰的距离，决定了信号音量的强弱程度）用分贝（dB）表示，分贝的幅度就是音量，是声音的强度，与声波的振幅成正比，振幅越大，强度也越大。

图8.1 声波

从语音学的角度出发，我们可将声波进行转码，按照一定的频率截取声波片段，进而将截取的声波片段按照某种编码规则进行转码并保存下来。通过将声波中的频率、振幅等信息传递给计算机，可以利用计算机进一步对其建模，进行高效的自动化语音识别、声纹识别等一系列研究和应用。

二、数据预处理

（一）模数转换

如前文所述，要想对语音数据加以利用，数据预处理的步骤是必不可少的。数据预处理的第一步是通过模数转换将声波数据转码成计算机可以处理的数据格式。具体的做法是把模拟信号转换为数字信号，变为由"0"和"1"组成的比特信号。模数转换的关键步骤是声音的采样、量化和编码。

1. 声音的采样

为实现模数转换，需要对模拟音频信号波形进行分割，这种方法称为采样。采样的过程是每隔一个时间间隔在模拟声音的波形上取一个幅度值，把时间上的连续信号变成时间上的离散信号。该时间间隔称为采样周期，其倒数称为采样频率 fs，表示计算机每秒采集多少声音样本。其中，奈奎斯特定理（Nyquist theorem）指出只有采样频率高于声音信号最高频率 f 的两倍时，才能把数字信号表示的声音还原为原来的声音，即需要满足公式：

$$fs \geq 2f$$

2. 声音的量化

采样只解决了音频波形信号在时间坐标（横轴）上把一个波形切成若干个等分的数字化问题，还需要用某种数字化的方法来反映某一瞬间声波幅度的电压值大小，该值的大小影响音量的高低。我们把对声波波形幅度的数字化表示称为量化。量化的过程是将采样后的信号按照整个声波的幅度划分为有限个区段的集合，把落入某个区段内的样值归为一类，并赋予相同的量化值。

3. 声音的编码

模拟信号经过采样和量化后，会形成一系列离散信号——脉冲数字信号。这些脉冲数字信号需要以一定的方式进行编码，形成计算机内部运行的数据。编码就是按照一定的格式把经过采样和量化得到的离散数据记录下来，并在有用的数据中加入一些用于纠错、同步和控制的数据。在数据回放时，可以根据所记录的纠错数据判别读出的声音数据是否有错，如在一定范围内有错，可加以纠正。

（二）目标处理

在获取声音数据之后，还需要对相应的标签数据进行数据预处理，以作为在训练过程中的"恰当目标"。数据集的数据模式调整到不同状态分别蕴含着不同的语义，而为了适应不同的训练任务目标，要对相应标签数据进行恰当的预处理。目标预处理的流程大致可以分为数据清洗、分词与数据转换、特征提取、特征降维与特征选择四个过程。

1.数据清洗

在自然语言处理过程中，由于数据是从各种途径获取的，数据格式并不统一，导致得到的数据并非完全可用，因此需要将语言信息中的干扰信息除去并进行格式统一，这样才能更有效地挖掘出数据中包含的重要信息。数据清洗要处理的目标标签文件格式多种多样，其中最常见的文件保存格式主要有txt文本、HTML文本、XML文本、Word文档、Excel文档等。对这些文本数据来说，进行数据清洗就是进行简单的格式统一、"干扰因素"去除和"错误信息"去除，即排除非关键信息，仅保留文本内容中所阐述的文字信息和相应的语义信息。

目前已经有许多方便的工具可以帮助我们进行数据清洗，例如Java或Python等编程语言。这里以HTML格式文本为例，描述数据清洗的流程。HTML是通过不同的标签对内容进行标识和渲染的，如"title"等。显然在获取这些HTML数据之后，这些渲染标签会在后期训练过程中起到干扰作用，这时就可以选择使用编程语言对其进行高效处理。例如，在Java语言内部，有专门用于处理HTML类型数据的功能包，如JSoup、Apache Tika、HTML Cleaner及XPath等功能库，可以使用它们完成对HTML数据的清洗工作。同样在Python语言中，也有针对HTML文档进行解析的功能库，如Beautiful Soup、SGMLParser、HTMLParser，用户可以按需使用。当然，我们需要处理的文本远不止HTML一种文本格式，但现如今针对不同文本格式已经有了很多成熟的数据处理工具和数据处理方式，在此不一一赘述。

2.分词与数据转换

对于部分自然语言处理任务而言，文本分词是数据清洗完成之后需要进行的一项重要工作，目的是将目标操作单元尽可能细化，从而获取更多的隐藏信息。对于简单的英文分词任务，大多数可以通过标点符号或者空格划分的方式完成；而对于复杂的英文分词任务，则不能简单按照空格或标点进行分词，如"New York"，可以考虑使用NLTK分词工具来完成。

对于中文分词任务，由于词语之间很少添加标点符号或空格，分词工具显得尤为重要，同时也要考虑更加复杂的分词算法。现代中文分词都是在标准的语料库基础上进行统计分词。

在这里我们介绍一些常用的分词工作包，如斯坦福的CoreNLP、Python中文分词组件jieba、清华大学中文词法分析器（Tsinghua University Lexical Analyzer for Chinese，THULAC）、百度研发的LAC（Lexical Analysis of Chinese，中文词法分析器）及前文所述NLTK等。在分词时，一些停用词和标点符号通常是需要排除的，如"是""和""的"","("""")"等。但在某些业务情况下，有些停用词和标点符号却对业务的建模有一定帮助，比如对文本内容的情感判断。使用分词工具可提升工作效率，而每个分词工具的优势各有不同，具体选择何种工具，需要用户按照实际应用情况做出判断。

3.特征提取

数据预处理结束之后，就需要进行特征提取，该操作的目的是消除人类发声器官或者录音装置所带来的混叠、高次谐波失真、高频等因素对语音信号质量的影响。目前，语音数据特征提取主要是根据音频信号提取MFCC特征和FBank特征，具体操作见图8.2。

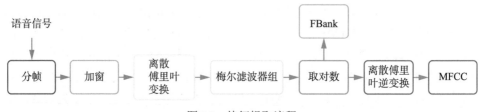

图8.2　特征提取流程

4.特征降维与特征选择

在数据特征提取结束之后，数据集的特征矩阵一般较大，很可能在后期训练过程中因计算量庞大引发训练时间过长等一系列问题。为此，在构造完数据特征之后需要对其进行维度降低，通常选择的方式就是特征降维和特征选择。

特征降维的思路就是形成一个高维特征空间与低维特征空间之间的映射关系，使原先的特征矩阵从高维空间映射到低维空间之后，还能保留原数据的大部分数据特征，以备后期进行训练学习。相对地，特征选择的思路就是从原有特征矩阵的维度中选择特定目标维度组成新的特征矩阵，其目的性更明确，会有选择性地对不同特征维度进行去除和保留。特征选择有很多方法，如过滤法、包装法、嵌入法和深度神经网络法。

三、数据库

这里我们简单介绍几个开源的语音数据库，方便读者使用。2000 HUB5 English Evaluation Transcripts，该数据集仅包含英语语音；LibriSpeech，包含文本和语音的有声读物数据集，由近500小时的多人朗读的清晰音频组成，且包含书籍的章节结构；VoxForge，带口音的语音清洁数据集，对测试模型在不同重音或语调下的鲁棒性非常有用；TIMIT，同样是英文语音识别数据集；CHIME，包含环境噪声的语音识别挑战赛数据集，该语音数据集包含真实、模拟和清洁的语音录音，具体来说，包括4个扬声器在4个有噪声环境下进行的将近9000次录音，模拟数据是将多个环境组合及在无噪声环境下记录的数据；TED-LIUM，是TED演讲的音频数据集，包含1495个TED演讲的录音及全文文字稿。

第二节　特征提取

一、特征说明

对语音数据进行特征提取，目的是将语音信号转化为计算机可以处理的数据形式，同时过滤掉语音信号中的噪声，放大要学习的特征部分。语音的特征主要有声强、响度、音高、基音周期、信噪比、谐噪比、频率微扰、振幅微扰、规范化噪声能量等。语音特征提取方式主要有线性预测分析［包括线性预测系数（linear prediction coefficient，LPC）、感知线性预测系数（perceptual linear predictive coefficient，PLPC）、线性预测倒谱系数（linear predictive cepstral coefficient，LPCC）］、bottleneck（瓶颈）特征提取、MFCC、基于FBank的特征提取和tandem（串联）特征提取。其中，最成功的特征提取方式是MFCC。由人们牙齿和舌头等部位组成的声道形状各异，不同形状的声道导致人们所发出的声音不同，这就意味着知道了某个声道的形状就可以对该声道产生的音素进行准确描述，声道的形状可以在语音短时功率谱的包络中显示出来。而MFCC就是准确描述这个包络的一种特征，故而在语音识别领域一直处于领先地位。

二、特征提取方式

下文介绍了几种主要的语音特征提取方式，并重点介绍MFCC。

（1）LPC。该方法认为一个语音的取样可以用过去若干语音的取样的线性组合（最小二乘法）来逼近，所以其做法是创建一个模型，将语音信号看作模型的输出，而模型的参数就是LPC。由于该模型往往只有有限个极点，没有零点，所以其又被称为全极模型或自回归模型，根据已知的语音信号对模型参数进行估计就是LPC估计。

（2）PLPC。该方式类似于LPC的特征提取方式，都是通过创建全极点模型对语音信号进行预测进而将模型参数作为特征系数。不同之处在于PLPC是基于人耳听觉，将输入语音信号经过人耳听觉模型处理，通过计算应用到频谱分析中，替代了LPC所用的时域信号，这样做的优点是有利于抗噪语音特征的提取。

（3）LPCC。该系数是在得到LPC后计算所得，LPCC是LPC在倒谱域的表示，计算量小，易于实现，对元音的描述较好，对辅音的描述较差，缺点是抗噪性能差。

（4）bottleneck特征提取。该算法是基于神经网络对语音信号进行特征提取。bottleneck特征是用一种特殊结构的神经网络进行提取，这种神经网络的其中一个隐含层节点数目比其他隐含层小得多，所以被称为bottleneck层。将语音信号输入bottleneck层，输出的特征就是bottleneck特征。

（5）MFCC。梅尔频率倒谱频带划分是在梅尔刻度上等距划分的，频率的尺度值与实际频率的对数分布关系更符合人耳的听觉特性，使得语音信号有着更好的表示。下面介绍MFCC算法的流程。第一步，进行预加重。其原理在于语音信号高频段能量大，低频段能量小。鉴频器输出噪声的功率谱密度随频率的平方而增加（低频噪声大，高频噪声小），造成信号的低频信噪比很大，而高频信噪比明显不足，从而导致高频传输衰弱、传输困难。因此，在传输之前把信号的高频部分进行加重，尽可能保证后续语音处理得到的信号更均匀、平滑，为信号参数提取提供优质的参数，可以有效提高语音处理质量。第二步，进行分帧和加窗处理。由于语音信号是随时间变化而变化的连续信号，所以其处于非平稳状态，而进行分析处理的数字信号处理技术是用于处理平稳信号的，所以需要将语音信号从非平稳态转化为平稳态，采用的方式就是分帧。虽然语音信号具备时变性，但是一般认为语音信号具备短时平稳性，即在一个短时间范围内（一般认为是10～30毫秒），其基本保持相对平稳。所以在这些"短时间隔"的基础之上对语音信号进行分析，将其按照10～30毫秒的时间段分成一段一段的，每一段就被称为一"帧"，这就是分帧处理。分帧处理一般分为连续分帧和交叠分帧，前者就是按照规定的划分时间间隔连续进行分帧操作，后者是在分帧过程中使相邻两帧有固定的重叠部分（帧移），这样做的目的是使帧与帧之间可以实现平滑过渡，保持连续性。加窗处理的目的是对抽样附近的语音波形加以强调，并减弱波形的其余部分。对语音信号各个短段进行处理，实际上就是对各个短段进行某种变换或施以某种运算。使用最多的三种窗函数是矩形窗、汉明（Hamming）窗和汉宁（Hanning）窗。第三步，进行快速傅里叶变换操作。由于通过信号在时域上的变换通常很难看出信号的特性，通常需要将其转换为频域上的能量分布来观察，不同的能量分布就能代表不同语音的特性。所以在乘上汉明窗后，每帧还必须再经过快速傅里叶变换才能得到其在频谱上的能量分布。对分帧加窗后的各帧信号进行快速傅里叶变换得到各帧的频谱，并对语音信号的频谱取模平方得到语音信号的功率谱。将功率谱通过一组梅尔尺度的三角滤波器组，定义一个有 M 个滤波器的滤波器组（滤波器的个数和临界带的个数相近），选用三角滤波器对频谱进行平滑化，消除谐波的作用，凸显原先语音的共振峰并降低运算量，中心频率分别为 $f(m)$，$m = 1,2,\cdots,M$。M 通常取 $22 \sim 26$，各 $f(m)$ 之间的间隔随着 m 值的减小而缩小，随着 m 值的增大而增宽。第四步，通常再加上一帧的对数能量，因为一帧的音量（能量）也是语音的重要特征，其具体做法是对一帧内信号的平方求和，然后取以 10 为底的对数值，再乘以 10。由此，每一帧基本的语音特征就多了一维，包括一个对数能量和剩下的倒谱参数。第五步，进行离散余弦变换获取倒谱特征，即可得到 MFCC。但是此时的 MFCC 仅能表示语音数据的静态特征而无法表示动态特征。语音的动态特征可以用静态特征的差分谱进行表示，所以现在的大多数做法是将 MFCC 加上其一阶和二阶运算后的动态特征。

（6）基于 FBank 的特征提取。该方法也称为 MFSC（log Mel-frequency spectral coefficients，梅尔对数频率系数），相当于 MFCC 去掉最后一步的离散余弦变换，与 MFCC 特征相比，基于 FBank 特征的提取保留了更多的原始语音数据。

（7）tandem 特征提取。该方法也是借助神经网络对语音数据进行特征提取。tandem 特征是将语音信号输入神经网络后，对神经网络输出层节点对应类别的后验概率向量降维后与 MFCC 或者 PLPC 等特征拼接得到的。

第三节 声纹识别

一、相关概念

声纹，是用电声学仪器显示的携带言语信息的声波频谱，是由波长、频率及强度等百余种特征维度组成的生物特征，具有稳定性、可测量性、唯一性等特点。每个人讲话时使用的发声器官的尺寸和形态差异很大，所以任何两个人的声纹图谱都有差异，具体表现在共鸣方式、嗓音纯度、平均音高和音域等方面。由此发展出了声纹识别技术，这是生物识别技术的一种，也称为说话人识别，包括说话人辨认和说话人确认。声纹识别就是把声信号转换成电信号，再通过计算机对信号进行识别。

二、技术发展

目前声纹识别技术已经发展得较为成熟，已由传统的基于统计思想和概率论的方法发展到现在以DCNN建模的方法。其主要方法有模板匹配、高斯混合模型（Gaussian mixture model，GMM）、高斯混合模型-通用背景模型（Gaussian mixture model-universal background model，GMM-UBM）、GMM-SVM、联合因子分析（joint factor analysis，JFA）、全因子空间、深度学习、端到端的神经网络。

（一）模板匹配

模板匹配的算法思路就是比对信号之间的相似度，一般两者内容相同才能成功识别声纹。

（二）GMM

GMM的工作流程分为训练和测试两阶段，在训练阶段对语音数据进行MFCC特征提取，随后将其放入模型训练，在测试阶段使用上一阶段训练好的模型对测试数据的MFCC特征进行声纹对象预测打分。GMM是一种参数化的生成性模型，实验数据量一般与GMM的参数规模成正比。

（三）GMM-UBM

GMM-UBM实际上就是对GMM的一种改进，是为解决训练数据不充分的问题而提出的。其具体做法是将大量的非目标用户数据（背景数据）混合起来训练一个获取语音特征的GMM，之后在此基础之上通过对目标用户的声音数据进行训练，获得一个具备目标用户特征的GMM。

（四）GMM-SVM

SVM是传统机器学习方法中数学逻辑鲜明的用于解决分类和回归问题的算法。GMM-SVM是将GMM中每个高斯分量的均值组成一个高斯超向量作为SVM的训练样本，接着对组合的高斯超向量进行规整以去除信道变形对声纹建模的影响，最后使用SVM算法实现最终的声纹识别/分类任务。

（五）JFA

首先介绍一下因子分析（factor analysis，FA），因为单独对GMM中的每个高斯分量进行调整工作量太大，就使用少量基向量的线性组合（低秩的超向量子空间）代表高斯超向量，该做法就被称为FA。JFA是在FA的基础之上发展而来的，其首先假设声纹信息、噪声和其他信道效应分别可以用一个低秩的超向量子空间进行表示，接着假设识别目标任务所处空间与信道所处空间是独立同分布的，最后同时估计出语音数据在特征音空间上的映射和信道空间的映射，并丢弃信道空间的映射来去除信道的干扰。

（六）全因子空间

全因子空间的提出是基于对JFA假设的否定。其认为声纹信息和声道信息无法做到完全独立，这样令JFA成立的可以分别用一个低秩的超向量子空间来表示声纹信息空间和声道信息空间的假设就无法成立。全因子空间算法提出用一个低秩的超向量子空间同时模拟声纹差异空间和信道差异空间，每段语音在这个低秩超向量子空间中的低维映射被称为身份向量（i-vector）。由于无法去除信道干扰，全因子分析的训练目标就是使具有相同声纹的人的身份向量尽可能详尽，从而被分为同一类，使具有不同声纹的人的身份向量尽可能相异，从而被分为不同类。

（七）深度学习

目前基于深度学习的算法研究日新月异，在声纹识别领域也相继出现了许多经典的深度神经网络模型，其特点是可以从大量的语音数据中提取高度抽象的声纹特征。最初利用深度学习进行声纹识别沿用了前期语音识别的研究成果，就是用深度神经网络代替GMM对提取到的语音特征进行后验学习，之后通过概率线性判别分析进行打分，预测声纹归属。在2014年Google提出d-vector的概念之后，类似基于深度神经网络的x-vector、j-vector也相继被提出。将每帧语音的FBank能量特征作为模型的输入，得到输出后，进行L2正则化运算再累加，得到的向量就被称为d-vector。x-vector是由时间延迟神经网络导出的，额外加入了时间特征，由于其在输出层可以学习到长时间特征，所以x-vector在短时间内也可以捕捉到用户的声纹特征。j-vector的获取是采用多任务学习方法，在学习声纹特征的同时，学习文本短语的知识，进行文本依赖的声纹识别，在使用时去除输出层，将中间层的特征值取平均即为j-vector。

（八）端到端的神经网络

端到端的神经网络在声纹识别领域的应用就是将预处理后的语音数据输入神经网络中，其间由神经网络自动获取语音数据特征并直接输出识别结果。

三、技术应用

声纹识别应用范畴可以分为1∶1识别应用和1∶N识别应用。1∶1识别就是判定当前语音是否来自目标人物，其主要应用场景有声纹电子支付、智能设备声纹密码、银行安全交易等。1∶N识别就是判定当前语音属于目标人群中的哪一位，其主要应用场景为辅助刑侦破案、重点人员监听识别等领域。随着声纹识别技术的发展，其可被利用的范围越来越大，在各个领域创造的价值也越来越大。

参 考 文 献

孙茂松，陈新雄，张开旭，等. 2016. THULAC：一个高效的中文词法分析工具包［R］. 北京：清华大学.

American Institute of Electrical Engineers. 1916. Transactions of the American Institute of Electrical Engineers［M］. New York：American Institute of Electrical Engineers.

Atal B S. 1974. Effectiveness of linear prediction characteristics of the speech wave for automatic speaker identification and verification［J］. The Journal of the Acoustical Society of America，55（6）：1304-1322.

Cardinal P，Dehak N，Zhang Y，et al. 2015. Speaker adaptation using the i-vector technique for bottleneck features［C］. Athens：The Interspeech 2015.

Chen N X，Qian Y M，Yu K. 2015. Multi-task learning for text-dependent speaker verification［C］. Athens：The Interspeech 2015.

Hadji I，Wildes R P. 2018. What do we understand about convolutional networks?［EB/OL］. https：//arxiv. org/pdf/1803. 08834. pdf［2023-10-04］.

Hüllermeier E. 1998. Data Mining and Knowledge Discovery［M］//Cios K J，Pedrycz W，Swiniarski R W. Data Mining Methods for Knowledge Discovery. Boston：Springer：1-26.

Jiao Z Y，Sun S Q，Sun K. 2018. Chinese lexical analysis with deep Bi-GRU-CRF［EB/OL］. https：//arxiv. org/pdf/1807. 01882. pdf［2023-10-04］.

LeCun Y，Bengio Y，Hinton G. 2015. Deep learning［J］. Nature，521：436-444.

Linguistic Data Consortium. 2002. 2000 HUB5 English Evaluation Transcripts［EB/OL］. https：//catalog. ldc. upenn. edu/LDC2002T43［2023-10-04］.

Manning C，Surdeanu M，Bauer J，et al. 2014. The stanford CoreNLP natural language processing toolkit［C］. Baltimore：The 52nd Annual Meeting of the Association for Computational Linguistics：System Demonstrations.

Panayotov V，Chen G G，Povey D，et al. 2015. Librispeech：an ASR corpus based on public domain audio books［C］. South Brisbane：The 2015 IEEE International Conference on Acoustics，Speech and Signal Processing.

Saha G，Senapati S，Chakroborty S. 2005. An F-ratio based optimization on noisy data for speaker recognition application［C］. Chennai：The 2005 Annual IEEE India Conference-Indicon.

Tian Y，Cai M，He L，et al. 2016. Speaker recognition system based on deep neural networks and Bottleneck features［J］. Journal of Tsinghua University（Science and Technology），56（11）：1143-1148.

Wang J, Li L T, Wang D, et al. 2014. Research on generalization property of time-varying Fbank-weighted MFCC for i-vector based speaker verification [C]. Singapor: The 9th International Symposium on Chinese Spoken Language Processing.

Zhang J. 2018. Realization and improvement algorithm of GMM-UBM model in voiceprint recognition [C]. Shenyang: The 2018 Chinese Control and Decision Conference.

第九章 区 块 链

第一节 区块链概述

区块链是一种分布式账本技术，在学术界和工业界均受到了广泛关注。图 9.1 为区块链典型数据结构，每个区块由交易记录、时间戳和前一区块的哈希（Hash）值组成。交易记录可以是任何需要在区块链上可追踪、可验证和可审计的信息，如数字资产交易信息、物联网数据等。通过在当前区块的头部引用前一个区块的哈希值，可以递归地链接到前一个区块，直到链接到第一个区块，其中第一个区块又称为创世块。在复杂任务中，区块链利用共识机制，将有效区块附加到区块链上，并应用几种共识机制在性能和可扩展性之间进行权衡。因为任何更改都会导致哈希值之间的不一致，并且更改很容易被网络监测到，因此在区块链中无法进行常规的数据更改操作。除了区块链，分布式账本技术中还有其他数据结构，例如有向无环图（directed acyclic graph，DAG）。

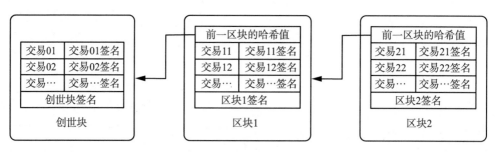

图9.1 区块链典型数据结构示意图

比特币作为区块链的第一个应用，是一个加密货币平台，被普遍认为是区块链1.0的技术基础。然而比特币仅提供了一种有限的脚本语言，难以实现除了金融交易之外的功能，在开发智能合约之前，区块链的应用仅限于生成加密货币和用于传输加密货币的简单交易。

为了实现区块链更广泛的场景应用，研究人员在区块链2.0架构中加入了智能合约。智能合约是在区块链中进行编码以实现可编程交易的逻辑，它们可以根据触发条件自动执行，为开发更多样的去中心化应用程序提供了基础。作为一种可信的分布式应用程序，智能合约利用区块链和底层共识机制保证应用编程的安全性。通过使用智能合约，可以在区块链上编写执行更灵活、更复杂的应用程序。

由于区块链技术的可审计性、不可篡改性、永久保存性、可用性和智能合约可编程等特性，许多研究已经考虑将区块链和实际场景深度融合应用，如数字身份管理、访问控制、数据溯源等典型场景。目前已经有许多区块链平台，它们在功能侧重点上各不相同。系统开发人员可以根据自己的系统要求选择特定的平台，如网络类型（公共或许可）、智能合约的支持语言、开发复杂性、性能和成本。区块链平台通常是独立工作的，为了扩展去中心化应用程序，目前正在研发新一代区块链系统以实现多个区块链平台之间的互操作性。

相比于传统的数据库技术，区块链在事务处理方面的机制是怎样的？针对不同的应用场景，区块链分为哪几类？其主要区别是什么？流行的区块链平台都有哪些？它们支持何种共识机制和编程语言？以上是区块链被用来构建实际应用程序时，经常遇到的几个问题。

第二节 区块链事务

事务是顺序操作的逻辑单元，它决定着数据库系统的状态变化。数据库系统的事务属性可分为两类：ACID 和 BASE。

ACID 原则包括原子性、一致性、隔离性和持久性。原子性意味着事务的所有操作要么都做，要么都不做。一致性意味着必须保持系统的完整性，事务必须将数据库的当前有效状态更改为另一个有效状态。隔离性意味着并发执行的不同事务间内部的操作是互不影响的。持久性保证已提交的事务将永久保留。

BASE［basically available（基本可用）、soft state（软状态）和 eventually consistent（最终一致性）三个短语的缩写］原则主要针对 NoSQL 数据库和分布式系统设计，相较于 ACID 更加柔性。基本可用是指系统在节点部分故障的情况下非故障部分提供的数据仍然可用。软状态是指允许系统中的数据存在中间状态，并认为该中间状态的存在不会影响系统的整体可用性。最终一致性意味着 BASE 原则不保证特定时间的一致性，但最终它们会达到一致，而 ACID 原则强调即时一致性。

区块链的事务属性与 ACID 和 BASE 理论的模型都不完全匹配。Tai 等（2017）提出了一种新的区块链交易视角，称为 "SALT"，它包括四个特征，sequential（顺序性）、agreed-on（共识性）、ledgered（持久性）和 tamper-resistant（防篡改性）。顺序性表示区块链按顺序处理交易。共识性是指在区块链中应用共识机制验证交易。在区块链中，大多数节点必须接受交易，这笔交易才能提交给系统。持久性是指一旦一笔交易提交给区块链，没有人可以撤销它。然而，由于分叉的可能性，区块链的持久性属性略弱于ACID的持久性属性。防篡改性指的是区块链中交易的防篡改特性，这意味着一旦交易提交到区块链上，就不可能改变它。

第三节　区块链分类

根据不同的应用场景，区块链可以分为公有链、共同体区块链（consortium blockchain）和私有链（private blockchain），其中共同体区块链又称许可链。

（1）公有链：向全世界开放，每个具有匿名身份的人都可以读取、发送交易且能获得有效确认。目前，大多数公有链的安全由工作量证明机制（proof of work，PoW）或权益证明机制（proof of stake，PoS）负责维护。它们是以经济奖励与加密数字验证相结合的方式存在的，并遵循一般原则：每个人从中可获得的经济奖励，与对共识过程做出的贡献成正比。随着区块数量和数据总规模的增长，公有链所需的计算能力也显著增加。这些区块链通常被认为是"完全去中心化"的。

（2）共同体区块链：是指其共识过程受到预选节点控制的区块链，其访问受到一定限制。这类区块链或者允许每个人都可读取，或者只限参与者可读取，或者走混合型路线。用户可以具有不同的访问级别来提交交易、读取交易或参与共识机制。由于采用了用户过滤机制，共同体区块链可以使用更轻量级的共识机制（半集中式共识方法），以达到更快的交易处理速度。Hyperledger Fabric是共同体区块链的一个典型示例。这些区块链可被视为"部分去中心化"的。

（3）私有链：是指其写入权限仅在一个组织中的区块链。读取权限或者对外开放，或者被任意程度地进行了限制。相关的常见应用包括某公司内部的数据库管理、审计等，在很多情形下，公共的可读性并非必要。例如，不同于公有链和共同体区块链，私有链区块的根哈希及其API可以不对外公开，不允许外界用API来获取区块链状态的信息。

第四节　区块链平台

Bitcoin是第一个使用区块链的应用程序，主要用于管理和转移比特币（一种加密货币）。在比特币之后，智能合约技术催生了新一代的区块链系统及各种应用程序，导致有时难以区分区块链平台与核心区块链技术。但是，它们在很多方面均不同，例如，网络的类型（公共或许可）、是否支持内置加密货币、交易工作流、性能、隐私、成本及技术成熟度。

如今，许多区块链平台都致力于实施智能合约，采用去中心化应用程序。以太坊（Ethereum）、Hyperledger Fabric、Corda和Quorum等一些区块链平台拥有成熟的工具，而另一些区块链平台则对其用户和开发人员提供的支持很少。表9.1根据不同特征对这些区块链平台进行比较。

表9.1 区块链平台

平台	共识机制	网络类型	合约类型	编程语言	是否提供加密货币
Bitcoin	PoW	公开	智能	Ivy[①]、BitML	是（比特币）
以太坊	PoW/PoS	公开和许可	智能	Solidity	是（以太币）
Hyperledger Fabric[②]	PBFT	许可	智能	Go、JavaScript、Java	否
R3 Corda[③]	Flexible plug-in consensus（灵活的可插拔机制）	许可	智能	Kotlin	否
Tendermint[④]	Byzantine fault tolerance（BFT，拜占庭容错）算法	许可	智能	任意语言	否
Quorum[⑤]	Raft-based and Istanbul BFT（基于Raft和伊斯坦布尔BFT）	许可	智能	Solidity	否

注：PBFT即practical Byzantine fault tolerance（实用拜占庭容错）算法。

以下具体介绍两种最常见的区块链平台——以太坊和Hyperledger Fabric。

一、以太坊

以太坊平台的目标是促进无法相互信任的个人之间的交易，因此设计了图灵完备的智能合约内置脚本语言Solidity，该语言兼具良好的适应性和灵活性。程序开发人员可以使用由该平台网络运行的智能合约开发去中心化程序。

---

① 参见 https://docs.ivylang.org/bitcoin。
② 参见 https://www.hyperledger.org/projects/fabric。
③ 参见 https://www.r3.com/corda-platform/。
④ 参见 https://tendermint.com/。
⑤ 参见 https://github.com/Consensys/quorum。

　　以太坊的基本单位是账户。每个想要向区块链提交交易的人都需要一个账户。以太坊包括两种类型的账户：外部拥有账户与合约账户。外部拥有账户，被私钥控制且没有任何代码与之关联；合约账户，被它们的合约代码控制且有代码与之关联。每一个账户在数据结构上具有两个元素：一个是公开地址，一个是与该地址关联的状态。一个账户在初次接收或者发出交易后，都会形成初始状态，每次对该账户的修改都会不断修改该状态。以太坊公有链时刻维护着每一个账户的状态。账户状态有四个要素：已执行的交易总数（nonce），用来标识该账户发出的交易数量；持币数量（balance），记录用户的账户余额；存储区的哈希值（storage Hash），指向智能合约账户的存储数据区；代码区的哈希值（code Hash），指向智能合约账户存储的智能合约代码，这个字段在生成后是不可修改的。外部拥有账户有已执行的交易总数、持币数量，合约账户有已执行的交易总数、持币数量、存储区的哈希值、代码区的哈希值、存储区及代码区。

　　一个外部拥有账户可以通过创建和使用自己的私钥来对交易进行签名，确认后会返回一个哈希值，从而发送消息给另一个外部拥有账户或合约账户。在两个外部拥有账户之间传送的消息只是一个简单的价值转移，但是从外部拥有账户到合约账户的消息会触发合约账户的代码，允许它执行各种动作（如转移代币、执行一些运算、创建一个新的合约等）。也就是说，外部拥有账户可以触发交易，而合约账户不能主动发起交易，只能在被触发后按预先编写的智能合约代码执行。

　　和许多其他区块链平台（如Tendermint和Quorum）一样，以太坊也遵循订单执行架构来处理交易。在以太坊中，交易是从外部拥有账户发送消息的单个指令代码。账本以创世块启动，然后开始新交易处理并创建新区块和新状态。区块链状态的任何变化都始于外部拥有账户发送的交易，该交易要么直接将以太币转移到其他账户，要么触发智能合约执行。每笔交易都包含多个字段，网络中的矿工，根据gasPrice（燃料价格，在以太坊中gas是一种固定衡量的价值）字段对交易进行优先级排序。如果从同一个账户发送了多笔交易，矿工将按已执行的交易总数（nonce）计算它们。交易中的nonce字段等于交易发送者发送的操作数，这个值会随着每笔新交易的发送而增加。因此，从同一账户发送的具有相同gasPrice的交易将分别被执行。以太坊平台的交易处理流程见图9.2。

　　我们可以将以太坊视为基于事务的有限状态机。在事务处理时，以太坊会运行一个状态转换函数来确保当前状态的转换会导致一个新的有效状态。以太坊的有效状态转换函数如下：

$$\tau_{t+1} = \phi\left(\tau_t, T\right)$$

其中，τ_t表示以太坊在t时刻的状态；ϕ表示状态转换函数；T表示交易。

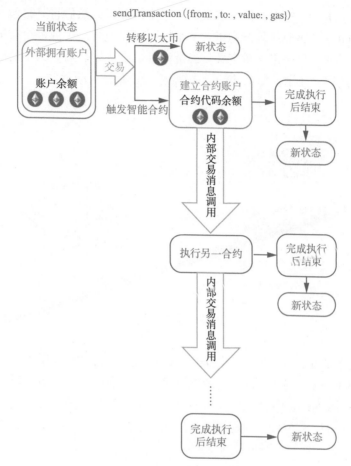

图9.2 以太坊平台交易处理流程示意图

二、Hyperledger Fabric

Hyperledger Fabric是由Linux基金会托管的共同体区块链，具有模块化结构，组件（如共识、成员资格和数据库）可插拔，可以根据用户的访问级别和系统策略对用户进行身份验证并授予用户访问权限。

Hyperledger Fabric在许可方面非常成熟，因为系统可以配置其网络，用户可以具有不同的访问级别。例如，系统可以配置一个只有一部分用户参与共识、提交交易、运行特定智能合约和读取账本状态的网络。

Hyperledger Fabric引入了链码的术语，链码是一种实现应用程序逻辑并在执行阶段运行的程序代码。在Hyperledger Fabric中，智能合约和链码这两个术语可以互换使用。通常，智能合约一般负责表达交易逻辑，然后将其打包为链码以部署到 Hyperledger Fabric 区块链网络。一个链码可以包含一个或多个智能合约，每个智能合约的底层是一组交易定义。当链码被部署到网络后，其中的所有智能合约都可供应用程序使用，图 9.3 展示了一个访问控制链码的示例。

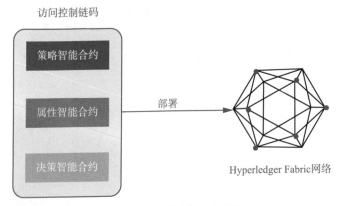

图 9.3　访问控制链码示例

在 Hyperledger Fabric 中，支持 Java、Go、JavaScript 等通用编程语言编写智能合约（链码）这一特性让许多区块链开发人员和研究人员拥有了巨大的发挥空间。Hyperledger Fabric 中有两种类型的链码：第一种是各种开发人员编写的智能合约，程序员可以编写自己的逻辑并在区块链上执行；第二种链码类型称为系统链码，负责管理区块链系统并维护参数。

第五节　区块链在网络领域的应用

一、去中心化的数据共享

互联网上产生的海量数据，为通过数据共享提高数据驱动应用的服务质量提供了可能性。但是这些海量数据分散在不同的系统中，并被各自的服务提供商控制，如何以去中心化的方式实现隐私安全的数据共享和分析是一个重要问题。传统的隐私技术，例如，信息加密、身份验证和基于角色的访问控制等，可能不足以满足未来计算机网络的效率和安全要求。由于区块链可以为隐私问题提供有效的解决方案，许多研究人员从不同的方向进行了开创性工作。基于区块链的数据共享系统，可以大大简化数据获取过程，控制对存储数据的访问，跟踪数据的使用，并方便管理用户的数据所有权和权限。Lu 等（2020）为分布式多方机构设计了一种区块链授权的数据共享架构，考虑到涉及多方的通用分布式数据共享框架，所有分布式多方机构都在一个许可区块链内互相连接，由使用计算和存储资源实现的超级节点维护。许可区块链存储的是通过去中心化学习的联邦数据模型，而不是所有的原始数据，这样可以在保证数据安全和隐私的同时，追踪数据的使用情况，以进行进一步的审计。另外，如何在资源约束的情况下，改进原始数据到联合数据的映射是数据共享的关键问题。为了最大限度地提高数据收集率和地理公平性，Liu 等（2019）提出了一种联合深度强化学习（deep reinforcement learning，DRL）和区块链的安全数据共享框架，旨在帮助每个移动设备感知附近的环境，以实现最大的数据收集量、地理公平和最小的能耗。以太坊区块链被用于为移动设备构建可信平台，无须任何第三方组织即可共享数据。接入区块链中的移动设备通过基于多代理 DRL 的方法收集数据，并使用各自的私钥和数字签名传输加密数据，以确保数据安全。

Chen 等（2020）提出了一种基于区块链的车联网数据共享激励机制，并设计了一种数据质量驱动的拍卖来进行数据买卖双方的协商，以保证数据的高质量和社会福利的最大化。其智能合约是基于车辆之间的交通数据共享而设计的，引入防篡改的共同体区块链完成数据共享后，还需要提供安全存储链上的时间戳、共享信息等数据，以保证算法的安全性和可扩展性。

在医疗保健领域，区块链技术也做出了许多贡献。Zheng 等（2018）提出云计算结合区块链技术，可以让用户安全地共享个人健康数据。该研究面向可穿戴设备和移动设备所产生的动态数据，并结合区块链和云存储技术收集与共享动态的个人健康数据。Jin 等（2019）提出了一种新颖的安全且保护隐私的医疗数据共享机制，该机制包含两种类型的区块链技术，即许可和无许可区块链。Jiang 等（2018）分析了医疗机构和个人对医疗数据的不同共享需求，设计了由两个松散耦合的区块链驱动的医疗信息交换平台，两个区块链中的交易打包算法可以有效提高系统吞吐量和数据共享的公平性。Xia 等（2017）提出了基于区块链的医疗数据共享系统 MeDShare，设计了云服务提供商之间的数据共享模型，旨在确保数据的不变性和不可篡改性；此外还引入了智能合约和访问控制方案来控制和跟踪数据共享过程，以检测数据权限的违反情况。这种机制可以在保证用户隐私的同时，安全地实现数据溯源和审计。

在抗击可能导致网络流行病的信息疫情方面，已经有不少利用区块链技术的成功案例。例如，在新冠病毒感染大流行时期，社交媒体成为最受欢迎的信息共享工具。然而，由于社交网络的开放性，错误信息和谣言传播的可能性很高。现有社交媒体渠道和网站无法审查和验证信息来源，而与疫情传播、医疗健康或医疗设备相关的虚假或经过篡改的信息极有可能引起恐慌，并导致公众对哪些信息来源可以信任感到困惑。这可能导致有害的自我用药，以及公众不遵守政府制定的相关政策。因此，一个可靠、及时、安全、可信、透明的信息系统成了迫切需求，另外，相关数据的正确性和可验证性也可以保障政府决策（如是否实施城市封锁）的精准性。MiPasa是一个基于多源信息和多参与者的平台，利用区块链技术整合、处理和共享与新冠疫情传播相关的信息，这些信息来自多个可验证的来源，如世界卫生组织和经过认证的卫生组织及政府机构。该平台有助于政府识别人为错误和误报，从而使数据科学家和公共卫生官员能够设计出限制病毒传播的解决方案。例如，通过对区块链上可信和可验证的数据进行数据分析，政府可以以安全的方式及时识别新冠病毒感染携带者和感染热点，并对公众发布权威信息。另外，该平台提供了对共享新冠病毒感染相关数据的用户进行匿名化的基础设施，以保护用户的个人身份信息不被泄露。该平台提供的与新冠疫情相关的实时数据包括不同国家的新增病例、累计病例、新增死亡病例、累计死亡病例和检测样本等，数据主要来自世界卫生组织、牛津大学、国家级疾病预防控制中心等权威机构。通过以上设计，MiPasa有效降低了信息疫情带来的负面影响，从而在一定程度上缓解了网络流行病的传播。

二、安全数据存储

在未来的数据存储网络中，各种数据将被存储在具有不同安全要求的网络中。作为不可变的交易账本，区块链可以提供安全的分布式存储，同时通过可检索性证明方案确保数据的完整性。数据不仅可以存储在区块链中，还可以在链下存储，具体取决于数据的重要性和实际需求。

Storj是基于区块链的开源云存储系统，用于在分布式应用程序中保证数据安全性和完整性。数据被分解并存储在网络中的对等节点中，而区块链存储有关在哪里可以找到数据片段的元数据信息。Storj将云数据的控制权交还给用户，并通过在受信任的数据提供商上运行不受信任和容错的系统来提高安全性与隐私性。当用户需要访问数据时，会查询区块链，然后返回所需的元数据以检索原始数据。Do和Ng（2017）设计了一个名为BlockDS的系统，用于提供安全的数据存储和关键字搜索，该系统由分布式数据存储、匿名访问控制和私有关键字搜索三部分组成。与Storj类似，数据采用分解引用而不是加密数据本身的方式存储在许可的区块链中，其中不同的客户端具有不同的数据访问权限。关键词搜索组件在区块链中被建模为智能合约，客户经过匿名访问控制层授权的数据，无须下载整个数据集即可在云存储中进行搜索。因此，系统可以将数据存储外包给服务提供商，以构建平滑的分布式网络。

三、无信任网络架构

传统数据驱动网络中的信任问题，可以通过数据存储网络中的区块链技术有效解决，该技术可以构建一个可信任的平台，在不同的利益相关者和组织之间共享数据与执行计算。在数据存储网络中，用户可以放心地利用区块链的优势与陌生人共享交易数据，区块链会提供分布式和不可变的账本，并提供高效的共识协议确保数据的可信性。

Huang等（2020）提出了一种基于复杂性假设和双线性配对的可撤销变色龙哈希（revocable chameleon Hash，RCH），用于派生的自可编辑区块链（self-redactable blockchain，SRB），从而为物联网启用智能信任层。具体来说，RCH可以通过临时陷门发现冲突，并且SRB可以使区块内容被重写，使编辑的区块的哈希值保持不变，因此不会遭受硬分叉。

BlockTDM（blockchain-based trusted data management scheme，基于区块链的可信数据管理方案）是用来计算移动边缘的。BlockTDM的核心是可配置的区块链架构，由边缘设备层、区块链网络层、边缘节点层和云中心层组成。在BlockTDM中，从边缘设备层收集的数据及其哈希值被传输到区块链网络层进行存储，并定义了一个通道矩阵来支持基于矩阵的多通道数据分段和敏感数据隔离，以便在不受信任的环境中安全有效地执行数据访问、传输和使用。此外，用户可以定义数据敏感度，BlockTDM可以在将交易保存到区块链系统之前对交易主体（数据有效载荷）进行加密，使用智能合约和解密算法为想要访问受保护的区块链和交易数据的用户实现受控制的访问。因此，BlockTDM为可信和防篡改的数据共享与处理提供了一个通用的基于区块链的范例。

Zhang等（2019）提出了一种基于区块链的信任方案，并阐述了区块链的质量保证应用，以增强智能制造中的数据安全和合作伙伴之间的协作。每个区块通过非对称加密记录不同种类的数字数据和信息，包括任务信息、服务信息、身份数据、交易数据、资产数据、合约数据等。该区块在广播后由所有网络节点验证并存储，并在最新的区块链上达成共识。该方案可以建立系统与参与者之间的信任，以及参与者之间的互相信任，其主要挑战在于数据源的可靠性、区块链的运营成本及智能合约的部署。

参 考 文 献

Belchior R，Vasconcelos A，Guerreiro S，et al. 2021. A survey on blockchain interoperability：past，present，and future trends［J］. ACM Computing Surveys，54（8）：1-41.

Chen W H，Chen Y F，Chen X，et al. 2020. Toward secure data sharing for the IoV：a qualitydriven incentive mechanism with on-chain and off-chain guarantees [J]. IEEE Internet of Things Journal, 7 (3): 1625-1640.

Do H G, Ng W K. 2017. Blockchain-based system for secure data storage with private keyword search [C]. Honolulu: The 2017 IEEE World Congress on Services.

Huang K, Zhang X S, Mu Y, et al. 2020. Achieving intelligent trust-layer for internet-of-things via self-redactable blockchain [J]. IEEE Transactions on Industrial Informatics, 16 (4): 2677-2686.

Jiang S, Cao J N, Wu H Q, et al. 2018. BlocHIE: a BLOCkchain-based platform for healthcare information exchange [C]. Taormina: The IEEE International Conference on Smart Computing.

Jin H, Luo Y, Li P L, et al. 2019. A review of secure and privacy-preserving medical data sharing [J]. IEEE Access, 7: 61656-61669.

Liu C H, Lin Q X, Wen S L. 2019. Blockchain-enabled data collection and sharing for industrial IoT with deep reinforcement learning [J]. IEEE Transactions on Industrial Informatics, 15 (6): 3516-3526.

Lu Y L, Huang X H, Dai Y Y, et al. 2020. Blockchain and federated learning for privacy-preserved data sharing in industrial IoT [J]. IEEE Transactions on Industrial Informatics, 16 (6): 4177-4186.

Ma Z F, Wang X C, Jain D K, et al. 2020. A blockchain-based trusted data management scheme in edge computing [J]. IEEE Transactions on Industrial Informatics, 16 (3): 2013-2021.

Shawn W, Tome B, Josh B, et al. 2014. Storj: a peer-to-peer cloud storage network [EB/OL]. https: //libre. life/net/storage/storj. pdf [2023-10-30].

Tai S, Eberhardt J, Klems M. 2017. Not ACID, not BASE, but SALT [C]. Porto: The 7th International Conference on Cloud Computing and Services Science.

Wang S P, Zhang Y L, Zhang Y L. 2018. A blockchain-based framework for data sharing with fine-grained access control in decentralized storage systems [J]. IEEE Access, 6: 38437-38450.

Wang W B, Hoang D T, Hu P Z, et al. 2019. A survey on consensus mechanisms and mining strategy management in blockchain networks [J]. IEEE Access, 7: 22328-22370.

Wood G. 2014. Ethereum: a secure decentralised generalised transaction ledger [J]. Ethereum Project Yellow Paper, 151: 1-32.

Xia Q, Sifah E B, Asamoah K O, et al. 2017. MeDShare: trust-less medical data sharing among cloud service providers via blockchain [J]. IEEE Access, 5: 14757-14767.

Zhang Y P, Xu X W, Liu A, et al. 2019. Blockchain-based trust mechanism for IoT-based smart manufacturing system [J]. IEEE Transactions on Computational Social Systems, 6 (6): 1386-1394.

Zheng X C, Mukkamala R R, Vatrapu R, et al. 2018. Blockchain-based personal health data sharing system using cloud storage [C]. Ostrava: The 2018 IEEE 20th International Conference on E-Health Networking, Applications and Services.

第十章　吸毒人员管理与特征辨识

第一节　全球毒品流行形势

联合国毒品管理部门发布的《2021年世界毒品报告》显示，2020年全球约有2.75亿人使用毒品，2010～2019年吸毒人数增长了约22%，约占15～64岁全球人口的5.5%；并且全球有3630万人患有药物滥用障碍，而只有1/8的人接受过相关治疗。《柳叶刀》全球疾病负担资源中心发布的研究报告显示，2017年有58.7万人死于毒品使用，平均年龄为37岁。毒品的使用在全球仍然呈增长趋势，大麻是2019年滥用人数最多的毒品，全球约有2亿人使用大麻，其中北美、澳大利亚和新西兰地区、西非和中非地区是大麻主要的流行地区；作为危害性最大的毒品，阿片类药物在全球的使用人数已于2019年达到了6200万（包括医疗和非医疗用途阿片类药物使用者），阿片类药物使用者中有一半以上在亚洲地区。阿片类药物会比其他任何类型药物带来更多的健康负面影响，其造成的伤残调整生命年损失占全球因药物使用障碍造成的伤残调整生命年损失的70%。合成类毒品也占据了全球毒品市场相当大的份额，主要包括可卡因和甲基苯丙胺。2019年全球15～64岁的人口中有0.5%的人吸食过安非他明类毒品，吸食可卡因的人数占比略低，约为0.4%。安非他明类毒品主要流行于北美洲和大洋洲，而在东亚和东南亚地区，主要为泰国、菲律宾和印度尼西亚等国，甲基苯丙胺的使用正在增加。

2010～2018年，发展中国家的毒品使用增长情况较发达国家更为迅速，青少年和年轻人在使用毒品人群中占比最高。预计到2030年，较低收入国家的吸毒人数仍将持续增长。《2020年中国毒情形势报告》显示，截至2020年底，我国有吸毒人员180.1万名，其中海洛因和冰毒等滥用品种仍维持较大规模，大麻吸食人数呈上升趋势。相关统计数据显示，2010～2020年，吸食海洛因的人员占比下降近30%，吸食冰毒的人员占比提高了1倍，达到57.2%，冰毒逐渐取代海洛因成为国内使用人数最多的毒品。随着新型毒品不断出现和互联网的不断发展，毒品的种类更加丰富和神秘，毒品传播的渠道更加复杂，涉毒区域不断扩大。世界各国在禁毒方面投入的财力日益增长，对毒品的打击力度也不断加大，但是毒品犯罪形势仍然严峻。

第二节　吸毒人员管理现状及瓶颈

目前，在大多数国家使用毒品都是违法的，全球针对毒品的使用和成瘾的管理政策分为监禁与治疗。监禁是指将吸毒成瘾的人送至监狱，利用无法接触毒品的方式逐渐实现戒断，但是目前多数监禁场所缺乏提供药物滥用康复服务的人员。治疗则是另外一种重要的管理手段，通过有针对性地为成瘾人员提供科学的干预服务来帮助他们戒断、康复，并防止复吸。其中，基于社区的治疗方法最具成本效益。

基于社区的治疗是指针对社区中有药物依赖或药物成瘾的人群所提供的一种特定的综合治疗模式，该模式提供的服务包括从低门槛入门服务到延伸服务，即从戒毒到稳定，再到后期融入社会的连续性关怀，例如，维持性药物治疗服务。它涉及协调患者许多必要的卫生保健、社会和其他非专业服务。此外，还会为患者的家人和社区提供强有力的支持，以解决复杂的毒品问题，确保取得长期的效果。"戒毒治疗社区"是针对吸毒成瘾而采取的治疗措施之一，于20世纪60年代在美国逐渐流行。目前戒毒治疗社区被世界上65个国家广泛采用，是全球公认的社区药物滥用治疗的基本组成部分。戒毒治疗社区的目标是促使吸毒人员戒断，改变其反社会的行为，并通过创造一个有组织的生活环境来发展其亲社会的态度和技能。研究发现戒毒治疗社区中的患者在药物滥用、犯罪行为和心理健康症状方面均有所改善。一项长期的成瘾治疗干预的研究结果也证明了戒毒治疗社区在持续改善吸毒人员行为方面的有效性，并且治疗持续时间的长短与治疗效果存在相关性。随着治疗社区不断扩大，它成为美国药物管制政策的重要组成部分。受国际上药物成瘾治疗日益增长的需求的推动，社区治疗模式相继被欧洲、亚洲、南美洲等国家所采用。20世纪80年代，社区治疗开始流行于欧洲。圣帕特里尼亚诺的戒毒治疗中心是意大利中部最著名的社区治疗机构，在这里患者会参与到社区提供的手工艺制作和其他工作中，以提高他们的自我效能和归属感。为了促进社区中成瘾患者长期的生活方式改变，该机构对传统的社区治疗康复时间进行改进，治疗时间变为3～4年，其中有1年的时间是用于帮助成瘾者融入社会。1995年，比利时建立首家针对毒品成瘾患者的戒毒治疗社区，随后又成立多家治疗社区。比利时戒毒治疗社区的工作人员都是专业人士，且具有护理、教育或心理学的教育背景。在进入这些机构前，患者必须完全戒断美沙酮及其他的替代性药物。工作人员会为成瘾患者提供专业服务，并鼓励他们攻读社会学相关的专业学位。1979年，泰国建立了最大的非官方社区治疗机构，该机构提供各种治疗项目，目的是鼓励成员保持积极的态度、健康的关系、健全的价值观和成熟的判断。菲律宾为低至轻度风险的吸毒成瘾人员提供社区戒毒治疗，在社区治疗中为成瘾人员提供相关课程的学习，该课程充分考虑了菲律宾的文化价值观，并且社区还会邀请成瘾人员的家人共同参与治疗，以帮助患者获得相应的支持。社区治疗模式基于互助和自我检查的原则，制定了12步计划，通过强有力的同伴支持小组，帮助人们从毒品成瘾中恢复并保持对毒品的戒断。社区戒毒治疗体系的成熟，也推动了社区内成瘾治疗服务类型的增加。1999年，英国的一个戒毒治疗社区发布了口腔健康改善服务，旨在增加吸毒成瘾人群获得牙科服务的机会。

依据《中华人民共和国禁毒法》和《戒毒条例》规定，我国对吸毒人员的戒毒管理与治疗体系分为强制隔离戒毒治疗、自愿戒毒治疗、社区治疗，如图10.1所示。吸毒人员如果被公安机关发现存在多次吸毒行为或在社区戒毒治疗期间有再次使用毒品的行为，就需要在强制隔离戒毒所接受2年的治疗。在此期间，除了接受常规的法律法规教育之外，还会接受由专业医疗人员根据吸食毒品种类、使用时长、药物成瘾程度定制的有计划性的身体康复治疗和针对心理、生理的综合性治疗。自愿戒毒治疗是吸毒人员自行前往有相关资质的戒毒机构进行治疗，戒毒机构采用正规、科学的诊断治疗技术与方法对吸毒人员开展心理干预、成瘾治疗和行为干预治疗等治疗措施。社区治疗包括社区戒毒治疗和社区康复治疗。社区戒毒治疗时间为3年，在此期间，由吸毒人员所在社区的禁毒管理部门负责监督和管理戒毒治疗情况。社区专业的禁毒社工将为吸毒人员提供专业的治疗和心理干预，同时吸毒人员需要在3年的治疗过程中，定期接受尿检。社区康复治疗是指吸毒人员在强制隔离戒毒所接受戒毒治疗后，需要在居住地继续接受不超过3年的社区康复治疗。社区康复治疗的治疗措施与社区戒毒治疗措施类似，在治疗期间，吸毒人员也需要定期接受尿检。但是社区治疗还面临一系列新的挑

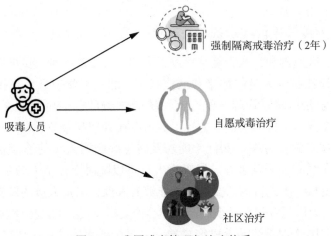

强制隔离戒毒治疗（2年）

自愿戒毒治疗

吸毒人员

社区治疗

图10.1 我国戒毒管理与治疗体系

战。①资金支持与全国地区经济发展水平相关，经济水平相对落后的地区的社区公共设施不足。②禁毒工作要求社工掌握法律、医学、心理学、社会学及药物成瘾干预等专业知识，禁毒社工专业素质往往参差不齐、缺乏系统性培训、专业能力不足，难以为戒毒人员提供专业化、系统化的服务。③社工资源不足，社工流动性较大。地方社工的工资收入主要来自政府采购服务经费，整体上社工的薪酬待遇水平较低，人员离职率较高。《关于加强社区戒毒社区康复工作的意见》规定每30名吸毒人员需要配备1名专业的社工，但资金不足的地区往往难以满足这一要求。④社会认可度较低，禁毒社工的工作环境、社会地位及社会的重视程度无法与其他职业相比。因70%以上的吸毒人员患有各种疾病，包括艾滋病等传染病，导致禁毒社工的工作具有一定危险性，也导致其对专业人才的吸引力较低。

《2016年世界毒品报告》指出，法律不是解决毒品问题的根本手段，要解决这一问题必须以保护公众健康为目的。2016年《柳叶刀》与约翰斯·霍普金斯大学联合呼吁：联合国大会世界毒品问题特别会议必须围绕健康来开展禁毒工作，进行全球毒品管理策略的改革。在解决毒品问题的过程中，吸毒人员的复吸问题一直影响着禁毒工作的成效。复吸是指吸毒成瘾人员在脱毒治疗成功后，又开始使用脱毒前所滥用的成瘾物质，或是在戒毒过程中无法克制并使用非法药物恢复至之前使用水平的行为。在戒毒和康复治疗成功的吸毒人群中发生复吸是全球普遍存在的问题，尤其是在中低收入国家，其复吸率远高于高收入国家。一项在多个国家开展的研究指出，在尼泊尔、瑞士分别有30%、60%的吸毒人员在接受戒毒治疗后的一年内再次恢复毒品使用。因此，如何有效避免吸毒人员复吸是毒品防控中的核心工作之一。

第三节　基于互联网+技术的社区吸毒人员健康管理

一、金方舟健康管理系统功能模块

为了在社区戒毒和社区康复治疗过程中实现社工对吸毒人员的有效管理，让社工能及时评估吸毒人员的情绪和治疗状态，北京大学贾忠伟教授研究团队设计、开发了金方舟健康管理系统。该系统能够满足多个功能需求，具体如下。①利用移动终端（手机和平板）为社工提供在线管理与服务吸毒人员的可行、简易且方便的技术解决方案。②社工能够及时了解吸毒人员的治疗状态与心理状态，并提供在线心理干预服务。③吸毒人员可以随时上传个人图片和视频信息，并且能够在线与社工进行沟通交流。④能够有效保护吸毒人员的敏感信息与社工的隐私信息，为使用者带来最小的经济和心理负担及良好的使用体验。

金方舟健康管理系统的手机客户端，主要包括为接受社区戒毒/社区康复治疗的吸毒人员开发的病人端APP和为社工开发的社工端APP。金方舟健康管理系统的使用流程如图10.2所示，其中金方舟APP病人端界面如图10.3所示。

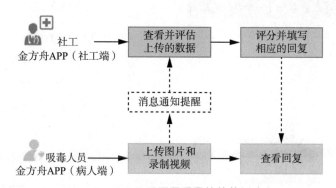

图10.2　金方舟健康管理系统的使用流程

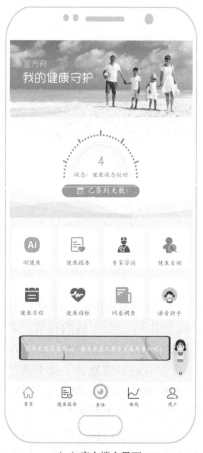

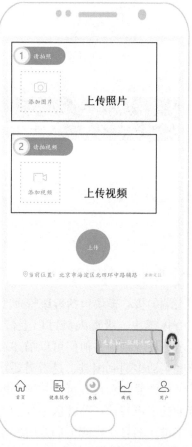

（a）病人端主界面　　　　　　　　（b）病人端数据上传界面

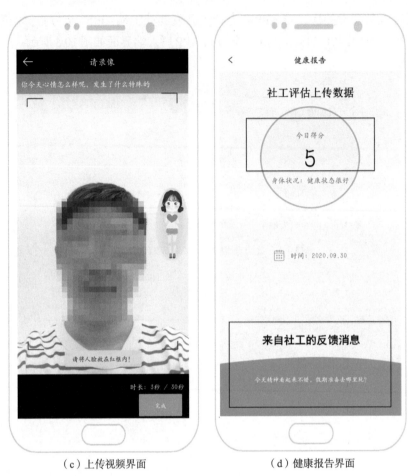

（c）上传视频界面　　　　　　（d）健康报告界面

图 10.3　金方舟 APP 病人端界面

（一）病人端 APP 功能模块

　　病人端的核心模块包括健康管理（查体）和健康报告模块，如图 10.3（a）所示。在查体模块，吸毒人员可以上传自己的照片和一段 30 秒的视频，如图 10.3（b）所示，在视频中，他们可以描述自己最近的生活和心理状态，是否在日常工作和家庭生活中遇到困难，是否需要社工提供服务或者帮助等。社工通过查看吸毒人员上传的照片和视频可以快速判断他们的精神和日常生活状态，这些上传记录可帮助社工更好地评估社区治疗的有效性。吸毒人员上传数据后，系统会向负责的社工推送消息，提醒他们及时在手机上查看上传的数据，对上传数据的质量进行评分（1～5 分，分数越高表示数据质量越高），并根据视频的内容来填写对吸毒人员的回复。对于上传数据质量的评估主要包括以下三个方面：①视频的内容是否清晰且无遮挡？②视频的声音是否清楚，表达的信息是否清晰明了？③视频内容的长度能否满足社工对其精神状态的评估？进行视频质量评估的目的是鼓励吸毒人员上传高质量的视频数据。为保证数据上传的完整性，用户点击上传数据时，APP会检测是否同时包含完整的图像和视频信息，并且确保视频录制的时间满足要求（未满足时间要求则提示用户重新录制上传）。

为提高APP病人端与用户的交互体验，在视频上传界面增加了一个语音机器人插件，见图10.3（c）。语音机器人通过随机提问的方式来鼓励用户表达他们的自然情感，提问的问题包括天气与心情状态、工作状态、精神压力及个人爱好等。例如，今天吃饭胃口怎么样？最近有没有遇到什么困难？今天天气怎么样？今天有没有锻炼身体？最近在工作中是否需要帮助？最近睡觉质量怎么样？

当社工评估上传的数据后，认为吸毒人员的精神状态或者行为存在异常（如过于激动或沮丧、烦躁、坐立不安等），社工会立即联系他们的家人或线下与吸毒人员进行确认，从而确保社工能提供及时的干预。当吸毒人员上传的视频内容与个人信息无关（比如视频随意录制周围的景物，吸毒人员本人没有出现在视频中），APP能够进行人脸检测并以震动方式提醒使用者重新调整拍摄角度。社工也能在回复的反馈信息中，鼓励吸毒人员积极使用APP上传视频并描述最近的生活和治疗情况。

在健康报告模块中，吸毒人员可以查看社工对自己上传的数据的评价及反馈信息，如图10.3（d）所示。

（二）社工端APP功能模块

社工端核心模块包括消息提醒和评价管理模块。当吸毒人员上传新的照片和视频后，消息提醒模块会提醒社工及时查看。社工登录APP后，可以查看所管理的吸毒人员上传的数据，如图10.4（a）所示，这些数据记录分为三个状态：待评、已评与缺评。新上传的数据默认状态为待评，经过社工查看并完成反馈后的数据状态为已评，而社工在24小时内未查看和反馈的记录则记为缺评。对于缺评记录较多的社工，系统和管理员会及时推送查看提醒。在评价管理模块中，社工可以浏览吸毒人员上传的图片和视频、上传的时间、吸毒人员的个人基本信息等，如图10.4（b）所示。结合上传历史记录，社工能够填写合理有效的反馈信息。每个社工都管理固定的吸毒人员，社工也只能查看自己负责的吸毒人员上传的数据，从而有效保护吸毒人员的个人隐私。

此外，社工端还包括紧急联系人、历史记录检索和留言咨询模块。紧急联系人功能是由吸毒人员在参与治疗前提供给社工并由社工录入系统里的联系人电

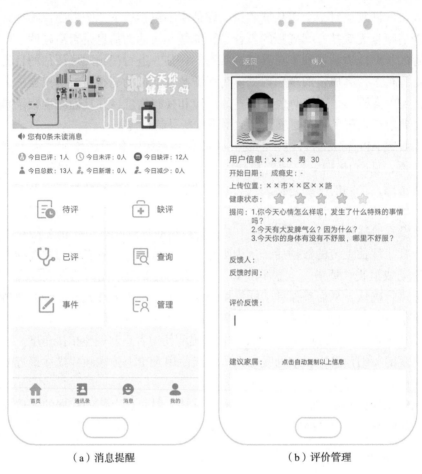

（a）消息提醒　　　　　　　　　（b）评价管理

图10.4　金方舟APP社工端界面

话，当社工根据用户上传的记录发现吸毒人员行为或情绪状态存在异常时，可以与紧急联系人沟通，以确定是否提供必要的干预措施。社工可以通过历史记录检索功能，按照姓名或日期来检索吸毒人员上传的历史记录数据。另外，对于吸毒人员在APP中的咨询信息，社工可以通过留言咨询功能进行回复。根据吸毒人员的具体实际治疗情况，社工可向吸毒人员推送个性化服务信息，如招聘（志愿者工作、兼职或全职工作招聘）、心理健康（如何识别焦虑、如何克服抑郁、焦虑时如何向心理医生寻求帮助）、毒品教育（使用毒品的危险、如何避免再次复吸、传染病的预防措施）信息等。

二、系统应用评估

贾忠伟教授的研究团队在成都市青羊区开展了一项观察性研究，用于评估金方舟健康管理系统的可行性和可用性。该研究具体分为三个时期，包括招募期、APP使用观察期和问卷调查期。

（1）招募期为2019年12月1日至2019年12月31日。其间，社工管理部门负责招募社工，符合以下条件的社工会被招募：①目前正在从事社工工作，并且熟悉社区治疗和他们负责的吸毒人员的治疗情况；②拥有能运行金方舟APP的智能手机且使用智能手机无障碍；③愿意使用APP社工端、签署知情同意书和完成问卷调查；④愿意在自己工作的社区招募吸毒人员使用APP病人端。在完成对社工的招募后，研究人员在培训课程中向社工介绍APP社工端和病人端的功能。在完成培训后，社工负责招募吸毒人员。符合如下条件的吸毒人员会被招募：①当前正在接受社区戒毒治疗或社区康复治疗；②没有严重的身体或精神类疾病；③拥有能运行金方舟APP的智能手机且使用智能手机无障碍；④愿意使用APP，签署知情同意书和完成问卷调查。

（2）APP使用观察期为2020年1月1日至2020年6月30日。在此期间，社工面对面给愿意参与此次研究的吸毒人员介绍病人端APP的各项功能和使用方法。吸毒人员被鼓励使用APP病人端，通过APP上传自己的正面照片和视频。在吸毒人员上传数据后，社工被要求及时查看这些信息并给他们回复。为观察真实场景下APP的使用情况，研究过程中未对研究对象使用APP的频率、上传照片和视频等进行具体干预。

（3）经过6个月的观察后，研究人员分别对社工和吸毒人员进行了问卷调查。研究期间，共有77名吸毒人员和25名社工分别使用病人端APP和社工端APP，其中68名吸毒人员和20名社工完成了后续的问卷调查。吸毒人员共上传了4765条记录，所有上传的记录均包含照片和视频数据，上传的视频数据时间为30秒，68名吸毒人员上传频率中位数为12.44次/月。97.06%的吸毒人员对研究期间的社区戒毒/社区康复治疗是满意的，88.24%的吸毒人员对APP整体功能较为满意。APP在美观性、可用性、功能性和可及性四个方面获得超过82.35%用户的支持，83%用户认为APP提供的主要功能满足需求，72.06%用户认为使用APP没有给他们造成心理负担。此外，95.59%的吸毒人员表示社工对他们上传的数据反馈及时，社工也更加关注吸毒人员个人的日常生活。研究期间，所有参与研究的吸毒人员都没有发生复吸。在20位参与研究的社工中，80%的社工对APP的使用表示满意。大部分社工表示吸毒人员通过APP上传的照片和视频能够准确反映他们的日常行为（75%），也能够帮助吸毒人员增强信心、坚持完成社区治疗（70%）。40%的社工每天使用APP的时间超过20分钟。因此，在未来的工作中，将进一步优化APP功能，以更好地帮助社工提高工作效率。

该研究开展于新冠疫情期间，69.12%的吸毒人员认为APP能够帮助他们减少外出以避免被传染；64.71%的用户认为即使被隔离在家，APP也能够让社工及时了解自己的治疗情况，并获得必要的线上服务与支持；63.24%的用户支持将金方舟APP作为类似新冠疫情等突发公共卫生事件发生时常规社区服务无法开展情况下的替代工具。90%的社工认为，APP对他们的工作是有帮助的，也支持将APP作为日常社区管理工作的工具使用。

第四节　吸毒人员面部特征识别

因长期吸食毒品导致的不良生活习惯和较差的精神状态，吸毒人员会具有一些典型的身体特征，这些特征可以作为临床筛检吸毒人员的指标。重度药物成瘾患者具有明显的身体特征，如脸颊或口鼻周围皮肤发红、面部痤疮、出现瞳孔放大或缩小现象、体重突然下降等；长期吸食毒品的人会出现眼眶发黑、眼睛凹陷和眼神涣散症状。除了眼部特征，毒品对脸颊的影响则更加明显，长期的毒品使用会导致皮肤呈现青色、黑色或肤色不均。然而在临床实践中，由于医生缺乏识别上述特征的有效工具或方法，在临床筛检中很容易忽视对吸毒人员的检测。一项大型、多中心的研究证明，在急诊室和初级保健机构，对非法药物使用患者进行简单干预就可以让非法药物使用减少67%。因此，设计开发一种简单快速且有效的吸毒人员识别工具，能够显著提高吸毒人员的临床筛检率，增强初级卫生保健机构的筛检和初诊能力，并指导医生制订合理的用药方案。

北京大学贾忠伟教授团队利用金方舟APP收集的吸毒人员面部特征数据，开展了一项吸毒人员面部特征识别研究。研究分为三个主要流程：数据预处理和准备数据集、CNN模型构建与训练、模型可视化（图10.5）。

首先，将来自71名吸毒人员的2416张图片和256个视频及来自103名正常人的103个视频作为数据源。其中，吸毒人员的图片和视频数据是通过金方舟APP收集获得的，分析使用的数据时间范围是2017年10月30日至2020年1月31日；正常人的视频数据则是从互联网上收集的公开数据。之后对视频数据进行进一步处理，每3秒截取一帧将其保存为图片，最终数据源中的数据全部呈现为图片形式。其次，对数据源中10 447张吸毒人员的图片和21 666张正常人的图片进行数据清洗，获得更加清晰的面部图像，并删除模糊或者有遮挡的图片。再次，为了消除背景、衣服、饰品等外部信息的干扰，对图片的面部进行裁剪以去除被遮挡的图像。为了便于CNN模型对图像进行批处理，所有的图片尺寸被统一调整为

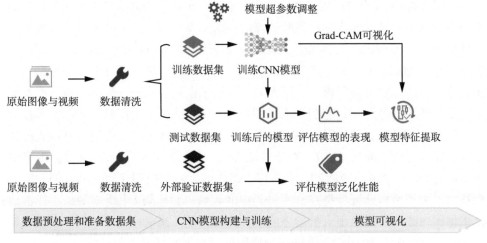

图10.5 吸毒人员面部特征识别完整流程

Grad-CAM 即 gradient-weighted class activation mapping，可翻译为梯度加权类激活映射

224×224像素。在经过以上预处理步骤后，得到9870张吸毒人员的图片和19 567张正常人的图片，将其合并为一个数据集（图10.6）。按照70/30的数据划分原则，合并后的图像顺序被打乱，并被随机划分为训练数据集和测试数据集。最后，在训练数据集上训练CNN模型，在测试数据集上评估模型的表现，涉及的评估指标包括准确率、灵敏度和特异度。

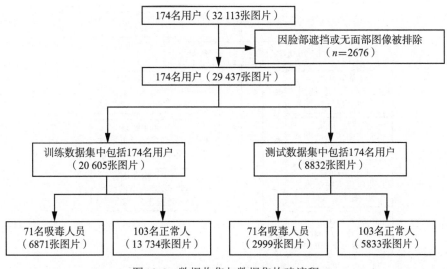

图10.6 数据收集与数据集构建流程

在考虑将CNN模型应用于临床预测之前，必须在新的数据集（未用于模型训练的新数据）上对其性能进行经验性评估，因此需要构建一个外部验证数据集来评估训练后的模型的泛化性能。为此，又重新收集了来自9个吸毒人员（共9个视频）和50 000个正常人（共50 000张图片）的数据，其中吸毒人员的数据由山东省济南市地方管理部门提供，正常人的数据来自互联网公开数据。对这些数据进行预处理后，得到1925张吸毒人员图片和50 000张正常人图片，排除面部被遮挡或缺失的图片后，共计得到51 677张图片。在此次研究中，构建的外部验证数据集包括验证集1至验证集7。对于验证集1，其数据分布与训练/测试数据集中数据的分布是一致的（70/30），主要用于评估训练后的模型在面对新数据时的表现能力。为了模拟验证模型在真实世界中的表现，验证集2中所需的最小样本数是依据国内临床药物滥用人员的患病率计算得到的（患病率为1.80‰，检验效能为0.90，检验水准为0.05）。为进一步评估模型在真实场景下的性能，将验证集2中的最小样本数扩展至1.5倍、2倍、2.5倍、3倍和5倍，分别构建了验证集3～验证集7（图10.7）。验证集1～验证集7中所需的图像，均从外部验证数据集中随机选取。

为了找到合适的模型架构，我们对主流的CNN模型——VGGNet-19（Visual Geometry Group network with 19 layers，一种由视觉几何小组提出的19层网络）、ResNet-18、InceptionNet进行了迁移学习。在训练过程中，将批处理的数据大小设置为32，并且采用小批量随机梯度下降（mini-batch stochastic gradient descent）

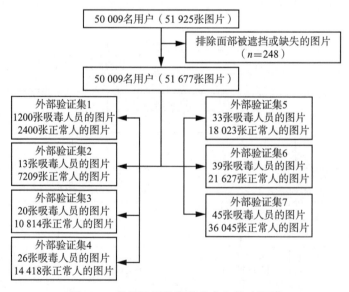

图10.7 外部验证数据集收集与构建流程

方法来计算模型训练的误差以更新模型参数。训练过程中超参数调整策略包括：①使用不同的学习率；②使用归一化；③使用预训练模型；④初始化模型各卷积层的权重。根据训练效果，最终选择了表现最好的ResNet-18模型做识别模型。

在面部特征提取与分析时，采用梯度加权类激活映射（Grad-CAM）技术对CNN模型的高维信息进行可视化操作。然后，对吸毒人员和正常人的面部特征差异进行定量分析，研究其是否存在显著差异，具体分析步骤和面部区域划分如图10.8和图10.9所示。

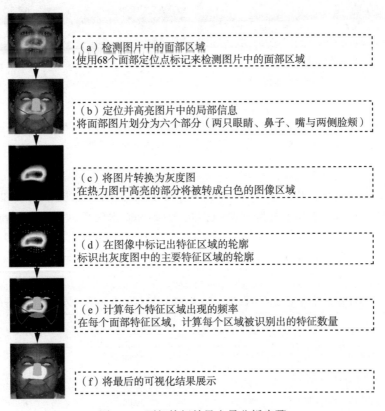

（a）检测图片中的面部区域
使用68个面部定位点标记来检测图片中的面部区域

（b）定位并高亮图片中的局部信息
将面部图片划分为六个部分（两只眼睛、鼻子、嘴与两侧脸颊）

（c）将图片转换为灰度图
在热力图中高亮的部分将被转成白色的图像区域

（d）在图像中标记出特征区域的轮廓
标识出灰度图中的主要特征区域的轮廓

（e）计算每个特征区域出现的频率
在每个面部特征区域，计算每个区域被识别出的特征数量

（f）将最后的可视化结果展示

图10.8 面部特征差异定量分析步骤

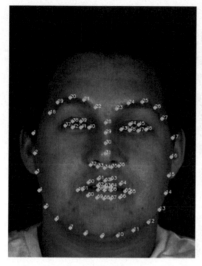

（a）面部坐标定位　　　　　　　　　　（b）面部区域

图10.9　面部区域划分示意图

（a）中采用了68个面部定位点，用于确定图片中的面部位置；（b）中不同颜色的部分表示不同的面部区域，绿色区域是眼睛，红色区域是脸颊，黄色区域是嘴，紫色区域是鼻子

研究结果显示，ResNet-18模型在测试数据集上的灵敏度和特异度分别为87.93%和83.01%。在7个外部验证数据集上ResNet-18模型的表现为：准确率均高于83.69%，最高为90.10%；灵敏度均高于80.00%，最高为86.67%；特异度均高于84.25%，最高为90.10%（表10.1）。

表10.1　在外部验证数据集上ResNet-18模型的准确率、灵敏度和特异度

数据集	准确率（%）	灵敏度（%）	特异度（%）
外部验证集-1	83.69	82.58	84.25
外部验证集-2	89.60	84.62	89.61
外部验证集-3	89.48	80.00	89.50
外部验证集-4	89.89	84.62	89.90
外部验证集-5	89.98	81.82	89.99
外部验证集-6	90.02	82.05	90.03
外部验证集-7	90.10	86.67	90.10

研究表明，训练得到的CNN模型所提取的吸毒人员和正常人的面部特征之间

存在明显差异。对于正常人的图片数据，CNN模型在6个面部特征区域提取的特征比例较为均衡（左眼35.92%，右眼43.31%，嘴40.97%，鼻子29.02%，左脸颊34.36%，右脸颊35.47%）；而吸毒人员的面部特征差异则较为明显，主要表现在鼻子（42.89%）、左脸颊（44.91%）和右脸颊（44.85%）部位，这些部位的比重要远远高于正常人（$P < 0.001$），具体见表10.2。

表10.2　吸毒人员与正常人的面部特征比较

面部区域	吸毒人员		正常人	
	数量/人	比例/%	数量/人	比例/%
左眼	661	22.04[a]	2095	35.92
右眼	786	26.21[a]	2526	43.31
嘴	936	31.21[a]	2390	40.97
鼻子	1289	42.98[b]	1693	29.02
左脸颊	1347	44.91[b]	2004	34.36
右脸颊	1345	44.85[b]	2069	35.47

注：a 表示吸毒人员与正常人的面部特征有显著性差异（$P < 0.001$），并且在正常人中比例更高；b 表示吸毒人员与正常人的面部特征有显著性差异（$P < 0.001$），且在吸毒人员中比例更高。

　　本节的研究首次提出利用机器学习技术提取药物滥用人员的面部特征，并开发验证了一种基于图像的CNN模型用于临床筛检药物滥用人员。模型面部特征的可视化表明，药物使用会对使用者面部产生影响；统计结果表明，吸毒人员在鼻子和脸颊区域的显著性差异揭示了药物使用方式和作用机制与面部组织变化之间的潜在关系；并且在药物滥用相关研究中，本节的研究首次对面部特征进行了定量分析。吸食毒品造成吸毒人员面部特征改变，可能有两个方面的原因：①吸毒人员鼻子区域的特征表明这可能与特定的毒品使用方式有关。由于鼻腔黏膜极易被接触，烫吸、鼻吸（鼻腔给药）或者混合香烟使用，是吸毒人员为了避免注射而经常选择的一种药物使用方式。频繁使用毒品会导致鼻腔缺氧和营养不良，药物以粉末、液体或雾化的形式被迅速吸收，刺激或感染鼻腔内的组织细胞，给药物使用者鼻部带来损伤，进而导致面部区域特征的变化。②吸毒人员脸颊区域的面部特征与非法药物的作用机理有关。药物的使用会抑制患者的食欲从而引起营养不良，导致面部脂肪快速流失。而面部的浅表层脂肪主要分布在脸颊的内侧和中部，模型可以提取并识别因使用药物而导致面部脂肪分布改变这一特征。这些面部特征的发现为研究药物作用机制、面部解剖学特征和药物滥用人员的生理机制提供了新思路。

因此，本节的研究具有一定的临床应用前景，有助于临床医生发现吸毒人员，并提供及时干预和针对性治疗。

第五节　吸毒人员面部表情与情感识别

情绪困扰是导致药物滥用的核心潜在机制，也是促使戒毒人员复吸的重要因素，得到了研究者的广泛关注。因此，减少负向情绪、增加正向情绪（比如开心、兴奋）成为吸毒人员干预措施的目标。尽管已经关注到情绪在吸毒人员治疗与预测复吸中的重要影响，但是目前仍缺乏简单有效的情绪识别与评估方法。

北京大学贾忠伟教授团队利用金方舟APP收集的吸毒人员面部特征数据，进行了基于面部表情识别的吸毒人员情绪状态评估方法研究。研究人员在连续收集使用金方舟APP的吸毒人员的图片和视频数据，连续监测吸毒人员在接受社区治疗过程中的情绪状态和情绪变化后，进行了问卷调查。采用维度情感理论的绕线环状模型，能够准确评估图像中面部表情的特征，见图10.10。在绕线环状模型中，情感状态被分为效价（valence）和唤醒度（arousal）两个维度，取值范围在-1至1之间。效价用于衡量情绪从消极到积极的状态，例如，在开心的情绪状态中，其效价为正向的；在悲伤的情绪状态中，其效价为负向的。唤醒度表示情绪的强烈程度，例如，在激动的情绪状态中，其唤醒度是强烈的；在满足的情绪状态中，其唤醒度是平缓的。

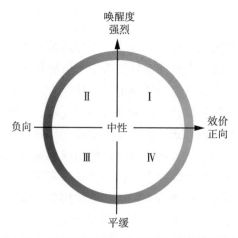

图10.10　绕线环状模型中效价与唤醒度的分布

面部表情识别分为模型训练、数据收集与预处理和数据分析三个阶段（图
10.11）。阶段一，在AffectNet数据集上训练CNN模型，以ResNet-18模型作为主
干结构，并通过均方根误差（root mean square error，RMSE）来评估模型；阶段
二，处理图片与视频数据，每个吸毒人员每次使用APP都会上传照片和视频，保
存相应图片至固定文件夹中，对图片进行人脸检测并进行裁剪，每个视频将被裁
剪成多张图片；阶段三，通过训练的模型来推断面部表情，首先通过模型对数据
集图像进行面部表情识别，并保存所有识别的面部表情结果，以识别结果的平均
值作为本次上传数据的吸毒人员的整体情绪状态。

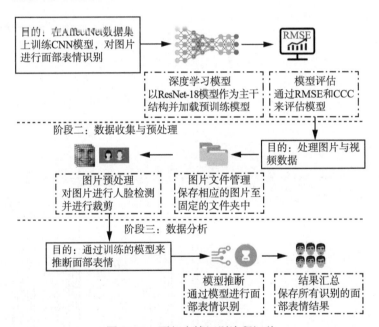

图10.11 面部表情识别流程汇总

每个吸毒人员上传的数据都经过模型处理后，输出情绪状态的效价和唤醒
度，这些值将映射至情绪空间坐标系中。将所有数据输出的效价与唤醒度绘制在
情绪空间坐标系中，并计算其在空间坐标系中各部分所占的比例，可以有效描述
吸毒人员的情感状态分布。

在绕线环状模型中，对于判断情绪状态是积极还是消极，效价比唤醒度更具
有优势，因而可以从效价维度进一步分析吸毒人员的情绪变化与社区治疗时间之
间的关系。本节采用线性回归模型分析吸毒人员情绪状态中的效价（因变量）与

社区治疗时间（自变量）之间的线性关系。线性回归的输出结果包括正相关、负相关与不相关三种，正相关表示随着吸毒人员接受社区治疗时间的增加，他们的情绪状态在逐渐向积极状态改变；负相关意味着随着吸毒人员接受社区治疗时间的增加，他们的情绪状态在向消极状态恶化；不相关则意味着随着社区治疗时间的增加，他们的情绪状态没有明显的变化。

　　模型经过30轮迭代训练后完成收敛，训练后的面部表情识别模型的效价和唤醒度的RMSE分别为0.37和0.33。在二元分类任务中，模型的准确率、灵敏度和特异度分别为90.91%、93.55%和88.48%，这也表明模型在分类任务中有较好的表现。从情绪状态分布来看，72.85%的数据以负性情绪为主（效价小于0，见图10.12）。

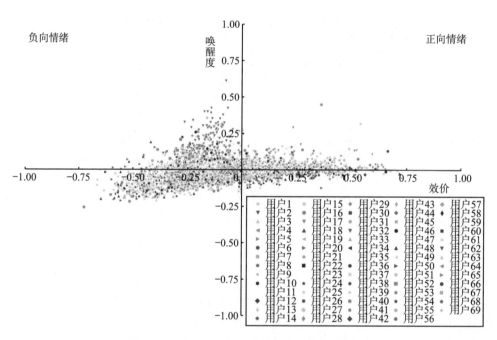

图10.12　吸毒人员图片中效价和唤醒度的分布

　　此外，本节还采用多元逻辑回归来探讨吸毒人员情绪变化的影响因素。多元逻辑回归结果显示，与女性相比，男性吸毒人员在接受社区治疗过程中情绪改善的可能性更小（调整后比值比为0.14，95%置信区间为0.03～0.62，$P<0.05$）；其他变量（如社会支持得分、婚姻状况、疾病状况等）没有统计学意义。为了探讨在接受社区治疗过程中情绪状态变化在性别间存在差异的原因，本节比较了吸毒人员在使用金方舟APP查看社工反馈信息的男性与女性比例差异。结果发现，

与男性（38.78%，19/49）相比，女性吸毒人员（65.00%，13/20）在接受社区治疗期间更愿意阅读社工的反馈信息（$P < 0.05$）。

本节创新性地提出了一种基于面部表情识别来评估吸毒人员情绪状态的方法，该方法具有明显的效果。面部表情是情感表达最直接的方式之一，可以用来快速评估吸毒人员在社区治疗过程中的情绪状态，且基于情绪状态评估结果而采取的吸毒人员干预措施有助于有针对性地减少负向情绪。因此，本方法可以用于改进现有的吸毒人员干预治疗措施，帮助社工了解吸毒人员在治疗期间的情绪状态，并及时对他们进行心理干预。此外，本节提出的方法不依赖于专业的硬件设备，只需要通过移动设备拍摄图片和视频，这种方式效率高、易推广。未来可以将该面部表情识别模型集成至APP中，辅助社工更好地评估吸毒人员的情绪状态。

考虑到吸毒人员负向情绪较高，长期处于负向情绪状态会影响社区治疗效果。在社区治疗的过程中，社工需要加强对吸毒人员的心理疏导，增强吸毒人员完成社区治疗的信心，并通过多种心理干预来帮助他们转变情绪状态。进一步探索吸毒人员情绪状态变化的性别差异的因素时，可以发现一个具有启发性的结果，也是目前在社区治疗和服务过程中经常被医生和社工忽略的，即社区服务的可及性，特别是人文关怀方面。研究发现，女性每次使用APP上传完数据后查看社工反馈的比例要远高于男性，而社工反馈的内容通常是鼓励吸毒人员坚持治疗和对其生活的关心，导致女性吸毒人员情绪改善的可能性更大。这也在一定程度上表明，人文关怀是一味强效的"药"。相关研究证明，人文关怀可以帮助吸毒人员保持积极的态度，摆脱在戒毒期间的不适感，增强他们坚持治疗的信心。与仅能治疗身体创伤的药物相比，人文关怀更能触及心灵。因此，在未来的针对吸毒人员的社区管理中，不仅要注重所提供服务的数量，更要注重提供的人文关怀服务的质量，在考虑扩大社区戒毒治疗服务覆盖人群的同时，也要确保每一个接受社区治疗的吸毒人员能得到及时的关怀和治疗服务。为了提高心理干预的质量，有必要对社工加强专业的心理培训，同时建议将社工服务的有效性作为评价社区治疗的一项重要指标。

参 考 文 献

鄂尔多斯市人民政府. 2014. 鄂尔多斯市人民政府关于加强社区戒毒社区康复工作的意见［EB/OL］. https：//www. ordos. gov. cn/ordosml/ordoszf/201912/t20191220_2560045. html［2023-03-08］.

Appel G，Avery J D. 2021. San Patrignano and the therapeutic community model［EB/OL］. https：//substanceusestigma. weill. cornell. edu/programs/collaborations-and-innovations-addiction/

san-patrignano-therapeutic-community [2023-03-08].

Arango I, Miranda E, Sánchez Ferrer J C, et al. 2019. Changes in facial emotion expression during a psychotherapeutic intervention for patients with borderline personality disorder [J]. Journal of Psychiatric Research, 114: 126-132.

Chandler R K, Fletcher B W, Volkow N D. 2009. Treating drug abuse and addiction in the criminal justice system: improving public health and safety [J]. JAMA, 301（2）: 183-190.

Charnock S, Owen S, Brookes V, et al. 2004. A community based programme to improve access to dental services for drug users [J]. British Dental Journal, 196（7）: 385-388.

Collins G S, de Groot J A, Dutton S, et al. 2014. External validation of multivariable prediction models: a systematic review of methodological conduct and reporting [J]. BMC Medical Research Methodology, 14: 40.

Csete J, Kamarulzaman A, Kazatchkine M, et al. 2016. Public health and international drug policy [J]. Lancet, 387: 1427-1480.

Daley D C. 2013. Family and social aspects of substance use disorders and treatment [J]. Journal of Food and Drug Analysis, 21（4）: S73-S76.

de Leon G. 2010. Is the therapeutic community an evidence-based treatment? What the evidence says [J]. Therapeutic Communities, 31（2）: 104-128.

Devlin A M, Wight D. 2021. Mechanisms and context in the San Patrignano drug recovery community, Italy: a qualitative study to inform transfer to Scotland [J]. Drugs: Education, Prevention and Policy, 28（1）: 85-96.

Donovan D M, Ingalsbe M H, Benbow J, et al. 2013. 12-step interventions and mutual support programs for substance use disorders: an overview [J]. Social Work in Public Health, 28（3/4）: 313-332.

Ersche K D, Stochl J, Woodward J M, et al. 2013. The skinny on cocaine: insights into eating behavior and body weight in cocaine-dependent men [J]. Appetite, 71: 75-80.

European Monitoring Center for Drugs and Addiction. 2014. Therapeutic communities for treating addictions in Europe: evidence, current practices and future challenges [EB/OL]. https: //www. emcdda. europa. eu/publications/insights/therapeutic-communities_en [2023-03-18].

Global Commission on Drug Policy. 2011. War on drugs: report of the global commission on drug policy [EB/OL]. https: //www. opensocietyfoundations. org/publications/war-drugs-report-global-commission-drug-policy [2023-03-08].

Guo Y D, Zhang L, Hu Y X, et al. 2016. MS-celeb-1M: a dataset and benchmark for large-scale face recognition [C]. Amsterdam: The 14th European Conference on Computer Vision.

He K M, Zhang X Y, Ren S Q, et al. 2016. Deep residual learning for image recognition [C]. Las Vegas: The 29th IEEE Conference on Computer Vision and Pattern Recognition.

Hendershot C S, Witkiewitz K, George W H, et al. 2011. Relapse prevention for addictive behaviors [J]. Substance Abuse Treatment, Prevention, and Policy, 6: 17.

Henggeler S W, Schoenwald S K, Pickrel S G. 1995. Multisystemic therapy: bridging the gap between university- and community-based treatment [J]. Journal of Consulting and Clinical Psychology, 63（5）: 709-717.

Hubbard R L, Craddock S G, Anderson J. 2003. Overview of 5-year followup outcomes in the drug abuse treatment outcome studies (DATOS) [J]. Journal of Substance Abuse Treatment, 25 (3): 125-134.

Hull M. 2022. What do Heroin eyes look like? [EB/OL]. https://www. therecoveryvillage. com/ heroin-addiction/heroin-eyes/ [2023-10-04].

Kabisa E, Biracyaza E, Habagusenga J D, et al. 2021. Determinants and prevalence of relapse among patients with substance use disorders: case of Icyizere Psychotherapeutic Centre [J]. Substance Abuse Treatment, Prevention, and Policy, 16 (1): 13.

Karras T, Laine S, Aila T. 2021. A style-based generator architecture for generative adversarial networks [J]. IEEE Transactions on Pattern Analysis and Machine Intelligence, 43 (12): 4217-4228.

Killain L M, Bloomberg S. 1975. Rebirth in a therapeutic community: a case study [J]. Psychiatry, 38 (1): 39-54.

Li Y J, Yan X Y, Wang Z K, et al. 2021. Clear the fog of negative emotions: a new challenge for intervention towards drug users [J]. Journal of Affective Disorders, 294: 305-313.

Li Y J, Yan X Y, Zhang B, et al. 2021. A method for detecting and analyzing facial features of people with drug use disorders [J]. Diagnostics, 11 (9): 1562.

Litjens G, Kooi T, Bejnordi B E, et al. 2017. A survey on deep learning in medical image analysis [J]. Medical Image Analysis, 42: 60-88.

Madras B K, Compton W M, Avula D, et al. 2009. Screening, brief interventions, referral to treatment (SBIRT) for illicit drug and alcohol use at multiple healthcare sites: comparison at intake and 6 months later [J]. Drug and Alcohol Dependence, 99 (1/3): 280-295.

United Nations Office on Drugs and Crime. 2014. Community based treatment and care for drug use and dependence [EB/OL]. https://www. unodc. org/documents/southeastasiaandpacific/ cbtx/cbtx_brief_EN. pdf [2023-03-18].

United Nations Office on Drugs and Crime. 2016. World drug report 2016 [EB/OL]. https:// www. unodc. org/doc/wdr2016/WORLD_DRUG_REPORT_2016_web. pdf [2023-03-18].

United Nations Office on Drugs and Crime. 2021. World drug report 2021 [EB/OL]. https:// www. unodc. org/unodc/en/data-and-analysis/wdr2021. html [2023-03-18].

Yao Z, Zhu X R, Luo W B. 2019. Valence makes a stronger contribution than arousal to affective priming [J]. PeerJ, 7: e7777.

第十一章 高危性行为人群网络交友与健康风险管理

第一节 网络交友与健康风险

伴随网络和信息化的发展，男男性行为（MSM）人群寻找性伴侣的方式发生了巨大的变化。20世纪90年代，MSM人群主要在同志酒吧、同志浴池、公园和卫生间等公共场所进行社交活动，寻找性伴侣；如今，随着智能手机、平板电脑和互联网的普及，网络社交软件的兴起彻底改变了MSM人群的社交方式，为其寻找性伴提供了便利。网络社交软件基本都具有即时聊天交友、发布动态与评论、地理定位等功能，部分网络社交软件还能够提供娱乐、时尚资讯，发布聚餐、体育等活动信息，且具有直播、打赏等功能。这些网络社交软件因为能够利用定位系统识别附近的用户并显示相隔的距离，也被称为地理社交网络（geosocial networking，GSN）软件。

以MSM人群为代表的艾滋病高危人群交友约会常用的网络社交软件主要有三类。第一类是以QQ和微信为代表的通用社交软件，此类软件深入大众的日常生活，人群覆盖范围极大，也成了MSM人群交友的一大阵地。第二类是以陌陌和探探为代表的婚恋交友类网络社交软件，相比于通用社交软件，其用途指向性更为明确，且匿名性更强，用户多以约会交友为目的，异性恋和同性恋均为其服务对象。第三类为MSM人群专用网络交友软件，典型代表为Blued、Jack'd和Grindr等，此类软件专为MSM人群交友设计，性暗示更为明确，聊天等社交内容更为直白露骨，成为MSM人群寻找性伴的一大主要方式，也成为开展相关网络流行病学研究和实施干预的主阵地。

艾滋病是严重危害人体健康的重大传染病，2011～2020年，我国新发感染者人数由44万人增长到105万人，艾滋病疫情增长迅速。其中，男性青壮年为主要感染人群，性传播为主要传播途径，同性传播比例明显增加。男男性行为传播已经成为我国仅次于异性传播的主要HIV传播途径，其在新发感染者中的占比逐年增加，近几年已稳定在25%左右。MSM人群HIV感染的主要方式是无保护肛交，除此之外，还存在着广泛且相互关联的危险因素，如非固定性伴、酒精及毒品使用、合并其他性传播疾病等。

社交软件的发展提高了防控MSM人群感染的难度。一部分通过网络交友的MSM之前不认识对方，亦不知道彼此的HIV感染状态，此种临时性伴的寻找方式带来较高的HIV传播风险。随着交通的日渐便利，通过网络交友的MSM相见更为便捷且成本更低，也增加了MSM人群中HIV跨区域传播的隐患，且事后也难以再次找到该性伴，这给MSM人群艾滋病防控带来挑战。研究表明，36.0%～63.6%的美国MSM人群和40.6%的中国大陆MSM人群通过APP寻找性伴。此外，研究也发现使用社交APP更易于增加性伴数量，谢炜等（2019）研究发现，在MSM人群中，大多数社交APP用户在过去半年（以问卷调查期为基准时间）有2～5名性伴，约10%的用户有多达6名以上的性伴。另一项国内研究显示，69%的社交APP用户在过去半年寻找多名性伴，该比例高于使用其他方式交友的MSM。此外，多国研究均发现使用社交APP寻找性伴者无保护肛交发生的比例更高，远高于单纯线下寻找性伴的MSM，且使用社交APP寻找性伴者发生群体性行为的比例亦高于线下寻找性伴者。我国一项MSM人群队列研究发现，使用同性交友平台软件的MSM人群HIV阳转率（8.5/100人年）是对照组（2.0/100人年）的4倍多。健康中国行动推进委员会办公室在2019年7月举办的新闻发布会上提到，我国每年新增年龄在15～24岁的HIV感染者在3000例左右。80%以上的大学生HIV感染者感染途径是同性性传播，而网络社交APP是青年学生群体寻找临时性伴的主要途径。

网络交友平台带来的"毒性交织"问题也值得重视。为追求快感和刺激，很多MSM在发生性行为时使用违禁的助性物质，包括违禁药品，如"零号胶囊"、冰毒等。美国相关研究发现Grindr用户中合成毒品使用者超过半数，且网络社交APP用户合成毒品使用率高于非用户。我们对国内某地经由网络社交APP发现的MSM人群中的吸毒者进行分析，发现在2016～2017年的92例吸食冰毒的MSM中，HIV感染率高达38%（35/92），具体见图11.1；且线上毒品交易网络映射到线下，形成了12个毒品交易和性伴人际网络，共包含60名吸毒MSM，处于这种毒品交易和性伴人际网络中的吸毒MSM感染HIV的风险是其他人的近5倍。在2019年9月至10月，我们又通过网络社交平台发现一个线上线下连通的毒品交易和性伴网络，共含32名吸食冰毒的MSM，其中29人（90.6%）为HIV感染者（含2名新发感染者），9人（28.1%）为贩毒者，10人（31.3%）发生过群体性行为（图11.2）。由此可见，社交网络平台带来的"毒性交织"问题造成了巨大的公共卫生和安全隐患。

此外，网络平台使用带来的网络暴力、色情、虚假信息和网络性犯罪等问题，同样给MSM人群健康带来挑战。张北川和贾平（2020）通过访谈发现，个别男同社交网络平台存在不少的未成年男同用户。因网络平台无实名和年龄限制，未成年人容易受到不良信息引诱，身心受到伤害，增加了感染HIV和沾染毒品的风险。

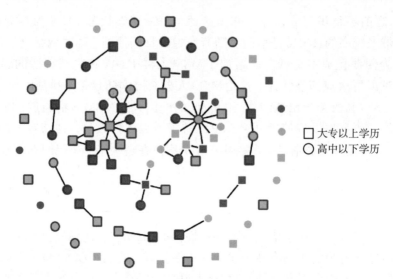

图11.1　2016 ～ 2017年某地MSM人群中的吸毒者网络
红色表示HIV阳性，绿色表示HIV阴性，蓝色边框表示Blued用户

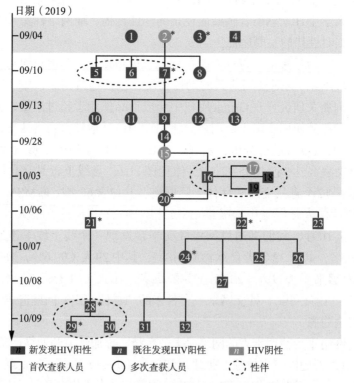

图11.2　2019年9月至10月的某毒品交易和性伴网络
*表示毒品交易者

第二节　人数估计

MSM网络社交平台在给艾滋病防控带来挑战的同时，也能够成为开展基于网络数据的流行病学研究和实施相应干预的重要阵地。基于网络社交平台人员数据，分析该地区潜在重点人群人数，对于指导干预力量的配置具有重要意义。常见的基于社交网络平台的MSM人群规模估计方法包括乘数法和捕获－再捕获法。

一、乘数法

乘数法是最常用的人口规模估计方法之一，实施和计算相对简单。该方法使用两个重叠来源的数据来估计人群规模，在医疗卫生领域多应用于卫生服务评估。第一组数据来自目标人群接受某项卫生服务的实际情况，从而得到接受该服务的人数，例如，在自愿咨询和检测站点进行艾滋病病毒检测的实际人数。第二组数据来自对目标人群的调查，询问调查对象是否接受该服务，并计算调查对象中接受服务者的比例。然后利用第一组数据中接受服务的实际人数，除以第二组数据算得的调查对象接受服务者的比例，得到最终估计人数。乘数法中的数据源有三个理论假设。①这两组数据是独立的；第一组数据源必须来源于被估计的特定的目标人群，第二组数据必须是随机的，并能代表被估计的整个目标人群；且第二组数据必须包含第一组数据。②这两组数据对估计的目标人群的定义必须相同。③这两组数据必须有一致的时间段、年龄范围和地理区域。

Safarnejad等（2017）基于社交网络APP利用乘数法估计了越南胡志明市和义安省的MSM人数规模。第一组数据为两个MSM社交网络APP一个月内的在线活跃用户数。研究者在一个月内直接统计APP的活跃用户数，并去掉两个APP中的重复用户数，得到每个研究地区在一个月内使用社交网络APP的MSM人数。第二组数据为在两地MSM人群中开展的线上问卷调查数据。他们利用同伴推动抽样（respondent-driven sampling，RDS）法选择调查对象，调查对象需满足下列标准：男性，年龄在18岁以上，在过去12个月内与其他男性有肛交或口交行为，过去3个月居住在研究者选择的地区之一。问卷设置一个问题"过去1个月是否使用过社交网络APP"用以进行MSM人数估计。最终利用下列公式估计两地的MSM人数（N）：

$$N = \frac{n}{p}$$

其中，n表示第一组数据中得到的每个研究地区在1个月内使用社交网络APP的MSM人数；p表示第二组数据中经调查得到的过去1个月使用过社交网络APP者的比例。

最终研究发现，越南胡志明市的MSM人数估计为37 238（90%置信区间为24 146～81 422）人，义安省的MSM人数估计为1765（90%置信区间为1251～3150）人。胡志明市成年男性中MSM占比为1.35%（90%置信区间为0.87%～2.94%），义安省成年男性中MSM占比为0.17%（90%置信区间为0.12%～0.30%）。

二、捕获-再捕获法

捕获-再捕获法是针对一个相对封闭的总体进行随机抽样，根据来自总体的两个或两个以上独立样本，估计该总体规模大小。该方法最早是野生动物学家用于估算限定区域内某种野生动物（如鱼、鸟等）数量的，后来逐渐被用于研究人类疾病和健康问题。最简单的实施过程包括两次抽样，第一次抽样抽取m个个体，做好标记后放回；第二次抽样抽取n个个体，其中有k个个体是上次抽样中做了标记的。最终估计的总体规模（N）可通过下式计算得到：

$$N = \frac{(m+1) \times (n+1)}{k+1} - 1$$

捕获-再捕获法要求评估的总体满足以下条件：①总体是封闭的，其间没有增加和减少；②每个个体被"捕获"的概率是相同的；③各个样本间是独立的；④标记没有丢失，个体在"捕获"和"再捕获"间能够相互匹配。

朱鑫等（2018）基于Blued用户数据利用捕获-再捕获法对国内某大学的MSM人群规模进行了估计。研究者以该大学地图上的中心点为圆心，利用Blued软件搜索800米范围（涵盖了学校校园范围）内的在线用户。以2017年6月13日所记录人数为第一次"捕获"，6月20日为第二次"捕获"，两次记录中相同的对象为标记人数。第一次"捕获"100人，第二次"捕获"123人，标记用户47人，估计该大学校园MSM人数为260（95%置信区间为238～282）人，MSM人群比例约为1.63%。

第三节　社会网络分析

社会网络分析是20世纪70年代以后迅速发展起来的一门独特学科，其发展融合了多门学科的理论和技术革新，如社会学、心理学、政治学、人类学、传播学、商业学、数学（特别是图论）、统计学、计算机科学和物理学等学科。Eames和Keeling（2002）等曾指出："广泛的传染性疾病是通过一个可能的传播网络传播的，隐含的网络结构在验证疾病动力学过程中至关重要。"因为艾滋病的传播存在着较强的社会性，如寻找商业性伴、临时性伴和共用针具吸毒等，社会网络分析法也被应用于艾滋病领域的研究，用以解释艾滋病传播规律及高危人群的社交行为特点。对于艾滋病相关社交网络特征的识别，有助于促进制定和实施更有针对性的干预措施，推动防艾干预的关口前移。

一、基于社交网络 APP 的 MSM 人群交友网络

郑志伟（2019）利用爬虫技术爬取了广东省某男同社交软件中用户动态和评论数据，筛选出表达寻找临时性伴意愿的用户，并将其作为网络中的节点，以评论关系为网络中的边，构建 MSM 人群临时性伴交友网络。研究发现，有寻找临时性伴行为的 MSM 平均发出 2.35 条寻找临时性伴的相关信息，30.8% 的 MSM 身边至少有一名寻找临时性伴的好友。最大的一个互动交友网络包含 5364 名 MSM，有 20 名 MSM 与超过 150 人有直接互动联系，他们在网络中起到桥梁作用（图 11.3）。

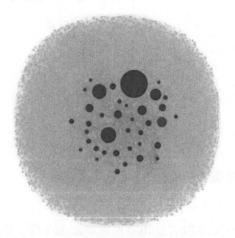

图 11.3　具有寻找临时性伴倾向的 MSM
互动关系网络图
圆圈大小表示互动关系的多少

以 MSM 个人为中心的临时性伴交友网络平均节点数为 6.3，平均直径为 11，平均路径长度为 4.1，网络密度为 0.001。图 11.4 展示了一个节点数为 41 的有寻找临时性伴行为的 MSM 个人中心网络，研究发现线上社会网络多呈现中心型网络结构，即发帖者与线上好友单线互动多，而好友间信息互动少。

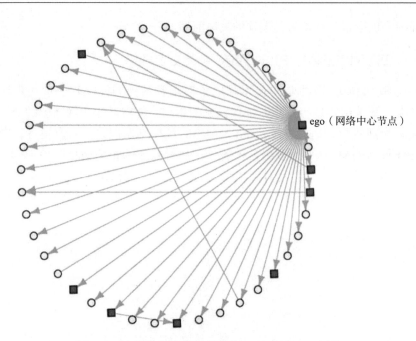

图11.4　有寻找临时性伴行为的 MSM 个人中心网络
红色方块代表有寻找临时性伴行为的 MSM

二、基于移动健康APP的健康查询网络

北京大学贾忠伟团队开发了一款鼓励MSM在见面之前互相主动查询对方HIV感染状态的移动应用APP，使用者可以通过APP线上申请查询其好友的HIV感染状态，对方收到查询申请后，如授权同意，查询方可以查看被查询方最近一次的HIV检测结果和检测时间，从而实现见面交友前的健康状况主动告知，实现干预关口前移。

以APP用户作为网络中的节点，以健康查询过程中的查询联系作为网络中的边，可构建MSM人群健康查询网络。研究团队在2017年7月1日至2018年6月30日于黑龙江省哈尔滨市展开试点研究，共构建了180个交友健康查询网络。虽然绝大多数网络仅为含2～3个节点的小型网络，但是也发现了几个较大规模的网络，其中最大的网络包含47个节点和55条边，这些较大型网络多以一个中心性较高的节点为中心。尽管这些具有高中心性的核心MSM几乎都是HIV阴性，但他们使用APP查询的活跃度在一定程度上与其寻找临时性伴的活跃程度密切相关，这可能因为他们处于HIV感染的高风险之中；一旦这些中心节点感染HIV，就会成为传播能力极强的传染源（图11.5）。因此，对网络中心性较高的核心

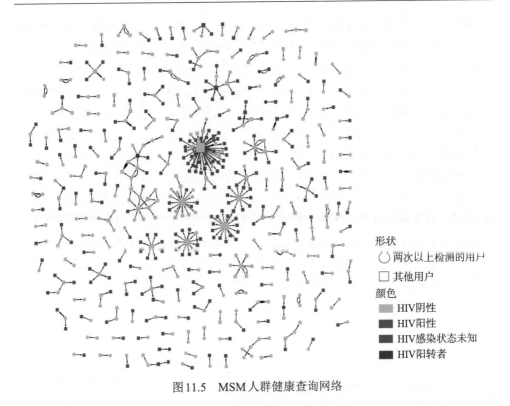

形状
○ 两次以上检测的用户
□ 其他用户
颜色
　HIV阴性
　HIV阳性
　HIV感染状态未知
　HIV阳转者

图11.5　MSM人群健康查询网络

MSM进行有针对性的干预，对于艾滋病防控具有重要意义。

第四节　情感分析

　　情感分析是对文本中的情感倾向进行分析、加工、归纳和推理，旨在探究研究对象对特定话题的态度或情绪状态。MSM人群作为性少数群体和艾滋病高危人群，因受到一定的社会歧视和自身的耻感，极易受到精神心理问题的困扰。基于社交网络发布的帖子的文本分析有助于早期发现具有心理健康问题者，并为早期开展针对性心理干预提供支持。

　　Liu和Lu（2018）等利用网络爬虫技术爬取了2005年1月到2016年8月百度贴吧中"Hiv吧"的帖子和相关回复，并通过挖掘"Hiv吧"中用户帖子的文本内容来分析该人群的情绪状态。情感词的提取主要基于两个主流中文情感词典——Hownet情感词典和台湾大学简体中文情感词典。文本中的情感词被提取后，根据情感词的频率和强度计算情感得分，正向情感词汇的得分为1～5分，负向情感词汇的得分为-1～5分，如果整个帖子的正向情感得分大于负向情感得分，则该帖子被定性为正向情感帖,反之亦然。研究结果显示,在大多数"Hiv吧"的在线社区中,具有负向情绪的用户比例大于50%,说明这些在线社区中大多数成员的情绪都是负面的,且负面情绪用户的比例与社区规模呈弱正相关关系($r=0.25$,$P=0.002$),见图11.6(a)。此外,他们选择正向情绪用户和负向情绪用户分别占比最大的前5个在线社区,提取不同社区发布的高频关键词,如图11.6(b)及图11.6(c)所示。结果显示,极端负向情绪社区的帖子具有较大的相似性,在这些社区中讨论的关键词有64.25%是重叠的,关键词中大多是关于HIV/艾滋病的检测和治疗、身体状况及家庭的。相反,在极端正向情绪社区中,不同的关键词(唯一不重复关键词)占所有关键词的比例高达56%,而且大多数关键词都是关于HIV/艾滋病的症状、咨询、检测、治疗及情感、家庭的。比较两类社区高频关键词可以发现,在极端负向情绪社区中,与恐怖、焦虑、忏悔等消极情绪相关的词汇较多;而在极端正向情绪社区中,用户更倾向于表达自信、鼓舞、感激、希望等积极情绪,高频关键词是关于艾滋病的诊断和积极治疗的。

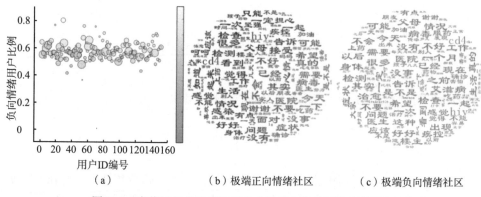

（a）　　　　　　　　　　（b）极端正向情绪社区　　　　（c）极端负向情绪社区

图11.6　在线社区负向情绪用户占比及两类社区高频关键词

Li等(2020)获取了来自两个社交应用——Blued(代表MSM人群)和Twitter(代表非MSM人群)的用户文本数据,采用机器学习算法XGBoost(eXtreme gradient boosting,极端梯度提升)检测抑郁情绪。研究发现,情绪抑郁的MSM较非抑郁的MSM发布的负向情绪内容更多,抑郁的MSM用户平均每条帖子发布0.225个抑郁词和0.039个负面表情,分别比非抑郁的MSM用户多0.223个和0.013个,这表明抑郁的MSM用户可能会表达他们的抑郁情绪,并更多地抱怨他们的坏心情。与非抑郁的MSM用户相比,抑郁的MSM用户的发文中出现了"抑郁""死亡"等词汇，这说明抑郁的MSM用户更倾向于在Blued上发布自己的心理状态，并且他们有明显的心理健康问题（图11.7）。

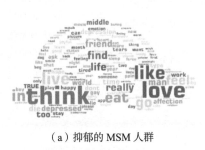

（a）抑郁的 MSM 人群

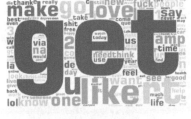

（b）抑郁的非 MSM 人群

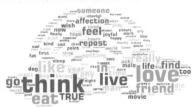

（c）非抑郁的 MSM 人群

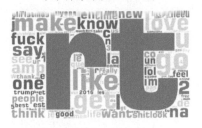

（d）非抑郁的非 MSM 人群

图11.7　四类人群在社交软件上发布的高频词汇

MSM人群在社交网络上表达的情绪和情感存在着时间波动性。郑志伟（2019）研究发现，MSM情绪和情感的波动主要集中在0点到6点之间，其中负向情绪（悲伤和厌恶）在该时间段达到高峰，表明在该时间段施加心理干预可能会最有效。在情绪趋势层面，正向情绪（快乐）从0点开始下降，在3点和4点达到低谷，然后逐渐上升，在8点、16点和19点陆续达到小高峰。负向情绪（悲伤）从0点开始增加，在3点达到峰值，然后逐渐下降，在6点之后呈较平稳状态。负向情绪（厌恶）从0点开始增加，在3点达到峰值，然后逐渐下降，在6点之后呈较平稳状态。负向情绪（愤怒和恐惧）在一天中都相对平稳（图11.8）。在情感趋势层面，正向情感从0点开始下降，在3点时达到低谷，然后逐渐上升，在8点达到高峰，之后呈较平稳状态；负向情感从0点开始增加，在3点达到顶峰，然后在4点到6点之间逐渐下降，在7点之后呈较平稳状态，具体见图11.9。

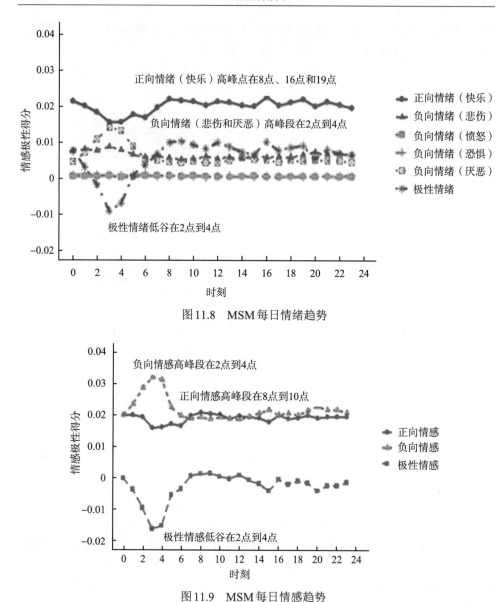

图11.8　MSM每日情绪趋势

图11.9　MSM每日情感趋势

第五节　管理方式

一、新型MSM人群艾滋病管理与决策范式

传统的MSM人群艾滋病防控工作主要集中在线下物理空间，主要依靠服务

对象主动寻求医疗卫生服务，以及依托日常随访监测等方式来发现并干预HIV感染者及高危行为人群，并研判HIV感染者特征及HIV传播危险因素。MSM网络交友往往是在虚拟社交网络中聊天后，在现实场所见面并发生偶然性行为，这给传统的针对物理空间的管理方式带来了较大的冲击，具体包括如下三个方面。首先，网络社交行为多为匿名进行，难以判定信息真伪或在线下找到具体对象开展干预，且网络社交地域跨度极广，在各地"分而治之"的传统管理模式下难以实现干预的及时对接和转介；其次，网络社交行为多元复杂，实时产生文字、图片、语音、视频等多源异构的海量数据，给传统管理方式下的风险研判带来了极大挑战；最后，网络社交平台上的交友行为缺乏实际有效的规则约束，物理空间的规则和管理要求难以在网络空间落地实施。

因此，为适应MSM人群交友行为的变化和互联网时代的技术变革，我们提出了一种深度融合网络空间和物理空间的新型公共卫生管理与决策范式（图11.10），该范式具有如下特征。

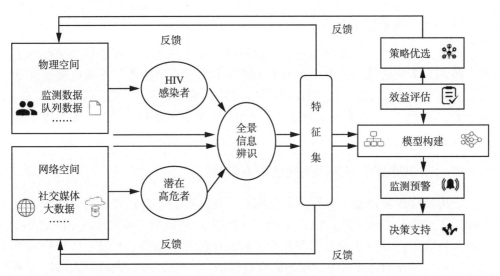

图11.10　新型公共卫生管理与决策范式

（一）线上线下紧密结合

在纳入传统线下物理空间数据的基础上，充分挖掘和利用线上网络空间的社交媒体及大数据，并将多源异构的物理空间与网络空间数据整合，去除冗余后形成融合的MSM人群属性与行为特征集，从而实现MSM人群线上线下全景信息耦合与风险特征辨识，并进一步形成MSM人群大数据实时监测预警平台。

（二）实时反馈与动态决策

物理空间与网络空间融合形成的全景信息特征集中监测到的MSM人群艾滋病疫情情况（包括发病人数、发病率、病死率等），以及风险行为变化情况等信息，会实时反馈给物理空间和网络空间的信息利用者和干预实施者，以便其能够及时进行风险研判。同时，基于上述特征可构建动力学传播模型和复杂网络耦合模型等数学模型，以便于干预效果的评估和风险的监测预警。这种实时反馈机制能够实现网络空间与物理空间艾滋病防控的有机"对话"与交互验证，网络空间上的人群行为与风险特征的跟踪研判，能够推进物理空间干预措施（如药品发放、检测实施等）的及时调整，调整后的干预措施的效果又能够通过网络空间的跟踪研判得到反馈，从而促进干预服务提供者进行策略选择的动态决策和实时调整。经过从时间T_0到时间T的多次反复迭代，最终能够形成实际可行且有效的特定领域MSM管理策略，实现动态决策支持框架下的策略优选。

（三）关口前移的干预布局

新型管理方式在传统物理空间干预的基础上，融入了人群网络社交行为干预，将防艾干预的核心人群由HIV感染者转变为潜在高危者；并通过模型进行艾滋病感染高危风险行为的实时监测预警，将干预策略从以二级预防（"早发现，早诊断，早治疗"）为核心转变为以一级预防（感染风险行为预防）为重点，从而在管理布局上全面实现MSM人群艾滋病防控管理策略的关口前移。

二、基于健康状态查询的知情交友模式

中国疾病预防控制中心性病艾滋病预防控制中心在2016年《男男性行为人群预防艾滋病干预工作指南》（以下简称《指南》）中提出"感染状态知情交友"，并将其定义为：MSM在交友之前相互了解性伴的艾滋病检测情况并告知检测结果，从而进一步加强性行为过程中的自我保护。知情交友作为MSM人群综合干预措施中"行为干预"模块的重要一环，能够在主观上推动MSM人群认识到自身的健康与性伴感染状态密切相关，强化和树立HIV感染定期检测意识，客观上有助于推动双方规律检测和安全套的使用。在知情交友的推广方式上，《指南》中推荐的四种方式中有三种是线下的，包括"开发和制作宣传材料""利用MSM人群媒体和群体活动开展宣传""融入检测前后咨询的核心要点中进行宣传"；而第四种推广方式将知情交友活动扩展到网络空间，推荐"开发检测结果电子查询系统，促进性伴相互交流检测情况和告知检测结果"。

基于目前MSM人群的网络交友行为特点，针对MSM人群知情交友的金方舟健康管理系统已应用于实践。该系统包括MSM人群艾滋病检测数据池，即以疾病预防控制中心和医疗机构为代表的健康中心的检测数据，以及基于该中心构建的健康查询系统。该系统的查询模式鼓励网络交友的MSM在见面之前，远程互相查询对方的HIV感染状态，进行"事前告知"，实现干预关口前移。具体实现步骤如图11.11所示。①M1在系统中输入M2的唯一识别码（如手机号等），发送查询请求。②M2收到M1的查询请求内容，包括M1的唯一识别码、查询发起时间。③M2对查询请求进行处理，选择"授权"或"拒绝授权"。④若M2选择"授权"，则M1可查询到M2最近一次的检测结果和时间；若M2选择"拒绝授权"，则M1收到提示信息"对方拒绝您的查询申请"。

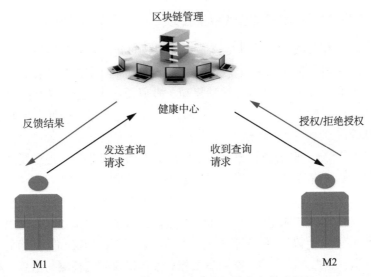

图11.11 基于健康状态查询的知情交友模式框架

M1和M2中的M表示男性

结合其他情况，M1查询结果包括如下几种：对方拒绝查询；查不到对方的检测结果；对方为阳性；对方为阴性，但检测时间超过3个月；对方为阴性，结果在3个月之内。根据不同的查询结果，系统会给出对应的提示建议。同理M2可通过相同的途径获得M1同样的信息，根据查询结果，M1和M2决定是否见面。

2017～2018年在黑龙江省哈尔滨市的研究初步证明了上述模式的有效性。知情交友系统共吸纳了3186名MSM使用，其中678名使用者有两次以上的HIV检测记录，且较长时间的知情交友系统使用能够降低HIV感染率（大于5个月 *vs* 小于5个月：2.22/100人年 *vs* 6.99/100人年。相对危险度：0.32，95%置信区间为0.12～0.87）。

三、元宇宙时代MSM人群艾滋病防控新举措

随着扩展现实、数字孪生及区块链等技术的快速发展，元宇宙（metaverse）的概念被提出并成为下一代互联网的高阶发展形态。作为一种虚拟与现实无缝衔接、深度融合的数字世界，其具有深度融合虚拟与现实、集合智能数字化技术、线上和线下一体化和加深用户思维表象化的特点，能够产生超越现实世界的显著价值。面对网络交友给MSM人群艾滋病防控带来的挑战，仅仅开展线下健康干预难以取得理想效果，最切实有效的方式是采用融合网络世界和物理世界的管理与干预范式，而元宇宙及其相关技术的革新将给现有的MSM人群防艾干预带来颠覆性变革。

（一）应用场景1：沉浸体验式健康教育

扩展现实等相关技术的革新促进了教育领域向元宇宙时代迈进，华子荀和黄慕雄（2021）提出了教育元宇宙（edu-metaverse），即元宇宙在教育中的应用，可在虚拟世界开拓教学场所并进行教学互动。教育元宇宙突破了物理世界的局限，可创设一种沉浸式的教学互动场域，能够充分调动施教者与受教者参与教学活动的主观能动性。

既往针对MSM人群的健康教育多采用线下干预折页分发、现场授课培训及电子干预材料（如微信公众号文字推送及音视频材料）宣传等方式，存在干预内容与形式单一、干预覆盖人群范围小、难以进行有效的双向沟通等问题。元宇宙时代下的健康教育应充分利用网络空间这一健康传播阵地，依托虚拟现实、增强现实等扩展现实技术开发沉浸体验式健康干预包。干预内容可围绕禁毒和防艾相关方面，涵盖危害性认识、识毒防艾技能、艾滋病及相关性传播疾病的检测与治疗、相关法律法规等内容。干预包的开发形式可包括人工智能辅助下的沉浸体验式防艾禁毒健康教育课程，以及情景互动式游戏以帮助MSM人群掌握相关技能。从施教者的角度，干预包的设置以卫生服务提供者的主动干预为主线，以MSM人群自身同伴教育为辅助，广视角、多维度开展系列化、多层次的干预，满足不同类型人群和不同技能水平人群的多元需求。开发出的干预包不仅可以在网络空间进行推广，也可应用于线下干预，可作为基层艾滋病自愿咨询检测门诊向前来进行检测和咨询的高危性行为者开具的新型数字处方，成为实体化的综合公共卫生干预工具，具体见图11.12。

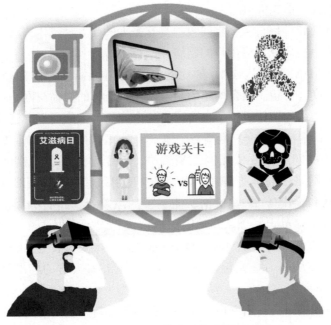

图11.12 沉浸体验式健康教育

（二）应用场景2：基于多源异构大数据的智能风险预警与精准干预

网络社交行为产生了海量的多源异构数据，包括文本、图像、音频和视频等非结构化数据，如何精准有效地进行数据挖掘与分析并服务于风险预警及公共卫生策略研判，成为一项亟待探索的重要命题。

作为物理空间疾病流行风险研判的重要工具，传统的传染病动力学模型主要从易感者、感染者、康复及死亡者人数的角度进行疾病流行情况的模型模拟与推断，相对较为粗糙。面对纷繁复杂的网络社交行为与人群属性，更为细致地进行仓室分割对于提高模型预测准确性至关重要。此外，网络空间的数据重要的不是针对艾滋病流行本身，更多的是对导致艾滋病流行的风险行为与属性的关注。因此，预测和研判风险行为的流行与扩散情况将成为新阶段动力学模型应用的一大功能定位。

面对MSM网络社交行为过程中产生的多源异构数据，大数据分析与人工智能技术能够提供重要的方法支撑。常见的分析方法包括文本自然语言处理模型word2vec、TF-IDF、LDA主题模型、MFCC音频分析算法，以及基于VGGNet、ResNet、InceptionNet等CNN模型的图像语义提取、情感识别。基于网络大数据分析刻画的MSM人群网络行为特征，对于及时预警风险并采取必要措施、防止负性事件发生具有重要价值。

网络的社交属性使得网络空间数据具有极大的交互性和用户联系性，这也给利用社交网络模型研究网络用户的网络社交行为带来了机遇。一系列社会网络指标可用于衡量MSM人群交友网络的规模与特征，包括节点数、边数、网络密度、中心性、模块度、声望。结合构建的交友网络中个体的属性与网络行为特征，既可以研判交友网络的群体风险，也可以研判个体风险，从而指导公共卫生干预者重点关注某些特定特征的交友网络与个体，实现精准风险预警与干预。

网络来源的问题需要依靠网络来解决，基于健康知识图谱的干预框架可以有效地整合网络中的防艾信息（如世界卫生组织和联合国艾滋病规划署发布的信息、文献和指南等），并根据所能干预的风险行为进行分类，从而为精准化的网络实时干预奠定基础。知识图谱构建流程包括数据清洗、知识提取、知识融合加工与知识推理四个步骤。随着数据的不断增加，健康知识图谱的内容可实时更新，从而为智能化干预平台构建和MSM人群的精准管理干预提供支撑。

上述网络数据分析利用方式的发展，更加切合新阶段网络流行病学的研究内容，即刻画网络用户行为特征、解析网络信息传播规律和趋势、连接网络空间与物理空间，以及优选防控策略和措施。

（三）区块链认证机制下"洁净"互联网社区构建

MSM人群在网络社交的过程中面临着毒品、网络暴力、色情、虚假信息和网络性犯罪等风险，这些因素同样给MSM人群艾滋病防控带来挑战。其根源在于互联网社区容忍度高，MSM人群网络行为规则不健全且难以真正落实。作为元宇宙的重要支柱，区块链认证机制给MSM在互联网社区中的行为规则的制定和落实带来了机遇，使构建"洁净"互联网社区成为可能。

"洁净"互联网社区构建的一个重要环节是全数据区块链管理，包括用户的既往健康记录、健康教育项目参与认证记录、网络交友记录、网络违规行为记录等。根据区块链中的历史记录，对用户进行多维度动态认证评级，并制定奖惩机制，规范用户网络社交行为。"洁净"互联网社区构建的另一个重要环节是把好门户，对于本社区与其他互联网社区或媒体平台的信息沟通进行动态监测，且对于新加入本社区的用户进行规则告知和资格审核。最终建成绿色无毒、交友安全的可信赖互联网社区，助力MSM人群艾滋病防控，见图11.13。

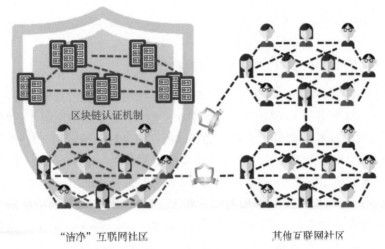

图11.13　区块链认证机制下"洁净"互联网社区构建

第六节　分析实例

一、研究内容

本节对MSM人群的网络交友行为进行研究，首先建立用户个人信息数据库与网络社交关系数据库，之后结合文本挖掘技术和社会网络分析技术进行网络交友行为研究，见图11.14。

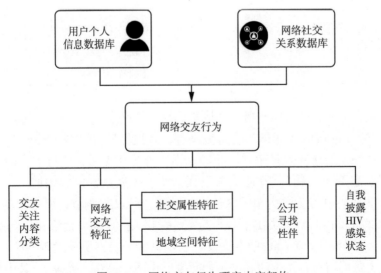

图11.14　网络交友行为研究内容架构

二、研究分析

（一）以寻找性伴为核心的交友关注内容分类

利用LDA主题模型，本节揭示了MSM人群在网络社交过程中关注的四类主要话题（包括8个主题），见表11.1。其中一个包含3个主题的话题（话题4），重点表达了寻找性伴相关内容，从线上交友过程、约会对象偏好和交友软件三个方面全面揭示了MSM人群在网络上寻找性伴的过程特点。由此可见，在线寻找性伴是MSM人群使用此类交友软件进行社交的一大核心目的。通过刻画主题之间的联系发现，与线上交友过程相关的主题（主题6）和其他主题联系最为密切，是8个主题中的4个主题（主题4、主题5、主题7、主题8）的最主要连接主题。这说明表达网络约会倾向的内容是MSM用户在在线交友过程中关注的主要内容，也是连接其他内容的枢纽，其他主题内容起到辅助作用（图11.15）。

表11.1　网络交友平台个人主页文本信息中各主题分类

话题及内容	主题和内容
话题1：成语/古诗词	主题1：成语/古诗词
话题2：情感及心理状态	主题2：情绪心理
	主题3：爱情
话题3：普通交友及找男友	主题4：朋友及生活、家庭
	主题5：男朋友
话题4：寻找性伴	主题6：线上交友过程
	主题7：约会对象偏好
	主题8：交友软件

本节对文本内容的分类与既往在同类网络社交平台上开展的研究结果存在一定的一致性。Liu和Lu（2018）的研究发现，百度贴吧用户在"Hiv吧"主要表达的两个话题是情感（包括感受、担心、喜欢等）和生活，这与本节话题2（情感及心理状态）和话题3（普通交友及找男友）中表达的内容相似。由于"Hiv吧"是百度贴吧中与艾滋病相关的最大的贴吧，所以与本节有所不同的是，Liu和Lu提到的文本内容还分类出了若干与艾滋病相关的诊断、治疗和咨询主题。Li等（2020）对Blued和Twitter中的交友帖文本进行分析，研究发现两个平台用户最常用的主题词均与日常生活相关（如感觉、生活、喜欢、爱等），其中MSM用

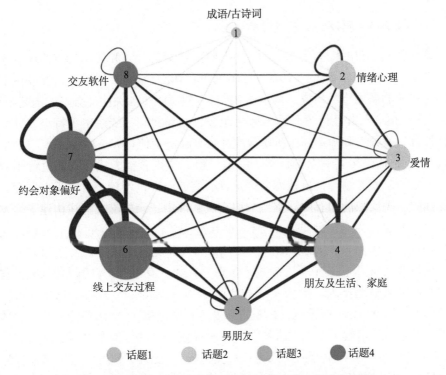

图11.15　网络交友平台个人主页文本信息中主题共现网络

圆圈大小表示各主题内关键词出现的频次高低，连接线粗细代表主题间关键词连接频次

户更直接地表达了情绪和感受，因此在其帖了中发现了更多的情感词汇，该发现与本节话题2（情感及心理状态）的内容存在一致性。既往研究对Blued帖子中的"标签"（如#好友#、#帅哥#等在发帖时用"#"分隔出的标签词）进行文本分析，确定了生活、娱乐、社交、恋爱关系、自我认同、性行为、工作与学习、婚姻与家庭等8个主题类别，上述内容在本节的主题分类中均有所囊括。不同的是，由于"标签"词语表达的语义相对有限，其在情感和心理方面的相关内容表达较少。本节利用的文本数据与既往研究有所区别，主要利用社交软件个人主页上展示的全文本进行分析，内容语义较为丰富，因此确定了两个包含情感及心理状态内容的主题（话题2）。此外，一个有趣的发现是，成语/古诗词在本节研究中被确定为一个单独的主题，包括"君生我未生""我生君已老""化蝶"等，因为研究对象大多数（88.78%）是35岁以下的年轻群体，这可能反映了年轻人对浪漫的追求和独特表达。

（二）MSM人群网络交友的社交属性特征

既往针对MSM人群网络社交软件中使用者交友行为和使用特点的研究多采用定性研究的方法。Wang（2020a，2020b）在Blued平台开展了包括互联网民族志研究在内的系列定性研究，揭示了Blued不同功能（如关注、分享、送礼物等）所展现的MSM人群性情感联系（包括迷恋、性唤起和在线亲密）特点，并评估了软件背后的分类和筛选算法所蕴含的社会与经济价值。Wang（2020c）以Blued平台10名主播和30名观众的访谈为对象，研究了以直播方式交友的过程中双方产生的虚拟亲密关系与情感依恋。但定性研究的研究范围较小，对于人群交友行为特征的全貌反映能力有限。本节利用交友软件中记录的交友关注构建了交友社会网络，能够较为全面地刻画MSM人群在社交软件真实使用过程中展现的交友行为特点。整体而言，通过网络交友的MSM人群交友圈较广，关注和被关注的人数中位数达88人，其中不乏一些"热点"人物，有接近3%的研究对象交友自我中心网络人数超千人。年轻人群（25～44岁）、体态较为高挑匀称（身高170厘米以上，体重70～79千克，体重指数处于正常范围）、性角色为主动方、体型为肌肉型、以"陪健身"和"求约会"为软件使用目的、发布更多交友用照片的MSM交友网络更大，更倾向于成为"社交达人"。此外，研究发现更多地披露自身信息（如体型类型、喜欢的体型类型、使用软件的目的及公开照片）有助于扩大交友规模。

虽然在交友社会网络中能够观察到同属性类型的MSM有一定的"同类相聚"特点，但总体而言，交友网络呈现异配性的特点，一个网络中往往汇聚多属性类型的MSM。相比于现实中的社交网络往往为同配网络的特点，一些较大型的在线社交网络往往呈现出异配性，如韩国最大的社交网站Cyworld上的用户联系网络（含1亿节点）呈现出明显的异配性特点（同配系数＝−0.13）；且异配性特点随着在线社交网络规模的扩大有所增加，早期在线社交网络往往呈现出同配性特点，随着网络的发展和扩大，通常会吸引更多其他属性的用户加入，从而降低网络的同配性。2012年的一项研究评估了"Google＋"从内测到向所有用户开放的时间内社交网络同配性的变化，研究发现，网络的同配系数从正数向负数转变，这亦证实了该规律。本节应用的网络交友平台从2012年上线到获取研究数据时已发展了近5年时间，用户群体扩张明显，其形成的在线交友网络也符合网络同配性发展演变特点。我们发现，在年龄、身高、体重、体重指数、性角色等属性上交友越活跃者（度值越高），其交友对象的特征范围相对越大，异配性越强，即会被更多属性类型的人所青睐，这也从另一个角度解释了在线社交网络同配性的变化机制。此外，我们还发现，MSM用户在交友过程中公布的信息越丰富（如披露体型类型、使用目的等），越能聚焦交友对象的范围，公布上述信息者的交友网络的异配性低于不披露者；以公布照片数为例，公布照片数量越多、个人展现越详细全面者，异配性越低。

（三）MSM人群网络交友的地域空间特征

本节研究中网络交友平台的用户群覆盖了全球172个国家，但以中国用户为主，用户主要分布在北京、江苏、浙江、广东和四川，这与Hu等（2020）基于捕获－再捕获法的针对中国大陆地区MSM人数规模估计研究中报告的MSM人群分布情况基本一致。在分析交友社会网络的地区连接特点时，我们亦发现东部地区与其他地区MSM人群交友联系的强度中心性更高，且北京、广东、上海、江苏和浙江成为与其他地缘社群连接的桥梁与纽带。此外，上述地区的入度和出度比较低，说明这些地区的MSM人群更倾向于主动关注其他地区的MSM用户并扩展地区间联系。经济水平可能是造成这种分布不平衡的重要原因之一。以北京为代表的京津冀地区，以上海、江苏和浙江为代表的长三角地区和以广东为代表的珠三角地区是我国三大经济区。经济发展较好的大城市提供了更高的收入和较为完备的网络设施，网络和移动设备普及率较高；此外，这些地区也具有更开放和包容的社会环境，同性恋社群文化的快速发展为男同人群交友软件的推广提供了良好的社会环境基础。

四川虽然不是我国经济最发达的地区，但四川是我国西南地区MSM人群较为集中的省份之一。四川省在交友地域联系网络中的强度中心性在西部地区处于较高水平，说明在MSM人群交友地区联系中起到了重要的枢纽作用。此外，川渝地区的交友联系的度值比较低（四川为0.89，重庆为0.83），说明交友更为开放，更倾向于跨地域主动社交。四川的地域文化对多元亚文化更为包容，且四川地区休闲娱乐产业也较为发达，为同性恋社群文化发展提供了一定的社会基础。此外，一项系统综述结果显示，我国西南地区MSM人群HIV感染率为10.7%（Dong et al.，2019），高于全国其他地区。基于HIV感染者和艾滋病高危人群的服务需求，四川省的艾滋病防治社会组织在我国起步较早，且发展迅速。受到这种长期形成的开放的亚文化氛围影响，四川省也成为MSM人群较为活跃的地区之一。

（四）在网络平台公开寻找性伴的影响因素

随着互联网技术的发展和移动设备（如手机、平板电脑等）的普及，以Blued、Grindr等为代表的地理社交网络应用已逐渐成为MSM人群寻找性伴最为便捷的方式。虽然使用该类应用可以增加选择交友和约会对象的便捷性，并因网络空间的虚拟性能够在见面前较好地保护隐私，但既往多项研究发现，在线上寻找性伴的MSM人群中，无保护肛交和群体性行为的比例高于其在线下寻找性伴的MSM人群中的比例。因此，深入探究MSM人群网络交友过程中寻找性伴的行为，对优化高危人群艾滋病防控策略具有重要意义。但既往研究主要通过问卷调查和访谈来了解研究对象的行为特点，在反馈信息时容易受到调查行为和调查问题的干扰，本节基于MSM人群在使用交友软件过程中公开的文本信息，利用真实世界数据对其高危行为进行识别，所揭示的行为特征更加真实客观。

我们发现，1.81%的研究对象在网络平台个人主页上公开发布交友信息，寻找性伴，且发布的信息多数较为露骨，有极强的性倾向。该行为在年轻群体中比例更大，而45岁以上中老年人在网上公开寻找性伴的概率相对较低（调整后比值比为0.86，95%置信区间为0.80～0.93，$P < 0.05$）。使用软件有明确的目的（如约会、找男友、找闺蜜和陪健身）且希望进一步联系的研究对象，相比于单纯网络聊天者，更有可能通过网络平台公开寻找性伴（$P < 0.05$）。此外，在网上公开寻找性伴者的网络社交行为更加活跃，他们有更多的关注者、粉丝，并且公开上传的照片更多。由此可见，在网上公开寻找性伴者往往更年轻、更活跃、更开放，他们希望在网络社交平台上获得更多关注。鉴于通过网络平台寻找性伴者具有高交友活跃性的特点，一旦其感染HIV，将带来更大的HIV传播风险，因此在今后的艾滋病防治网络干预过程中，可将在网络平台公开寻找性伴的MSM作为干预核心人群，加强对此类人群艾滋病风险防范的健康教育，提高该人群HIV检测和健康交友意识，降低感染风险。此外，网络交友平台可基于本节筛选出的特征关键词，对用户个人公开的交友文本内容加以适当限制，从而降低网络交友平台对高危行为的诱导性。

本节的研究还发现，MSM人群在体型感知上具有独特的心理特征。他们倾向于表现出对身体的自我物化（self-objectification），这意味着他们更关注身体的外观，而不是身体的感觉或功能。其典型表现是将体型类型划分为"猴""熊"等。既往研究表明，与异性恋男性相比，MSM往往表现出更多的自我物化、对身体的不满和羞耻感。这一现象在本节的研究中也有所体现，相比于"匀称"和"肌肉"这两类在MSM人群交友过程中有优势的体型者，一些具有相对特殊体型（如"猴"和"熊"）的MSM更倾向于直接在网上寻找性伴，其原因可能是他们在线下交友和寻找性伴时缺乏优势，存在一定的体型焦虑，并且在网络平台上能够更好地匹配具有目标体型的交友对象。

（五）自我披露HIV感染状态的影响因素

相较于在网络平台公开寻找性伴者较为活跃、开放的特点，愿意披露自身

HIV 感染状态，从而在网络平台主动进行感染状态告知者具有与之相反的特征。45 岁以上者在网络平台自我披露 HIV 感染状态的可能性高于其他年龄组（调整后比值比为 3.28，95% 置信区间为 1.91～5.64，$P < 0.05$）。与其他软件使用目的相比，以追求稳定性关系（找男朋友）为目的者更愿意主动披露感染状态（调整后比值比为 1.62，95% 置信区间为 1.22～2.15，$P < 0.05$）。此外，主动披露感染状态者网络社交活动较为不活跃，倾向于拥有较少的关注人数和粉丝人数，且倾向于不上传照片。整体而言，在网络平台通过自我披露 HIV 感染状态的方式进行主动知情交友的 MSM 年龄偏大，拥有较小的网络社交圈，并且更希望拥有稳定的关系。根据世界卫生组织的建议，HIV 感染状态的性伴告知是一个自愿过程，鼓励艾滋病和其他性传播疾病患者向其性伴侣和（或）共同注射毒品的伙伴告知其感染状况，有助于对方及时接受检测服务，从而实现艾滋病和其他性病的早发现和早治疗。研究对象主动公开披露 HIV 感染状态的行为能够在线上交友时让交友对象了解其健康状态，从而有效避免后续发生高危性行为，并能够选择更为匹配的交友对象（如双方同为 HIV 感染者），提高交友的效率。此外，采取这种积极主动的感染状态披露行为者，更倾向于寻找较长期的伴侣（男朋友），且这一过程缩小了其网络交友圈和约会的范围。由此可见，这种主动的感染状态披露过程，对于降低艾滋病和其他性病的传播风险，以及缩小传播范围具有潜在的效益。

虽然部分 MSM 在交友过程中有健康交友行为和需求，但在本节的研究中主动公布 HIV 感染情况的感染者比例很低，如果按照既往系统综述（Dong et al.，2019）中报告的我国 MSM 人群中 HIV 感染率 5.7% 计算，仅 0.7%（0.04%/5.7%）的感染者选择披露其感染状态，这说明仅仅依靠感染者主动告知可能效果有限。对于感染者，所有用户均可在交友平台上看到其公开的感染状态，需要克服较大的心理压力和耻感，并且面临着一定的隐私泄露风险，因此这种方式会增加感染者进行感染状态披露时的犹豫。此外，采用此种方式进行感染状态知情告知时，因缺少权威的检测结果或报告支撑，其可信性缺少保障，从而使得该种方式的受众人群受限。因此，需要结合 MSM 人群的网络交友行为特点，为其建立更能保护隐私、便于操作、检测结果具有公信力的健康交友方式和平台。

参 考 文 献

华子荀，黄慕雄. 2021. 教育元宇宙的教学场域架构、关键技术与实验研究［J］. 现代远程教育研究，33（6）：23-31.

贾忠伟. 2020. 从新型冠状病毒肺炎信息疫情探讨网络流行病学建设［J］. 中华医学科研管理杂志，33（5）：368-371.

健康中国行动推进委员会. 2019. 健康中国行动推进委员会办公室就"健康中国行动"之防控

重大疾病各专项行动有关情况举行新闻发布会［EB/OL］. http：//www. china. com. cn/zhibo/
content_75050544. htm［2022-03-04］.

谢炜，赵锦，刘少础，等. 2019. 深圳1198例移动APP交友型男男性行为者HIV感染状况及
影响因素［J］. 中国艾滋病性病，25（3）：251-255.

张北川，贾平. 2020. 男同社交网络平台与HIV传播关系研究［J］. 中国艾滋病性病，26（7）：
733-736.

郑志伟. 2019. 男男性接触者社会网络对情绪、情感及性行为的影响：基于社交数据的探索
性研究［D］. 广州：中山大学.

中国互联网络信息中心. 2022. 第49次《中国互联网络发展状况统计报告》［EB/OL］. https：//
www3. cnnic. cn/n4/2022/0401/c88-1131. html［2023-02-10］.

中国疾病预防控制中心性病艾滋病预防控制中心. 2018. 2018年第3季度全国艾滋病性病疫情
［J］. 中国艾滋病性病，24（11）：1075.

中国疾病预防控制中心性病艾滋病预防控制中心. 2016. 男男性行为人群预防艾滋病干预工作指
南［EB/OL］. http：//ncaids. chinacdc. cn/fzyw_10256/jsgf/201804/W020180419408628863613. pdf
［2023-09-10］.

朱鑫，马彦民，麻小龙，等. 2018. 应用BLUED估计洛阳市某高校男男性行为人群规模的研
究［J］. 河南预防医学杂志，29（8）：571-573，576.

Cao B L, Liu C C, Stein G, et al. 2017. Faster and riskier? Online context of sex seeking among
men who have sex with men in China［J］. Sexually Transmitted Diseases，44（4）：239-244.

de Vost M A, Beymer M R, Weiss R E, et al. 2018. App-based sexual partner seeking and
sexually transmitted infection outcomes：a cross-sectional study of HIV-negative men who have
sex with men attending a sexually transmitted infection clinic in Los Angeles, California［J］.
Sexually Transmitted Diseases，45（6）：394-399.

Dong M J, Peng B, Liu Z F, et al. 2019. The prevalence of HIV among MSM in China：a large-
scale systematic analysis［J］. BMC Infectious Diseases，19（1）：1000.

Eames K T D, Keeling M J. 2002. Modeling dynamic and network heterogeneities in the spread of
sexually transmitted diseases［J］. Proceedings of the National Academy of Sciences of the United
States of America，99（20）：13330-13335.

He N, 2021. Research progress in the epidemiology of HIV/AIDS in China［J］. China CDC
Weekly，3（48）：1022-1030.

Huang G, Cai M S, Lu X, 2019. Inferring opinions and behavioral characteristics of gay men
with large scale multilingual text from Blued［J］. International Journal of Environmental
Research and Public Health，16（19）：3597.

Li G Q, Jiang Y, Zhang L Q. 2019. HIV upsurge in China's students［J］. Science，364（6442）：
711.

Li Y J, Cai M S, Qin S, et al. 2020. Depressive emotion detection and behavior analysis of men
who have sex with men via social media［J］. Frontiers in Psychiatry，11：830.

Li Y J, Yan X Y, Zhang B, et al. 2021. A method for detecting and analyzing facial features of
people with drug use disorders［J］. Diagnostics，11（9）：1562.

Liu C C, Lu X. 2018. Analyzing hidden populations online：topic, emotion, and social network of HIV-related users in the largest Chinese online community [J]. BMC Medical Informatics and Decision Making, 18 (1): 2.

Liu C C, Lu X. 2019. Network evolution of a large online MSM dating community: 2005-2018 [J]. International Journal of Environmental Research and Public Health, 16 (22): 4322.

Lockart I, Matthews G V, Danta M. 2019. Sexually transmitted hepatitis C infection: the evolving epidemic in HIV-positive and HIV-negative MSM [J]. Current Opinion in Infectious Diseases, 32 (1): 31-37.

Safarnejad A, Nga N T, Son V H. 2017. Population size estimation of men who have sex with men in Ho Chi Minh city and Nghe An using social app multiplier method [J]. Journal of Urban Health, 94 (3): 339-349.

Shen H C, Tang S Y, Mahapatra T, et al. 2016. Condomless vaginal intercourse and its associates among men who have sex with men in China [J]. PLoS One, 11 (4): e0154132.

Wang H D, Zhang J, Zhou Y, et al. 2018. The use of geosocial networking smartphone applications and the risk of sexually transmitted infections among men who have sex with men: a systematic review and meta-analysis [J]. BMC Public Health, 18 (1): 1178.

Wang S S. 2020a. Calculating dating goals: data gaming and algorithmic sociality on Blued, a Chinese gay dating app [J]. Information, Communication & Society, 23 (2): 181-197.

Wang S S. 2020b. Chinese affective platform economies: dating, live streaming, and performative labor on Blued [J]. Media, Culture & Society, 42 (4): 502-520.

Wang S S. 2020c. Live streaming, intimate situations, and the circulation of same-sex affect: monetizing affective encounters on Blued [J]. Sexualities, 23 (5/6): 934-950.

WHO. 2016. Guidelines on HIV self-testing and partner notification: supplement to consolidated guidelines on HIV testing services [EB/OL]. https://www.ncbi.nlm.nih.gov/books/NBK401684/ [2023-02-28].

Yan X Y, Lu Z H, Zhang B, et al. 2020. Protecting men who have sex with men from HIV infection with an mHealth app for partner notification: observational study [J]. JMIR mHealth and uHealth, 8 (2): e14457.

Yan X Y, Xu H L, Li Y J, et al. 2022. Clustering HIV infections among MSM fuelled by drug and Internet [J]. Sexually Transmitted Infections, 98 (2): 153.

Zhang B, Yan X Y, Li Y J, et al. 2021. Association between drug co-use networks and HIV infection: a latent profile analysis in Chinese mainland [J]. Fundamental Research, 1 (5): 552-558.

Zheng Z W, Yang Q L, Liu Z Q, et al. 2020. Associations between affective states and sexual and health status among men who have sex with men in China: exploratory study using social media data [J]. Journal of Medical Internet Research, 22 (1): e13201.

第十二章　全球突发传染病监测与预警

第一节　全球突发传染病

全球突发传染病的定义是全球范围内出现严重影响社会稳定、对人类健康构成重大威胁、需要对其采取紧急处理措施的新发生的急性传染病和不明原因疾病。突发传染病作为全球主要的一大公共卫生安全威胁，如甲型H1N1流感、严重急性呼吸综合征（severe acute respiratory syndrome，SARS）、中东呼吸综合征，以及埃博拉病毒、寨卡病毒、新型冠状病毒感染疫情。这些传染病有传播速度快、传播范围广、疾病负担重等特点，对不同国家和地区产生了重大影响。针对突发传染病，早期各国采取的措施多为被动应对，即在发现传染病病例后采取措施控制病毒进一步传播。但随着全球化进程的发展和人类社会活动范围的扩大，传染病的跨区域传播与流行已成为全球重要的公共卫生问题，被动控制已不足以应对新发突发传染病。内防传染病新发突发，外防传染病输入，将疾病防控前置，逐渐成为世界卫生组织与各个国家和地区的优先需求及选择。

传染病监测预警系统是一种有效的预防和控制传染病的重要措施。它是通过建立传染病风险评估体系，提前预控，化解风险，将风险造成的健康损失降至最低。监测是预警分析的基础和前提，是基础信号搜聚的行为过程；预警是监测的目的和监测行为的产出。

疾病大流行的出现是双重事件的结果，即病原体在宿主内进化及其被社会因素放大到流行阈值。传染病的出现与多种因素相关，如气候变化（极端天气等），洪水、地震等自然灾害，动物迁徙及人类活动等，这些因素都可能造成新病原体的出现或原有病原体进化后再流行等突发事件。因此，监测预警系统同样应包括对气候环境、人类活动、动物迁徙等可能影响因素的监测，并且结合传染病流行传播的特点，对疾病发生进行预警，对疾病传播范围和严重程度进行预测，为疾病防控提供信息支持。

建立多方位、多维度、多时空的全球突发传染病监测与预警系统，完善多点触发机制，对于国内外传染病防控十分必要。现在各国卫生部门和研究团队已经开始参与建立全球传染病监测预警系统，将传染病防控前置到风险判断。例如，利用人工智能分析气候变异、人兽共患等因素，以及特定的物种和地理分布，来识别感染风险较高的地区，同时监测健康记录、社交媒体和各种公开可用的数据，往往能比传统流行病学更快地识别出疾病暴发风险；再如，监测特定哨点动物物种的感染情况以判断人类感染风险高的地理区域，可以对人类相关病原体实现更好的监测和前置判断。按照《中华人民共和国传染病防治法》《中华人民共和国突发事件应对法》《中华人民共和国生物安全法》和世界卫生组织、世界动物卫生组织、联合国粮食及农业组织的要求，不仅要规范诊断并报告已知、未知传染病，还应建立运行监测预警机制。传染病的监测预警，已经成为全球防止其暴发流行与减少危害的重要科技问题和全球公共卫生安全的重要组成部分。

第二节　Google流感预测

2009年，Google研究人员在《自然》上发文（Ginsberg et al., 2009），宣称他们开发出的"Google流感趋势"（Google Flu Trends, GFT）可以根据Google搜索引擎中人们搜索的流感相关词汇的热度数据，对未来美国的流感发病率做出预测。其主要原理是：在流感高发季节，与流感相关的词汇搜索量会明显提高，这意味着某些与疾病相关的词汇，可能与疾病发病率有一定的关联，只要能找到这些关键词并探索出搜索量、搜索地与发病率、流行区域间的规律，就可以在疾病暴发前完成对疾病趋势的预测，并向人类发出预警。2009年，GFT实时预测了当年甲型H1N1在美国的传播，甚至精细到了特定地区，有着较高的准确率。与滞后的官方数据相比，GFT的预测结果成了一个更为有效且实时的标志。GFT利用大数据预测疾病发病率的成功尝试彻底颠覆了人类传统的疾病报告模式，"未卜先知"式的疾病预测，可以让人类有充足的时间进行医疗资源的分配，以便挽救更多人的生命。

然而，在GFT预测的2011年8月到2013年8月，即108周的时间里，高达100周的美国流感发病率被高估了，其估计的最高发病率甚至达到了美国疾病控制和预防中心报告的流感发病率的2倍以上，出现了巨大偏差。Google的开发者将这些偏差归咎于媒体对GFT的大幅报道导致人们的搜索行为发生了变化，并随后调整了算法。可结果表明，GFT预测的2013～2014年的流感发病率仍为美国疾病控制和预防中心报告值的1.3倍，并且之前发现的系统性误差依旧存在。这两次的失败使得GFT逐步淡出了人们的视线，并最终被迫关闭。

大数据时代，数据收集方式发生了巨大改变，海量的非结构数据以前所未有的广度融入了人类的生活。可以说，GFT是人类应用大数据探寻规律、预测未来的一次伟大尝试。但它的失败也提醒我们，数据挖掘并不是万能的，过度拟合的问题仍然没有得到很好的解决，过分关注数据中的相关性而非因果性，很可能产生"南辕北辙"的效果，甚至有可能产生很多虚假的关联，导致诸多因素无法用现有的知识来解释。大数据在公共卫生方面有着巨大的潜力，但如果没有足够的背景信息，仅依靠数字可能会误导人们的决策。总的来看，将大数据与传统的数据集结合起来，二者相互补充、相互佐证，或许才是未来数据分析的重要方向，才能更为精准、深入地刻画人类的种种行为，揭示更多人类健康的奥秘。

第三节 疾病疫情监测数据来源及设计

一、全球传染病病例数据

全球传染病病例数据来源主要分为以下三类。

第一类：以世界卫生组织为主的国际组织整理报告的世界范围内各个国家和地区的传染病病例信息。世界卫生组织及其区域组织收集、整理、发布成员国涉及《国际卫生条例（2005）》规定的疾病病例和暴发情况，以及其他对公共卫生具有重要意义的传染病（包括新出现或重新出现的感染）的流行病学信息，包括呼吸道传播相关疾病、粪口传播相关疾病的暴发情况和病例信息，并通过《流行病学周报》（*Weekly Epidemiological Record*）定时向全球报告。同时，建立全球卫生观察站（The Global Health Observatory），整合既往包括传染病在内的全球健康数据并向公众提供。

第二类：各地区和各国的疾病控制中心和卫生部门等报告的地区及国家范围内的传染病病例信息。这些部门包括美国疾病控制和预防中心、欧洲疾病预防控制中心、英国卫生安全局、韩国疾病控制和预防中心、日本厚生劳动省等。对于少数未建立卫生体系的国家，人道主义协调组织也会对其相关传染病的暴发信息进行收集报告。

第三类：公开数据网站、新闻网站、社交媒体等对相关传染病的报道，包括但不限于以下网站。

（1）Our World in Data。这是牛津大学经济学家Max Roser在2011年发起的一个在线数据分享项目。该网站涵盖了许多学科的广泛主题：健康、食物供应、收入增长和分配、暴力、权利、战争、文化、能源使用、教育和环境变化的趋势等。

（2）Global Incidence Map。该网站会实时更新全球范围内发生的重大事件信息，包括传染病暴发、森林火灾、恐怖主义事件等；其中报告的全球范围内传染病暴发的信息，如寨卡病毒病、霍乱、鼠疫等各类传染病的报告病例发生时间、地点、数据来源等。

（3）FluTracker（一个全球性流感追踪网站）。该网站提供全球各地流感活动的最新报道，提供信息、教育、开发和维护综合项目，从而提高社区的健康水平，承认并强调人权与健康状况之间关系的重要性。

（4）新发疾病监测计划（Program for Monitoring Emerging Diseases，ProMED）。该计划是国际传染病学会于1994年推出的一项互联网服务，用于识别新出现和重新出现的传染病，以及与影响人类、动物和植物的病原体有关的异常健康事件。ProMED是全球最大的传染病暴发公开报告系统。从1995年至2023年，ProMED率先报告了包括SARS、中东呼吸综合征、埃博拉病毒病、寨卡病毒病、新冠肺炎等疾病的早期暴发；同时在疾病暴发风险高的中低收入国家建立了相关监测网络。

（5）HealthMap（https://www.healthmap.org/about）。该网站由波士顿儿童医院于2006年创建，是由软件工程师、研究人员和流行病学家组成的团队开发的，由哈佛医学院和波士顿儿童医院共同维护，旨在提供全球疾病暴发的位置信息。HealthMap有网页端，也有移动客户端，每小时从数千个不同来源提供全球疫情实时信息，准确率超过90%，所有这些信息都会生成实时疾病图。

（6）维基百科、英国国家医疗服务体系（National Health Service，NHS）官网等新闻信息网站。

二、我国传染病监测数据

根据《中华人民共和国传染病防治法》，目前我国的法定报告传染病分为甲、乙、丙三类，共40种；此外，还包括国家卫生健康委员会决定列入乙类、丙类传染病管理的其他传染病和按照甲类管理开展应急监测报告的其他传染病。国家卫生健康委员会和中国疾病预防控制中心需要对我国境内出现的境外输入与本土传染病病例进行病例数据信息报告。

"非典"事件之后，我国建立了横向到边、纵向到底的传染病与突发公共卫生事件网络直报系统，以及传染病早期自动预警信息系统。中国疾病预防控制信息系统（网络直报系统）于2004年建成并投入应用，其核心子系统为国家法定传染病报告系统（National Notifiable Diseases Reporting System，NNDRS）。通过重点传染病监测系统、突发公共卫生事件报告系统、病原体监测网络实验室和基本公共卫生服务持续完善NNDRS，实现了基于医疗卫生机构的法定传染病病例的实时、在线、直接报告。2004年以来，在NNDRS基础上，中国疾病预防控制中心先后建设了结核病管理信息系统、鼠疫防治管理信息系统、艾滋病防治基本信息系统、麻疹监测信息报告管理系统等多个单病监测系统，其中部分单病监测系统能够与NNDRS实现个案数据的推送。中国疾病预防控制中心还建立了公共卫生科学数据中心，提供包括传染病在内的公共卫生数据，时间跨度为从有记载数据开始至当下。2004年后，时间上数据精确到月度数据，空间上精确到省级数据，并提供人群特征分类数据。

三、传染病监测系统设计

全球传染病疫情的监测预警是公共卫生领域的研究热点。实时监测全球当下正在发生的传染病疫情，尽早发现和识别传染病，有利于我国科学采取公共卫生措施、阻止传染病传入、降低其对我国全球战略利益的影响。全球传染病疫情网络数据监测系统（巴剑波等，2021）是一种自动运维、实时更新的监测预警系统，具有自动收集、分析数据和多平台展现的特点，以世界各国传染病数据为依据，提供当下传染病发生的地域分布、流行强度和流行态势。

（一）系统构成

全球传染病疫情网络数据监测系统从系统架构上分为数据库、数据采集和数据可视化三个部分。其中数据可视化又分为一个后台服务模块和两个客户端模块，见图12.1。若系统中数据采集的频度较低，数据展现的访问量短期内也不会有爆炸性增长，数据库模块可采用通用的关系型数据库进行实现。如果将来数据可视化模块对调用数据效率的要求提升，可以考虑对数据库模块进行升级，比如

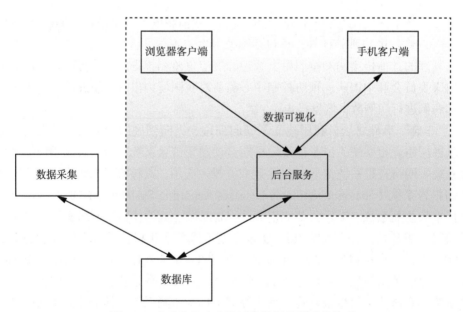

图12.1　全球传染病疫情网络数据监测系统构成

采用读写分离或者缓存数据库等，这些技术已经有成熟的实现方案。

（二）数据采集

全球传染病疫情网络数据监测系统的首要目的，是提供全球传染病的流行地域分布、流行强度和流行态势特征，解决当下有没有传染病暴发流行、暴发流行的威胁程度和流行趋势等预测问题，其对数据时效性、连续性、敏感性要求较高。因此，系统数据来源就显得极为重要。通常情况下，数据来源一般有以下两个途径。

（1）专业从事网络传染病数据传报的非官方网络平台（包括各类非政府组织和机构的自媒体、公告板、论坛等），其数据更新频繁、及时，时效性强，较少受到来自政府和权威机构的制约。

（2）官方渠道的网络平台，包括世界卫生组织、美国疾病控制和预防中心、欧洲疾病预防控制中心及各个国家和地区政府网站，其数据权威性高，但通常疫情数据更新滞后，会受到政府和权威机构的掣肘，也存在数据不全的情况。只有在世界卫生组织宣布疫情为全球突发公共卫生事件时，各官方网站才会每日或实时更新疫情数据，如埃博拉疫情、新冠疫情等。

数据采集模块以后台服务模式运行在服务器上，定时从指定网站抓取数据，数据抓取频率可以在控制台人工调整并立即生效。基于传染病疫情流行数据的实时性要求，系统预设的采集频率通常以小时为单位。之后对抓取到的数据进行分析整理和汉化，数据采集模块对抓取到的数据进行查重、比对、计算和分析，并按照疾病名称、国家和地区、采集时间等维度进行整理。此外，为保证数据的准确性、完整性和稳定性，数据预处理还需要定期对各类临床和非临床数据质量进行汇总分析，包括查验数据缺失、数据重复录入等情况。目前，利用机器学习对症候群进行自动分类已经取得了一些成果，包括贝叶斯分类、神经网络、决策树和随机森林等方法。将病例文本通过关系识别进行结构化然后作为模型的输入，可以使分类模型的结果更准确。

（三）数据可视化

数据可视化模块是直接面向使用者的模块，决定了用户对系统的直观感受，因此需要考虑可用性、安全性和美观性。在数据展现方面，应充分利用各种成熟的组件，如DataTables、Highcharts、百度地图、高德地图等，提升系统可视化水平。可视化分析技术可应用于文本可视化、网络可视化、时空数据可视化、多维数据可视化等方面。现有的症状监测系统使用地理信息系统中的时空聚集分析等先进的可视化模式，以增强预警分析结果的直观性和可交互性。

第四节　全球传染病监测与预警系统实例

一、新冠肺炎疫情全球预测系统

（一）团队介绍

该系统是2020年由西部生态安全省部共建协同创新中心主任黄建平教授团队完成的。西部生态安全省部共建协同创新中心由兰州大学牵头，中国科学院相关研究所，西藏大学、青海大学等高校，甘肃省治沙研究所等地方研究机构协同参与，于2018年12月经教育部认定为首批省部共建协同创新中心。全球新冠疫情暴发后，在国家自然科学基金委员会、甘肃省政府和兰州大学支持下，该中心积极协调科研力量，在原有区域疫情预测模型基础上，考虑了气候和环境条件及政府管控措施对疫情传播的影响，成功开发出具有兰州大学全部知识产权的"新冠肺炎疫情全球预测系统"。

（二）系统介绍

"新冠肺炎疫情全球预测系统"基于实时更新的流行病数据，对每个国家的每日和季节性新增新冠感染发病数进行可靠预报，其为主动学习驱动的全球新冠疫情研判系统。该系统是将气候预测中的统计、动力学方法与流行病学模型相结合的预测系统，是跨学科知识融合的创新性成果。传统的流行病学模型仅适用于区域模拟和预测，而兰州大学所建立的该全球预测系统覆盖的空间范围更广。

模型的第一版使用了改良的SIR模型，该模型结合了全球真实的流行病数据，同时考虑了气象因素和隔离措施对于新冠疫情传播的影响。第二版使用了更复杂的易感者-暴露者-感染者-康复者（susceptible-exposed-infected-recovered，SEIR）模型，并考虑了社区解封时间以及市民自我隔离对于疫情发展的影响。第二版模型可以用来进行季节性预测及疫情的二次暴发的预测，模型的参数通过真实流行病数据反演得到。研究人员利用集合经验模态分解（ensemble empirical mode decomposition，EEMD）-自回归移动平均模型（auto regressive and moving average model，ARMA）对预测结果进行修正，以得到更优的预测效果。预测主要分为日常预测和突发疫情预测，日常工作包括针对全球190多个国家和地区做的未来一天、一个月和两个季度的预测，每10天更新一次月预测和季节预测的数据，该系统的工作流程见图12.2。

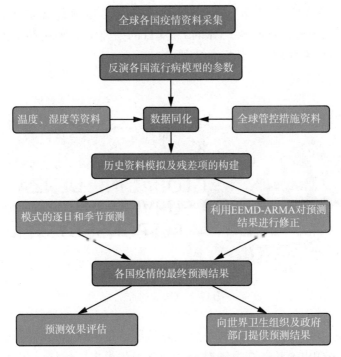

图12.2 "新冠肺炎疫情全球预测系统"工作流程

（三）实际应用

"新冠肺炎疫情全球预测系统"是全球新新冠疫情暴发以来的世界上首个全球疫情预测系统。该系统成功预测了北京、河北、黑龙江、广东等地的疫情走向，并在2020年6月发布了全球第二次疫情暴发预警，并对美国、印度、马来西亚、日本、韩国等国的疫情进行了较为精确的预测。

2021年6月8日，《国家科学评论》（*National Science Review*）在线发表了黄建平教授团队题为 *The oscillation-outbreaks characteristic of the COVID-19 pandemic*（《新冠疫情的震荡暴发特征》）的最新成果，揭示了振荡中突变上行是全球新冠疫情传播的主要特征。其中，此起彼伏的振荡主要受季节变化和病例上报滞后的影响，而短时突变则主要由人员聚集引起。这项成果为全球新冠疫情的科学建模和参数化提供了重要的理论根据。

二、全球流感监测和应对系统

（一）团队介绍

"全球流感监测和应对系统"（Global Influenza Surveillance and Response System,

GISRS）前身为1952年世界卫生组织建立的"全球流感监测网络"（Global Influenza Surveillance Network，GISN），其目的是监测流感病毒的演变和突变。2011年正式更名为GISRS，其标志见图12.3。

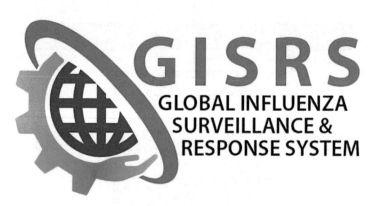

图12.3　GISRS标志

　　GISRS是监测和控制流感的主要全球机制，是全球运行时间最长的系统之一。长期以来GISRS基于会员国对全球公共卫生模式的承诺，积极通过有效协作，并通过共享病毒数据来培养全球信心和信任。GISRS的合作者包括国家和区域流行病学机构、国家和区域监管机构、国家和国际兽医机构、学术研究界、流感疫苗生产商、捐助机构和其他利益相关方。截至2022年1月，GISRS已发展到包括148个国家流感中心、7个世界卫生组织合作中心、4个世界卫生组织基本监管实验室和13个世界卫生组织H5参考实验室，这些机构形成了一个互动和互补的全球运作网络。

　　国家流感中心：由世界卫生组织会员国指定，并得到世界卫生组织认可，活跃在监督和监测的最前沿。

　　世界卫生组织合作中心：由世界卫生组织指定。

　　世界卫生组织基本监管实验室：由世界卫生组织指定，衔接流感监测和疫苗开发工作。

　　世界卫生组织H5参考实验室：由世界卫生组织指定，在人与动物交界面开展工作，帮助各国和世界卫生组织及早发现与确认新病毒。

（二）系统介绍

　　流感病毒必然会在多个物种和许多不同的基因及抗原组中不断演变，迄今为止，流感病毒是唯一已知将导致大流行的病原体。未来流感肯定会再次发生大流行，但仍存有许多不确定因素，包括何时发生、从哪里发生、由哪种病毒株引起、严重程度将如何（是像2009年甲型H1N1流感一样温和，还是像1918年的甲型H1N1流感那样带来灾难，或者是介于两者之间）等。鉴于当前知识和技术的局限性，为了尽快发现新出现的病毒株，取得尽可能最佳的公共卫生成果，必须建立一个全球协调的有效网络。

为了公共卫生的利益，GISRS持续监测全球流感病毒的演变，进行风险评估并推荐风险管理措施。GISRS的使命是保护世界不受流感的威胁，其职能包括：①建立全球季节性、大流行性和人畜共患性流感的监测、防范和应对机制；②建立流感等疾病的全球监测平台；③就全球范围内的新型流感病毒和其他呼吸道病原体发出预警。

（三）实际应用

自建立以来，GISRS一直是一个活跃的全球流感监测、防范和应对系统，不断迎接新的挑战，其应用包括发现、应对、推进三大功能。

1. 发现

全年监测季节性、大流行性和人畜共患性流感，监测范围包括标本采集和检测、病毒演变；共享代表性病毒的每周报告监测结果；验证并提供病毒检测方法和参考材料；提升各国应对流感和其他呼吸道疾病的能力。

2. 应对

评估与新出现或流行中的病毒株相关的风险；制定标准化方法；与GISRS合作者协力调查疫情；建议适当的风险管理措施，包括使用抗病毒药物。在疫苗生产周期，每年两次为季节性流感推荐疫苗成分；开发适合批量生产的疫苗以及效力试剂。不断加强GISRS系统，以应对下一次大流行。

3. 推进

开发用于病毒监测和评估的新方法与工具；通过采用新技术和新方法推进GISRS的完善，指导全球研究以填补关键空白；与研究和开发部门合作，开发下一代疫苗和其他抗击流感的治疗方法。

2002年，GISRS首次确认了SARS冠状病毒。2017年，多国卫生部长等负责人深入讨论并再次强调了GISRS的重要性与必要性。2014年至2019年，GISRS平均每年检测340万个样本；而在2020年和2021年激增至每年670万次流感检测和4420万次SARS-CoV-2（SARS冠状病毒2）检测。同时，GISRS每年向世界卫生组织合作中心共享流感病毒样本，为疫苗的开发和生产提供候选病毒；帮助全球数百个国家报告流感网络监测结果，提高了其病毒检测能力。

参 考 文 献

巴剑波，连凌，栾洁，等．2021．全球传染病疫情网络监测预警系统的设计与实施［J］．海军医学杂志，42（1）：54-57.

赵嘉，苏雪梅；马睿．2021．基于云计算的传染病症候群与病原学监测数据分析平台设计与实现［J］．疾病监测，36（11）：1190-1195.

Ginsberg J，Mohebbi M H，Patel R S，et al．2009．Detecting influenza epidemics using search engine query data［J］．Nature，457：1012-1014.

Huang J P，Liu X Y，Zhang L，et al．2021．The oscillation-outbreaks characteristic of the COVID-19 pandemic［J］．National Science Review，8（8）：nwab100.

WHO．2007．The world health report 2007：a safer future：global public health security in the 21st century［EB/OL］．https：//www．who．int/publications-detail-redirect/9789241563444［2023-10-20］.